高等学校专业教材

食品卫生学

（第二版）

冯翠萍　主编

U0397008

中国轻工业出版社

图书在版编目（CIP）数据

食品卫生学/冯翠萍主编 .—2 版. —北京：中国轻工业出版社，2020.8

高等学校专业教材

ISBN 978-7-5184-2958-5

Ⅰ.①食…　Ⅱ.①冯…　Ⅲ.①食品卫生学—高等学校—教材　Ⅳ.①R15

中国版本图书馆 CIP 数据核字（2020）第 058241 号

责任编辑：马　妍　责任终审：白　洁　整体设计：锋尚设计
策划编辑：马　妍　责任校对：吴大鹏　责任监印：张　可

出版发行：中国轻工业出版社（北京东长安街 6 号，邮编：100740）
印　　刷：北京君升印刷有限公司
经　　销：各地新华书店
版　　次：2020 年 8 月第 2 版第 1 次印刷
开　　本：787×1092　1/16　印张：16.75
字　　数：370 千字
书　　号：ISBN 978-7-5184-2958-5　定价：45.00 元
邮购电话：010-65241695
发行电话：010-85119835　传真：85113293
网　　址：http://www.chlip.com.cn
Email：club@ chlip.com.cn
如发现图书残缺请与我社邮购联系调换
180684J1X201ZBW

本书编写人员

主　　编　冯翠萍（山西农业大学）

副 主 编　云少君（山西农业大学）

参编人员　侯丽华（天津科技大学）

　　　　　秦　楠（山西中医药大学）

　　　　　尤玲玲（天津农学院）

前言（第二版） | Preface

　　食品在生产、加工、贮藏、运输、销售和烹调过程中均有可能受到有害物质的污染，以致降低食品的卫生质量，并有可能引起食源性疾病。因此，研究和了解食品中可能存在的有害物质、污染食品的途径、对人体健康的危害，预防和控制有害物质对食品的污染是食品卫生工作的一项重要内容。食品卫生学是一门研究食品中可能存在的、威胁人体健康的有害因素及其预防措施，提高食品卫生质量，保护消费者安全的一门科学。通过对本课程的学习，可使学生对食品中常见的污染物、各类食品的卫生问题等有所了解，并能够针对食品中存在的卫生问题进行预防控制和监督管理。

　　本书自 2014 年第一版出版以来，成为众多高校食品类专业学生教材的首选。该教材出版至今，教材中部分内容有了新的研究进展，出现了一些新的研究成果和新技术、新方法、新应用。有鉴于此，为适应专业培养目标要求，有必要根据学科发展和人才培养需求，对教材进行修订，纠正在使用中发现的一些错误、缺陷和不足，同时吸收、借鉴国内外的最新研究成果，吸纳同行及广大师生的合理意见和建议，力争使该教材成为一部在国内有较大影响、被使用院校及广大师生认可的优秀教材。

　　全书共六章，内容包括：第一章绪论，介绍食品卫生学概念、食品卫生学发展历史、食品卫生学主要任务和研究内容，第二章食品卫生概论，介绍食品中可能存在的污染物的种类、污染食品的途径及其预防措施，其中，在第一节化学性污染物部分，将农药、兽药、植物激素，改为农药、兽药、激素分开论述。第二节中增加防止腐败变质的新的食品保藏方法；第三节、第七节按最新国家标准修订，内容更加条理化。第九节中增加非法添加物 CO 等。每部分增加案例。第三章食品生产企业的卫生管理，介绍食品厂设计的卫生要求，食品贮运销卫生管理以及 GMP、SSOP、HACCP 等质量控制体系在食品中的应用，修订中把第二节到第四节合并，按照原材料采购、运输及贮存的卫生要求，工厂设计、建造、布置及卫生设施的卫生要求，工厂的卫生管理，生产过程的卫生管理，卫生和质量检验的管理，产品贮存和运输的卫生要求，个人卫生与健康的要求顺序进行修订。SSOP 和 HACCP 的内容均独立修订为一节，HACCP 部分增加了案例。第四章各类食品的卫生，介绍各类食品中出现的卫生问题及预防措施，删除第三节的部分内容；表格内容均按最新国家标准进行修订。第五章食物中毒及预防，对食物中毒的概念、分类，以及各类食物中毒病原学、中毒表现、类型和预防措施进行介绍，其中修订中每部分内容均增加发病机制；第三节二、三合并为一节。第六章食品安全监督管理，介绍食品卫生监督管理的演变、内容，删除相关法律规范体系的内容，按最新的食品安全法进行修订。

　　本书力求体现知识新颖、内容丰富、条理清晰、论述简练、重点突出、科学实用等特点，可作为高等院校食品科学与工程专业、食品质量与安全专业及相关专业的教材，也可作为食品生产企业、食品科研机构、食品监督管理部门等有关人士的参考书。

本教材编写分工如下：第一章、第三章由冯翠萍编写；第二章由侯丽华编写；第四章由云少君编写；第五章由尤玲玲编写；第六章由秦楠编写。全书由冯翠萍、云少君统稿。

由于本书涉及内容广泛，且作者水平有限，书中疏漏和不当之处在所难免，敬请读者批评指正。

编　者
2020 年 1 月

前言 | Preface

　　食品在生产、加工、贮藏、运输、销售和烹调过程中均有可能受到有害物质的污染，以致降低食品的卫生质量，并有可能引起食源性疾病，因此，研究和了解食品中可能存在的有害物质、污染食品的途径、对人体健康的危害，预防和控制有害物质对食品的污染是食品卫生工作的一项重要内容。而食品卫生学是一门研究食品中可能存在的、威胁人体健康的有害因素及其预防措施，提高食品卫生质量，保护消费者安全的一门科学。通过对本课程的学习，可使学生对食品中常见的污染物、各类食品的卫生问题等有所了解，并能够针对食品中存在的卫生问题进行预防控制和监督管理。

　　本书共分六章。第一章绪论，概括介绍食品卫生学的概念、食品卫生学发展的历史、食品卫生学的主要任务和研究内容，使学生对该课程的学习形成一明确的目标；第二章食品卫生概论，介绍食品中可能存在的污染物的种类、污染食品的途径及其预防措施；第三章食品生产企业卫生管理，介绍食品 GMP、SSOP、HACCP 等质量控制体系在食品中的应用；第四章各类的食品卫生，介绍各类食品中可能存在的主要卫生问题、检验指标及卫生管理措施；第五章食物中毒及预防，主要是对食物中毒的概念、分类、各类食物中毒病原学、中毒表现、类型和预防措施进行介绍；第六章食品卫生的监督管理，介绍食品卫生监督管理体制的演变及内容。

　　本书力求体现知识新颖、内容丰富、条理清晰、论述简练、重点突出、科学实用等特点，可作为高等院校食品科学与工程、食品质量与安全及相关专业的教材，也可作为食品生产企业、食品科研机构、食品监督管理部门等有关人士的参考书。

　　本书编写的具体分工如下：第一章、第三章由冯翠萍编写；第二章由侯丽华编写；第四章由云少君编写；第五章由尤玲玲编写；第六章由秦楠编写。全书由冯翠萍、云少君修订、统稿。

　　感谢大力支持该书出版的中国轻工业出版社。由于本书涉及内容广泛，而作者水平有限，书中疏漏和不当之处在所难免，敬请读者批评指正。

编　者

|目录| Contents

学习目标

1. 掌握食品卫生学的概念；
2. 了解食品卫生学的发展历史；
3. 熟悉食品卫生学的主要内容和任务。

一、 食品卫生学的概念

世界卫生组织（WHO）1955 年将食品卫生（food hygiene）定义为：从食品原料的生产、加工、制造及消费的所有过程，为确保其安全、完整及嗜好性所做的一切努力。

世界卫生组织 1996 年又将食品卫生定义为：为确保食品安全性和适用性在食物链的所有阶段必须采取的一切条件和措施。

联合国粮农组织（FAO）和世界卫生组织 2003 年在《保障食品的安全和质量：强化国家食品控制体系指南》中将食品卫生定义为：食品链所有环节上的必要条件和措施，以确保食品安全和宜食用性。

食品卫生学是研究食品中可能存在的、威胁人体健康的有害因素及其预防措施，提高食品卫生质量，保护消费者安全的科学。

食品卫生学是应用食品分析、微生物学、毒理学和流行病学等方法研究食品中可能出现的有害物质及其作用机理，为提高食品卫生质量，采取相应的预防措施，以及为制定食品安全标准提供依据。

人类依赖食物得以生存，但是人类的食物从种植（养殖）到收获（屠宰）、加工、贮藏、运输、销售、烹调等各个环节都可能受到污染，以至于降低食品的卫生质量，并有可能引起具有急性短期效应和慢性长期效应的食源性疾病。近年来，由于工业化的发展带来的环境污染问题，以及新技术、新材料、新原料的使用，致使食品受污染的因素日趋多样化和复杂化，一些老的污染物问题尚没有得到很好的控制，又出现了不少新的污染物，一些过去不是食品中的主要污染物而今天却成为轰动全球的食品污染事件。从近年来国际上接连不断地发生的食品污染事件就可以看出，污染物对食品安全危害的严重性，如 1999 年 5 月发生在比利时的二噁英污染鸡饲料事件，2000 年底至 2001 年初发生在法国的李斯特菌污染肉酱和猪舌头事件，2000 年 6~7 月发生的日本大阪雪印牌牛奶厂生产的低脂高钙牛奶污染金黄色葡萄球菌肠毒素事件，2008 年发生在我国的三聚氰胺污染奶粉事件，2013 年新西兰恒天然奶粉污染肉毒杆菌事件，2015 年美国 11 个州爆发沙门氏菌污染食品事件等。这一系列食品污染事件对人类的健康构成了严重威胁，引起了各国政府和国际组织的高度重视。一些国际组织和不少国家迅速采取措施以控制食品污染。

二、 食品卫生学发展历史与展望

食品卫生学的发展经历了漫长的历史过程。在我国，早在 3000 多年前的周朝，人们就知道通过控制一定的卫生条件，可酿造出酒、醋、酱油等发酵产品，而且设置了"凌人"，专司食品的冷藏防腐，说明当时人们已经注意到降低食品的贮藏温度可延缓食品的腐败变质。春秋时，人们已知食物的新鲜、清洁、烹饪和食物取材是否成熟等与人体健康有关，如中国古代最杰出的思想家孔子在《论语·乡党》中就有著名的"十不食"原则："食饐而餲，鱼馁而肉败，不食。色恶，不食。臭恶，不食。失饪，不食。不时，不食。割不正，不食。不得其酱，不食。肉虽多不使胜食气。唯酒无量，不及乱。沽酒市脯，不食。不撤姜食，不多食。祭于公，不宿肉。祭肉不出三日，出三日不食之矣。"《韩非子·五蠹》中有"上古之世……民食果蓏蚌蛤，腥臊恶臭而伤害腹胃，民多疾病。"到了唐代，《唐律》规定了处理腐败变质食品的法律准则，如"脯肉有毒，曾经病人，有余者速焚之，违者杖九十；若故与人食并出卖，令人病者，徒一年，以故致死者，绞。"说明当时已认识到腐败变质的食品能导致人的食物中毒并可能引起死亡。在古代的医学典籍中，孙思邈的《千金翼方》对于鱼类引起的组胺中毒，就有深刻而准确的描述，"食鱼面肿烦乱，芦根水解"，不仅描述了食物中毒的症状，而且指出了治疗对策。国外也有类似的记载，如公元前 400 年，Hippocrate 著《论饮食》；中世纪罗马设置的专管食品卫生的"市吏"等。但是，古代的食品卫生学只停留在感性认识和个别现象的总结阶段，未能构成一门系统的学科。

19 世纪初，由于自然科学的发展，才给现代食品卫生学的建立奠定了科学的基础。1833 年 Liebig 建立了食品成分化学分析法；1837 年 Schwamn 提出微生物引起食品腐败变质的理论；1863 年 Pasteur 提出巴斯德消毒理论和应用；1885 年 Salmon 等发现了引起食物中毒的沙门氏菌。这些都是现代食品卫生学早期发展的里程碑，并由此结束了长达 100 多年的食物中毒学说。后来，随着市场经济的发展，食品掺假伪造现象十分猖獗，因此在早期的食品卫生法规中，很多是针对食品掺假而订，如 1851 年法国的《取缔食品伪造法》，1860 年英国的《防止饮食掺假法》，1906 年美国的《食品、药品、化妆品法》，1947 年日本的《食品卫生法》等。

第二次世界大战后，全球经济的复苏使现代工业有了飞速发展，使人类生活水平有了很大提高，但由于盲目开发资源和无序生产，使环境污染日益突出，公害泛滥导致食品的严重污染。如 1956 年发生在日本的"水俣病"和 1958 年发生的"骨痛病"都是由于环境污染物通过食品进入机体后所引起的。为了保证食品安全，人类在食品污染方面进行了大量研究，包括食品污染物的种类来源、性质、危害风险调查、含量水平检测、预防措施以及监督管理措施等。这一时期，由于现代食品的出现和环境污染的日趋严重，发生或发现了各种来源不同、种类各异的食品污染因素，如黄曲霉毒素、单端孢霉烯族化合物、酵米面黄杆菌等引起食物中毒的病原菌；化学农药广泛应用所造成的污染、残留；多环芳烃化合物、N-亚硝基化合物、杂环胺等多种污染食品的致癌物；食品容器包装材料中污染物有毒金属和塑料、橡胶、涂料等高分子物质的单体及加工中所用的助剂；食品添加剂的使用也陆续发现了一些毒性可疑及有害禁用的品种。还有由于核废物排放不当、意外事故引起核泄漏等造成的放射性污染。根据对这些污染物性质和作用的认识以及它们在食品中的含量水平的检测，制订其在食品中的残留限量、食品添加剂的人体每日容许摄入量、人群可接受危险水平（acceptable risk level）、食品安全性毒理学评价程序和食品卫生标准等一系列食品卫生技术规范，使食品卫生学的理论与方法得到了进一步发展。1963 年，FAO/WHO 成立食品法典委员会（Codex Alimentary Committee，CAC），主要负责制定推荐食品卫生标准及食品加工规范，协调各国的食品卫生标准并指导各国和全球食品安全体系的建立。世界各国都制定了本国的食品卫生法及相关法律、法规。1990 年，英国颁布《食品安全法》；1997 年，美国颁布《食品安全行动计划》；2000 年，世界卫生大会通过《食品安全决议》，欧盟发表《食品安全白皮书》；2003 年，日本制定《食品安全基本法》。我国于 1995 年正式颁布《中华人民共和国食品卫生法》，经过修订，2009 年又正式颁布《中华人民共和国食品安全法》，并废止《中华人民共和国食品卫生法》，2018 年又重新修订《中华人民共和国食品安全法》（下简称为《食品安全法》），并于 2018 年 12 月 29 日起实施。进一步形成了较完善的食品卫生法律体系和食品卫生监督管理体系，从而使食品卫生监督管理工作进入了一个依法行政的新的历史发展时期。

现代食品卫生学的进步和发展，是与多学科的发展与交叉分不开的。分析化学、食品化学、物理学、食品微生物学、毒理学、流行病学、寄生虫学、分子生物学等都是取得食品卫生重大科研成果以及解决重大食品卫生问题中不可缺少的重要科学手段。如现代分析技术的发展，使食品中有害成分的最低检出限达 1ng/kg 水平；分子生物学技术在毒理学中的应用使科研人员能在 DNA 和 RNA 水平上研究食品污染物的致癌作用。

随着对食品卫生基础理论的研究和对食品卫生认识的不断深入，食品安全控制技术也得到了不断的完善和进步，食品的良好操作规范（good manufacture practice，GMP）、卫生标准操作程序（sanitation standard operation procedure，SSOP）、危害分析与关键控制点（hazard analysis and critical control point，HACCP）、ISO22000 食品安全管理体系等食品质量安全控制体系应运而生，成为现代食品工业控制食品安全质量的非常重要的技术。

未来食品卫生学的发展趋势是以现代食品安全监督管理最新理论和技术成就，不断制定和修订各项食品卫生技术规范，并落实各项技术规范；不断完善法律法规，加强法制管理，明确执行机构人员的职责；研究导致食物中毒的新病原物质，提高食物中毒的科学管理水平，提高食品安全合格率；进一步以风险分析理论与方法对各种污染物、食品添加剂等进行风险评估，以制定和修订食品安全标准；进一步完善食品安全质量控制体系；进一步扩大研究新的食品污染因素、各种食物致癌源、新的食品及加工过程中的食品卫生问题；提高对各种污染物的检测分析方法水平及大力发展快速检测技术；加强食品卫生知识的宣传教育，提高全社会的食品安全意识，形成全民关注，人人参与食品安全的社会氛围，促进食品产业健康发展。

三、 食品卫生学的主要任务

（1）研究环境中的有害物质及其污染食品的途径，以及引起食物中毒的新病原，以采取有效的预防措施，保障食品的安全，保护消费者的健康。

（2）加强现代食品质量安全控制理论的研究和技术的开发，不断制定和修订各项食品质量安全技术规范，不断完善相应的法律法规，并加快实施，以保证食品生产企业的安全生产。

（3）通过对食品进行安全风险评估，制定和修订食品的安全标准，规定最大使用量、残留量、每日允许摄入量，以保障人体健康。

（4）研究各国的食品安全标准和法规，设定与破解"技术壁垒"，以保护我国的经济利益和广大人民群众的生命安全。

（5）加强与分析化学、食品化学、食品微生物学、食品毒理学等交叉学科的研究，并将最新的研究成果应用于食品质量安全控制中，以保障食品安全。

（6）大力普及宣传卫生学知识，提高全社会的食品安全意识，形成全民关注，人人参与食品安全的社会氛围，促进食品产业健康发展。

（7）研究食物中毒的新病原，提高防止食物中毒的科学管理水平，探讨建立食源性疾病预防与处理规范。

（8）以法制为中心，完善我国食品安全监督管理体制和机构；补充和修订食品安全法规、条例、标准、细则等，提高管理人员素质和工作效率。

四、 食品卫生学研究的主要内容

1. 食品污染及其预防

包括污染种类、来源、性质、作用、含量水平、监测管理以及预防措施。

食品污染是造成食品卫生不合格的主要因素，在原料种植（养殖）、加工、贮藏、运输、销售、烹调等各个过程中，有毒有害物质均有可能通过各种途径进入食品，对人体健康造成危害。这些有害于人体健康的物质主要包括生物性污染物、化学性污染物和物理性污染物。

2. 各类食品的卫生

主要包括粮食及其制品、果蔬类、肉及肉制品、蛋及蛋制品、乳及乳制品、水产品、食用油脂、酒类、冷饮食品、罐头类食品、调味品、水的卫生及其管理。

3. 食物中毒及其预防

一些动植物和微生物均可引起食物中毒。一些动植物具有天然毒素，如河豚毒素、贝类毒素、龙葵素等；真菌也可产生毒素，如黄曲霉毒素、麦角毒素和赭曲霉毒素。食源性致病菌、病毒和寄生虫，如食品中沙门氏菌、大肠杆菌 O157：H7、猪链球菌、甲型肝炎病毒（HAV）等更是引发食物中毒的元凶。对这些污染物的生物学作用进行研究，可以为制定其在食品中的限量标准及控制措施提供依据。

4. 食品安全监督管理

经济利益是企业追逐的核心目标，有些食品企业或食品经营者在缺乏有效安全管理的条件下，将不符合食品安全标准的食品卖给消费者，有的在食品中使用违禁化学物质，有的使用不卫生的原料加工食品，有的制造假冒伪劣食品。对这些不法行为，食品卫生工作者应该认真履行食品安全监督管理职责，严格控制食品的质量安全。

复习思考题

1. 什么是食品卫生学？其研究内容有哪些？
2. 简述食品卫生学的主要任务。

食品卫生概论

学习目标

1. 掌握食品污染的概念和分类，食品细菌污染的指标及卫生学意义；
2. 掌握食品腐败变质的原因和影响因素，对人体健康的危害，鉴定指标，以及预防食品腐败变质的措施；
3. 熟悉细菌、霉菌及其毒素、农药、兽药、有毒金属、有害化合物、洗涤剂、消毒剂、放射性物质等污染食品的途径，对人体健康的危害及其预防措施；
4. 了解食品添加剂的卫生问题。

第一节　食品污染概述

一、食品污染的概念

食品污染是指在各种条件下，导致有毒、有害物质进入食物，造成食品安全性、营养性和感官性状发生改变的过程。

食品在生产、加工、贮存、运输及销售过程中均会受到污染。污染后有可能引起具有急性短期效应和慢性长期效应的食源性疾病。

污染物是构成食品不安全的主要因素，解决这一问题一直是食品卫生工作的重要内容。在污染物中，生物性污染物和化学性污染物又是当前乃至今后相当长的一段时间我们面临的主要问题。特别是工业化的发展带来的环境污染问题，新技术、新材料、新原料的使用，致使食品受污染的因素日趋多样化和复杂化，一些老的污染物问题尚没有得到很好的控制，又出现了不少新的污染物。从近年来国际上接连不断地发生的食品污染事件，就可以看出污染物对食品危害的严重性，如发生在比利时的二噁英污染畜禽饲料事件、法国的李斯特杆菌污染熟肉罐头事件、日本的大肠杆菌 O157：H7 污染生拌沙拉蔬菜事件、我国台湾的塑化剂污染食品事件等。这一系列食品污染事件对人类的健康构成了严重威胁，引起了各国政府和国际组织的高度重视，一些国际组织和不少国家迅速采取措施以控制食品污染。

二、 食品污染物的分类

根据污染食品有害因素的性质，可分为生物性污染物、化学性污染物、物理性污染物和放射性污染物四类。

（一） 生物性污染物

1. 细菌与细菌毒素

从历史的总结资料来看，细菌性污染是涉及面最广，影响最大，问题最多的一种污染，而且未来这种现象还将继续下去。大部分的食品卫生问题是由于生物性因素引起的。生物性污染最主要的是致病性细菌问题，以往一些常见的细菌性食物中毒尚未得到理想的控制而导致中毒事件频繁发生，如沙门氏菌、金黄色葡萄球菌、肉毒杆菌等，而新的细菌性食物中毒又不断出现，如大肠杆菌 O157：H7、李斯特杆菌等。因此，控制细菌性污染仍然是解决食品污染问题的主要内容。

2. 霉菌及其毒素

霉菌广泛存在于自然界中，其产生的毒素致病性强，因而随时都有可能污染食品从而给食品带来安全问题，如常见的霉变花生、玉米、谷物等易检出黄曲霉毒素 B_1。此外，霉菌广泛用于食品工业，新菌种的使用、菌种的变异、已使用的菌种是否产毒的问题等应引起我们的高度重视。

3. 病毒

与食品的细菌或霉菌污染不同，病毒虽然不能在食品中增殖，但是很少数量的病毒就可能引发感染（一般 $<10^3$ 个粒子），而且由于病毒具有很高的环境稳定性和组织亲和力，使得任何食物都可以成为病毒的载体。所以，食品一旦被病毒污染，可能会给人体健康带来严重威胁，如甲型肝炎病毒、禽流感病毒、轮状病毒、口蹄疫病毒、诺沃克病毒、朊病毒（引起疯牛病）等。

4. 寄生虫

目前，生吃水产品甚至一些其他动物肉类的行为在部分地区较普遍，这使得人们患寄生虫病的危险性大大增大，部分地区的食物源性寄生虫发病率也逐年增加。通过病人、病畜的粪便间接污染水体或土壤而污染食品，如蛔虫、绦虫、中华枝睾吸虫以及旋毛虫等。

5. 昆虫

昆虫主要包括粮食中的甲虫、螨类、蛾类以及动物食品和发酵食品中的蝇、蛆等。

（二） 化学性污染物

1. 重金属

重金属主要来源于工业"三废"，随着环保意识的提高及对环境污染的控制，重金属污染问题虽然得到了逐步改善，但由于环境中的本底等原因，在短时间要使食品中的重金属污染降至与国际接轨估计还有相当的难度。

2. 农药

随着高效、低毒、低残留农药的研制和一些高毒高残留农药禁止使用，农药在食品中的残留问题也将得到改善，但由于有机氯类农药的特点，在今后的一段时间内该类农药的污染问题仍将继续存在。

3. 兽药和激素

由于广泛使用以及有时出现滥用兽药和激素，或使用禁药现象，进而使兽药和激素在食品中的残留成为食品污染新的焦点。如 1996 年浙江、广东、北京相继出现因食用含有"瘦肉精"的猪肉、猪肝而引起的食物中毒事件。瘦肉精全名为盐酸克伦特罗，为白色或类白色的结晶粉末，无嗅、无苦，是一种强效激动剂，可选择性地作用于肾上腺，能引起交感神经兴奋，四肢、面部骨骼肌肉震颤，代谢紊乱。

4. 多环芳烃类化合物

多环芳烃类化合物主要来源于煤、石油、煤焦油、烟草等的不完全燃烧和食品中油脂高温下热聚变。

5. 二噁英

许多含氯化合物在生产和使用过程中都可能产生二噁英，另外，煤、石油、沥青、含除草剂的枯草残叶等燃烧过程及森林火灾也会有二噁英产生。

6. 食品容器和包装材料

世界上市售的化学物质已达 5 万多种，每年进入市场的新化学物质 100~1000 种。人类长期接触这些化学物质后可能引起的毒性（包括致畸、致癌等）反应已引起广泛的重视。由于材料工业的迅速发展，食品容器、包装材料等所带来的食品污染问题同样应引起我们的高度重视。

7. 人为加入有害物质

掺假、制假过程中加入的非法添加物质。如在辣椒粉中掺入化学工业用染料苏丹红。

（三） 物理性污染物

物理性污染物主要来源于复杂的多种非化学性的杂物，虽然有的污染物可能并不威胁消费者的健康，但是严重影响了食品应有的感官性状和/或营养价值，食品质量得不到保证。

1. 异物

异物来自食品产、储、运、销的污染物，如粮食收割时混入的草籽、磁性金属物、液体食品容器池中的杂物、食品运销过程中的灰尘等。

2. 食品的掺假使假

食品的掺假使假如粮食中掺入的沙石、肉中注入的水、蜂蜜中掺入饴糖等。

（四） 食品的放射性污染

食品的放射性污染主要来自放射性物质的开采、冶炼、生产、应用及意外事故造成的污染，如 ^{60}CO、^{137}CS、^{3}H 等。特别是半衰期较长的放射性物质，在食品卫生上更为重要。

第二节　细菌对食品的污染及其预防

一、　食品中细菌污染的来源

细菌在自然界中分布十分广泛，不同的环境中存在的细菌类型和数量不尽相同。因此，食品从原料、生产、加工、贮藏、运输、销售到烹调等各个环节，常常与环境发生各种方式的接触，进而导致细菌的污染。食品细菌污染的来源主要有原料本身、环境、操作人员、机械和交叉污染等方面。

1. 食品原料本身的污染

食品原料品种多、来源广、细菌污染的程度因不同的品种和来源而异。凡是作为食品原料的动植物体在生活过程中，由于本身带有的细菌而造成食品的污染称为内源性污染，如畜禽在生活期间，其消化道、上呼吸道和体表总是存在一定类群和数量的微生物。当受到沙门氏菌、布氏杆菌、炭疽杆菌等病原微生物感染时，畜禽的某些器官和组织内就会有病原微生物的存在。

2. 生产、加工、贮藏、运输、销售过程中的污染

土壤、水、空气中含有大量的细菌，这些细菌可以通过接触而污染食品。不洁净的生产用水是细菌污染食品的主要途径和重要污染源。生产车间内外环境不良，空气中细菌吸附在尘埃上，并通过尘埃沉降于食品。各种加工机械上附着有细菌，它们也可污染食品。运输工具、包装容器未经消毒就接触食品也可引起食品的细菌污染。

3. 从业人员的污染

从业人员不进行定期健康检查，不认真执行卫生操作规程，通过手、上呼吸道造成食品的细菌污染。

4. 烹调过程的污染

未烧熟煮透，生熟不分，食品中已存在或污染的细菌大量繁殖。

二、 食品细菌

（一） 食品中常见的细菌

由于食品的理化性质，以及所处的外界条件与加工处理等因素的限制，在食品中存在的细菌是自然界中的一部分，将食品中常见的细菌称为食品细菌，包括致病性细菌、相对致病性细菌和非致病性细菌。将共存于食品中的细菌种类及其相对数量的构成称为食品中的细菌菌相，其中存在于食品中相对数量较大的细菌，称为优势菌。它们是评价食品卫生质量的重要指标，也是研究食品腐败变质的原因、过程和控制方法工作中的主要对象。而这些细菌往往与食品出现特异颜色、气味、荧光、磷光以及对人的致病性有关。这类细菌一般有以下几个属。

1. 假单胞菌属 （*Pseudomonas*）

该属菌是食品腐败细菌的代表，为革兰阴性无芽孢杆菌，需氧，嗜冷，几乎所有的种都是不能在酸性条件下生长。其营养要求简单，大部分菌种在不含维生素、氨基酸的培养基中仍能生长良好。该属细菌是典型的土壤和水生细菌，广泛分布于新鲜食品中，特别是果蔬、肉及肉制品、禽蛋类以及水产品中。假单胞菌属的细菌多具有较强的分解脂肪和蛋白质的能力，增殖速度快，一些种能在7℃的低温下生长，可产生荧光和水溶性色素、氨等氧化产物和黏液，引起食品变质，所以是导致冷藏食品腐败的重要细菌。例如，荧光假单胞菌 （*P. fluorescens*） 是引起低温贮藏的肉、乳及其制品腐败的常见细菌；菠萝软腐病假单胞菌 （*P. ananas*） 可引起菠萝果实腐烂。假单胞菌属中的一些种对动植物有致病性。例如，铜绿假单胞菌 （*P. aeruginosa*） 可引起动物的肺炎、肠炎、乳腺炎和伤口感染。

2. 微球菌属 （*Micrococcus*） 和葡萄球菌属 （*Staphylococcus*）

微球菌属为革兰阳性、好氧球菌，多数种可产生类胡萝卜素使其菌落呈现黄色、橙色或

红色。该属细菌主要分布于哺乳动物的皮肤，多见于肉类、乳制品和植物类食品上。微球菌属对干燥和高渗透压有较强的抵抗力，所有的种均可在5%NaCl环境中生长，是一种重要的食品腐败细菌，是引起动物性食品、豆类制品等食品腐败变质的重要细菌。

葡萄球菌属为革兰阳性兼性厌氧球菌，除个别种外，在好氧条件下生长更好，可产生金黄色、柠檬色、白色等非水溶性色素。葡萄球菌主要分布于动物的皮肤、皮肤腺体和黏膜上，主要通过带菌的皮肤接触或鼻腔物污染进入食品，其广泛存在于所有动物性食品及直接由人加工的食品中。该属细菌有很强的耐高渗透压能力，有的种可以在20%NaCl环境中生长；具有较高的耐热性，但通常的食品加热加工步骤或烹饪温度可以有效地杀死葡萄球菌。葡萄球菌的污染通常发生在未经加热杀菌或加热不彻底的食品中，如腌制的火腿、生冷食品等。葡萄球菌属中的金黄色葡萄球菌（*S. aureus*）是一种主要的污染食品的致病菌，其可以代谢产生肠毒素等多种毒素和侵袭性酶。人食入金黄色葡萄球菌或其毒素污染的食品会引起急性肠胃炎等食物中毒症状。

3. 芽孢杆菌属（*Bacillus*）和梭状芽孢杆菌属（*Clostridium*）

芽孢杆菌属为革兰阳性、好氧或兼性厌氧杆菌，能形成芽孢抵抗不良生存环境。其生理特性多样，从嗜冷到嗜热、嗜酸到嗜碱，在自然界分布广泛，是污染谷类、肉类和乳类食品的重要细菌。该属细菌与食品卫生学关系密切的菌种是其模式菌枯草芽孢杆菌（*B. subtilis*）以及两种病原菌炭疽芽孢杆菌（*B. anthraci*）和蜡状芽孢杆菌（*B. cereus*）。炭疽芽孢杆菌是引起人畜共患病的病原菌。蜡状芽孢杆菌在自然界分布广泛，其可引起食物腐败，并可产生肠毒素、溶血素、呕吐毒素等引起食物中毒。枯草芽孢杆菌常污染淀粉类和肉类食品，并通常使食品表面出现黏丝状或黏液状现象。

梭状芽孢杆菌属的多数种为专性厌氧菌，生长温度范围在15~69℃，自然界中分布广泛，在土壤、水体沉淀物、人和动物肠道以及腐败物中都有分布，常污染香肠、罐头、发酵食品等。该属细菌的一些菌种能分泌外毒素和侵袭性酶类，引起食物中毒。例如，产气荚膜梭菌（*C. perfringens*）常污染一些热处理不彻底的肉制品或冷冻调理食品，并可产生肠毒素；肉毒梭菌（*C. botulinum*）可在污染食品中产生肉毒毒素，食用污染肉毒毒素的食物会引起恶心、头痛、视力模糊等症状，最后出现呼吸衰竭而导致死亡。

4. 肠杆菌科各属

这些属的细菌大多存在于人和动物的肠道中，是肠道菌群的一部分，与食品卫生学的关系非常密切，包括几类重要的引起食品污染的腐败菌和致病菌。

（1）埃希菌属（*Escherichia*）　埃希菌属为革兰阴性兼性厌氧杆菌，代表菌种是大肠埃希菌（*E. coil*），简称大肠杆菌。绝大多数大肠杆菌是人和动物肠道的正常菌群之一，在土壤和水中可存活数月，是各类食品中常见的污染菌，也是食品和饮用水粪便污染的指示菌之一。大肠杆菌多数种不致病，某些血清型可产生肠毒素等致病因子而引起食物中毒。

（2）沙门氏菌属（*Salmonella*）　沙门氏菌属为革兰阴性兼性厌氧杆菌。在自然界分布广泛，目前已知沙门氏菌超过2500种血清型，多数可致病，常污染肉、蛋、乳等食品。沙门氏菌不耐热和高渗透压，75℃、5min或60℃、30min可将其完全杀死；其最适生长pH为中性，pH在9.0以上和4.0以下对沙门氏菌有杀菌作用。虽然通常的食品加热等加工手段可以将沙门氏菌完全杀死，但是由于二次污染，沙门氏菌仍是目前报道的引起食物中毒最多的一种细菌，而且在报道引起沙门氏菌中毒的食品中，约90%源于肉类等动物性食品。

（3）志贺菌属（*Shigella*）志贺菌属为革兰阴性兼性厌氧杆菌，是人类细菌性痢疾的致病菌。该属细菌对理化因素的抵抗力较其他肠道杆菌为弱，对酸敏感，60℃ 10min 即可将其杀死。常污染果蔬、贝类、即食食品等。

（4）肠杆菌属（*Enterobacter*）肠杆菌属为革兰阴性兼性厌氧杆菌，可发酵乳糖，广泛分布于土壤、水和食品中，为条件致病菌。该属菌中的阪崎氏肠杆菌（*E. cloaceae*）是引起新生儿坏死性小肠结膜炎、脑膜炎和脓血症的病原菌，其死亡率高达 50% 以上。阪崎氏肠杆菌对温度的抗性比大多数的革兰氏阴性细菌强，在食品中通常通过粉状配方奶粉传播，其已被世界卫生组织确定为引起婴幼儿死亡的重要条件致病菌。在 GB 10765—2010《食品安全国家标准　婴儿配方食品》中对阪崎氏肠杆菌的要求是不得检出。

（5）变形菌属（*Proteus*）变形菌属为革兰阴性棒状菌，经常呈现出多种形态而得变形菌属名。通常存在于人和动物肠道中，可以从许多蔬菜和肉制品，特别是在高温条件下的食品腐败物中分离到该属菌种。变形菌具有很强的蛋白质分解能力，是重要的食品腐败菌之一。

（6）哈夫尼菌属（*Hafnia*）哈夫尼菌属为革兰阴性棒状菌，在人和动物粪便、土壤、水和乳制品中多有分布，可产生红色色素，在冷冻肉制品以及蔬菜的腐败中起着十分重要的作用。

（7）耶尔森菌属（*Yersinia*）耶尔森菌属为革兰阴性杆菌。该属中与食品关系密切的菌是小肠结肠炎耶尔森菌（*Y. enterocolitica*），该菌广泛分布于自然界，不耐热，但抗低温能力很强，可在-2~45℃条件下生长。在真空包装的肉制品、海产品、蔬菜等食品中都可分离到小肠结肠炎耶尔森菌，在所有的食物来源中，猪是小肠结肠炎耶尔森菌的主要来源。

5. 弧菌属（*Vibrio*）与黄杆菌属（*Flavobacterium*）

弧菌属为革兰阴性兼性厌氧杆菌，自然界中分布广泛，以水体分布最为普遍。该属中与食品关系密切的主要包括副溶血性弧菌（*V. parahaemolyticus*）、霍乱弧菌（*V. cholerae*）、创伤弧菌（*V. vulnificus*）等。水产品中该属菌检出率较高，是引起水产品腐败和食物中毒的一类重要的细菌。

黄杆菌属为革兰阴性棒状杆菌，以利用植物中的糖类生成黄、红色素而著称。该属中一些菌种为嗜冷菌，常引起冷冻蔬菜和肉制品的腐败。

6. 嗜盐杆菌属（*Halobacterium*）与嗜盐球菌属（*Halococcus*）

嗜盐杆菌属与嗜盐球菌属是革兰阴性需氧菌。其特点是在含高浓度（28%～32%，至少12%以上）食盐的食品中生长，多见于极咸鱼类，并且可产生橙红色素，使食品变红。

7. 乳杆菌属（*Lactobacillus*）与乳球菌属（*Lactococcus*）

乳杆菌属与乳球菌属均为革兰阳性菌，可发酵乳糖产生乳酸，广泛分布于乳制品、肉制品和植物制品中，是人和许多动物口腔、消化道的正常菌群。它们在食品工业中常用于生产乳酸或发酵食品，污染食品后也可引起食品变质，罕见有致病性。

（二）　评价食品卫生质量的细菌污染指标及卫生学意义

评价食品卫生质量的细菌污染指标是根据食品卫生的要求，从微生物学的角度，对各种食品提出的具体指标要求。细菌污染指标主要包括菌落总数、大肠菌群和致病菌。

1. 菌落总数（colony amount）

（1）定义　菌落总数是指每克、每毫升或每平方厘米食品在严格规定的条件下（样品处理、培养基及其 pH、培养温度与时间、计数方法）培养，使适应这些条件的每一个活菌细胞都生成一个个肉眼可见的菌落，其结果称为该食品的菌落总数。以菌落形成单位（colony forming unit，CFU）表示。在许多国家（包括我国）的食品安全标准中，都采用这一项指标，并规定了各类食品菌落总数的最高允许限量。

（2）食品菌落总数对食品具有的卫生学意义

①食品清洁状态的标志：因为食品中细菌污染数量不一定代表食品对人体健康的危害程度，但它却反映食品的卫生质量，以及食品在生产、贮存、运输、销售过程中的卫生措施和管理情况。

②作为评定食品腐败变质程度（新鲜度）的指标。因为食品中细菌在繁殖过程中可分解食品成分，所以食品细菌数量越多越能加速食品腐败变质：如菌落总数为 10^5 CFU/cm^2 的牛肉在0℃时可保存7d，而当菌落总数为 10^3 CFU/cm^2 时，同样条件下可保存18d。但是由于食品性质、细菌种类以及所处环境条件较复杂，从生态学上分析，细菌存在着相互制约与菌丛平衡的现象，当细菌数量少时，有时菌丛平衡被破坏，某种腐败菌反而出现优势，因此关于食品细菌菌落总数与食品腐败程度之间对应关系研究仍待进一步探讨。

2. 大肠菌群（coliform group）

（1）定义　大肠菌群是指在一定培养条件下能够发酵乳糖、产酸产气的需氧或兼性厌氧革兰阴性无芽孢杆菌。

大肠菌群包括肠杆菌科的埃希菌属（Escherichia）、柠檬酸杆菌属（Citrobacter）、肠杆菌属（Enterobacter）和克雷伯菌属（Klebsiella）。大肠菌群中以埃希菌属为主，称典型的大肠杆菌。大肠菌群已被许多国家用作食品生产上卫生质量鉴定的指标。我国目前对很多种食品如冷饮食品、熟肉制品、冰蛋、蛋粉、牛乳及乳制品等规定了大肠菌群的数量，通常以每100g或100mL食品中的可能数来表示，简称为大肠菌群最近似数（maximum probable number，MPN），这是按一定方案检验结果的统计数值。

（2）卫生学意义　一般认为，大肠菌群都是直接或间接来自人与温血动物粪便。有人对大肠菌群6577株来源进行研究，认为来自粪便以外者极为罕见。国内曾有人研究人、畜、禽类104份粪便，结果大肠菌群检出率为88.8%～100%。本群中典型大肠杆菌以外的三属，除直接来自粪便外，也可能来自典型大肠杆菌排出体外7～30d后在环境中的变异，所以食品中检出大肠菌群其卫生意义如下：

①表示食品曾受到人与温血动物的粪便污染：检出典型大肠杆菌说明粪便近期污染，其他菌属可能为粪便的陈旧污染。一般认为作为食品粪便污染的指示菌应具有以下特点：仅来自于肠道；在肠道中数量较多，易于检出；在外界环境中有足够抵抗力；食品细菌学检验敏感，简易。大肠菌群比较符合要求，所以是较理想的粪便污染指示菌。

②作为肠道致病菌污染食品的指示菌：这是由于大肠菌群与肠道致病菌来源相同，而且在一般条件下大肠菌群在外界生存的时间与主要肠道致病菌也是一致的。当然，食品中检出大肠菌群，只能说明有肠道致病菌存在的可能，两者并非一定平行存在。

3. 致病菌

致病菌随食物进入人体后，能引起食源性疾病。主要包括沙门氏菌、金黄色葡萄球菌、大肠埃希菌 O157：H7、副溶血性弧菌、单核细胞增生李斯特菌等。不同食品微生物所污染食品的种类、风险程度等不尽相同，在实际应用时需选择一定的参考菌群进行检验。我国大多数食品的国标中都要求检测沙门氏菌、金黄色葡萄球菌和志贺菌。但也有一些检测其他致病菌，例如，水产品以副溶血性弧菌、沙门氏菌、单核细胞增生李斯特杆菌作为参考菌群。

三、 预防细菌污染的措施

1. 建立健全卫生管理机构和管理制度

严格贯彻执行生产加工过程中的各项卫生制度和措施，故工厂必须健全有关卫生组织和管理制度。

2. 提高原辅料的卫生质量

对原辅料要严格选择、妥善保存。禁止采购、使用腐烂变质的原料。

3. 遵守生产经营过程的卫生要求

在生产、销售过程中，做到内外环境整洁；生产布局和工艺流程合理；使设备保持良好状态，并经常清洁和消毒；做到生、熟食品隔离，半成品、成品与原料分开，防止交叉污染；有防尘、防鼠、防蝇设备；采取冷藏、冷冻措施贮藏食品。

4. 搞好从业人员个人卫生

从业人员必须经过健康检查方可上岗。传染病患者及病源携带者须调离接触直接入口食品的工作。从业人员应养成良好的个人卫生习惯，上班前、便后洗手消毒，工作时穿戴整洁的工作衣、帽，不戴戒指，不留长指甲，不浓艳化妆，不喷香水。

5. 彻底杀灭食物中污染的细菌

在食品加工中，严格遵守杀菌规程，控制灭菌温度和时间。在食物烹调过程中，应做到烧熟煮透，烹调加工大块食品时，应注意使其内部温度达到杀灭细菌所需的温度。菜肴烹调后，存放一段时间后再食用，食前必须再加热。

四、 食品的腐败变质及预防

（一） 食品的腐败变质的概念

食品腐败变质（food spoilage）是指在微生物为主的各种因素作用下，食品降低或失去食用价值的一切变化如肉、鱼、禽蛋的腐臭，粮食的霉变，蔬菜水果的腐烂，油脂的酸败等。

（二） 食品腐败变质的原因和条件

食品腐败变质是微生物、食品本身的组成和性质、环境因素和食品中的酶等互为条件、相互影响、综合作用的结果。

1. 微生物

微生物在食品腐败变质过程中起决定性的作用。食品经彻底灭菌或除菌，不含活体微生物则不会发生腐败。引起食品发生腐败变质的微生物包括细菌、霉菌和酵母菌。

（1）细菌　细菌通过分解食品中的成分使食品发生变质，而不同属的细菌对不同食品成分的分解能力有所不同。一般细菌都有分解蛋白质的能力，其中多数细菌是通过分泌胞外蛋白酶来完成。分解蛋白质能力较强的属有芽孢杆菌属、梭状芽孢杆菌属、假单胞菌属、变形杆菌属等。分解淀粉的细菌种类少于分解蛋白质的细菌种类，并且只有少数菌种对淀粉的分解能力较强。例如，引起米饭发酵、面包黏液化的主要菌种有枯草芽孢杆菌、巨大芽孢杆菌、马铃薯芽孢杆菌等。分解脂肪能力较强的细菌主要有荧光假单胞菌属、无色杆菌属、产碱杆菌属等。

（2）霉菌　霉菌生长所需要的水分活度比细菌低，所以在水分活度较低的食品中，霉菌比细菌更易引起食品的腐败。霉菌分解有机物的能力很强，无论是蛋白质、脂肪、还是糖类，都有很多种霉菌能将其分解利用，例如，根霉属、毛霉属、曲霉属、青霉属等霉菌既能分解蛋白质，又能分解脂肪或糖类。其中，以曲霉属和青霉属为主，是食品霉变的前兆，而根霉属和毛霉属的出现往往表示食品已经霉变。但也有些霉菌只对食品中的某些物质分解能力较强。例如，绿色木霉分解纤维素的能力特别强。

（3）酵母菌　酵母菌与细菌一样，必须有水才能存活，但酵母菌需要的水分比细菌少，并且酵母菌一般喜欢生活在含糖量较高或含一定盐分的食品上，所以酵母菌可导致糖浆、蜂蜜和蜜饯等食品发生腐败变质。此外，大多数酵母菌能够利用有机酸，但不能利用淀粉。而且分解利用蛋白质和脂肪的能力很弱，只有少数较强。例如，汉逊酵母属、毕赤酵母属等可分解酸性食品中的有机酸、氧化酒中的酒精或使高盐食品变质；解脂假丝酵母的蛋白酶和解脂酶活性较强；红酵母能使肉类及酸性食品产生色素，形成红斑。

2. 食品本身的组成和性质

一般来说，食品含有丰富的营养成分，如各种蛋白质、脂肪、碳水化合物、维生素和无机盐等，只是比例上有所不同。如果在一定的水分和温度条件下，就适宜微生物的生长繁殖，但也有一些食品是以某些成分为主，如油脂则以脂肪为主。此外，微生物分解各种营养物质的能力也有所不同。因此，只有当微生物所具有的酶所需的底物与食品营养成分相一致时，微生物才可以引起食品迅速的腐败变质。食品的基质条件，通常包括pH、渗透压和水分含量等。

（1）pH　食品本身的pH高低是制约微生物生长、影响食品腐败变质的重要因素之一。各种食品都具有一定的氢离子浓度。例如，动物食品的pH为5~7，蔬菜pH为5~6，水果pH为2~5。根据食品pH范围的特点，可将所有食品划分为酸性食品和非酸性食品两大类。一般规定，凡pH在4.5以上者为非酸性食品，主要包括肉类、乳类和蔬菜等；pH在4.5以下者为酸性食品，主要包括水果和乳酸发酵制品等。一般细菌最适pH下限在4.5左右，因而非酸性食品较适合于多数细菌的生长。而酸性食品则主要适合于酵母和霉菌的生长，但某些耐酸细菌如乳杆菌属（最适pH3.3~4.0）也能在酸性食品中生长。

（2）渗透压　不同食品的渗透压有所不同。绝大多数微生物在低渗透压的食品中能够生长，在高渗透压的食品中，各种微生物的适应状况不同。多数霉菌和少数酵母能耐受较高的渗透压，如酵母中的蜂蜜酵母和异常汉逊酵母等，霉菌中的曲霉和青霉等。但绝大多数细菌则不能在较高渗透压的食品中生长，只有少数细菌能适应较高的渗透压，但其耐受能力远不如霉菌和酵母菌。根据细菌对渗透压的适应性不同，可分为以下几类：耐糖细菌，可在高糖食品中生长，如肠膜状明串珠菌；高度嗜盐细菌，最适宜于含20%~30%食盐的食品中生长，如盐杆菌；中度嗜盐细菌，最适宜于含5%~10%食盐的食品中生长，如腌肉弧菌；低度嗜盐细菌，最适宜于含2%~5%食盐的食品中生长，如假单胞菌属、弧菌属中的一些菌种。

（3）水分含量　食品本身的水分含量影响微生物的生长繁殖。一般说来，含水分高的食品，微生物容易生长；含水分低的食品，微生物不易生长。食品中的水包括结合态水和游离态水两种。决定微生物是否能在食品上生长繁殖的水分因素是食品中所含的游离态水，即水的活性或称水分活度（A_w）。由于食品中所含物质不同，即使含有同样的水分，但水分活度也可能不一样，因此各种食品防止微生物生长的含水量标准就不相同。

（4）食品的种类　食品腐败变质还与食品的种类有关。一般天然食品不会发生腐败变质，例如，盐、糖类、精制淀粉等。此外，具有完整包装或固定贮藏场所的食品不易发生腐败变质，例如，罐头（部分酸性罐头和瓶装罐头）、木鱼、干燥米（晾干后贮藏的米饭）、冷冻食品、包装的干燥粉末食品和蒸馏酒类等。一些天然食品由于经过适当的处理并在合适的贮藏条件下，相当长时间不会发生腐败变质，如坚果、个别品种的苹果、马铃薯和部分谷物。此外，一些未包装的干燥食品也会较长时间不会发生腐败变质，例如，晾干后贮藏的米饭、薄木鱼片、干紫菜、干蘑菇、部分鱼干、干燥贝类等，根菜类、盐渍食品、糖渍食品、部分发酵食品、挂面、火腿、腊肉、某些腊肠、醋腌食品和咸菜等。大部分天然食品因为没有采取特别保存方法（如冷藏、冷冻、添加防腐剂等）而容易发生腐败变质。例如，畜肉类、禽肉类、鲜鱼类、鲜贝类、蛋类和牛奶等动物性蛋白食品；大部分水果和蔬菜等植物性生鲜食品；鱼类和贝类及肉类的烹调食品、开过罐的罐头食品、米饭、面包和面类食品，鱼肉糊馅制品、馅类食品，水煮土豆、盒饭快餐、沙拉类、凉拌菜等大部分日常食品。

（5）食品的完整性　食品腐败变质还与食品的完整性有关。如果食品的完整性较好、没有损伤，则不易发生腐败变质；如果食品组织溃破或细胞膜碎裂，则易受到微生物的污染，导致腐败变质的发生。例如，没有破损或削皮的马铃薯和苹果等，可放置较长的时间，反之则很容易发生腐败变质。

3. 环境因素

引起食品腐败变质的环境因素主要包括温度、湿度、空气和光照等。

（1）温度　温度是影响食品质量变化最重要的环境因素，它对食品质量的影响表现在多个方面。例如，食品中发生的化学变化、酶促生物化学变化、鲜活食品的生理作用、生鲜食品的僵直和软化、与食品稳定性和安全性关系极大的微生物的生长繁殖、食品水分含量及其水分活度等无不受温度的制约。食品在贮藏和流通中的非酶褐变、脂肪酸败、淀粉老化、蛋白质变性、维生素分解等化学变化能否进行及进行的速度快慢，直接影响到食品质量的变化及其变化的速度。在一定温度范围内，随着温度的升高，化学反应速率则加快。此外，微生物的生命活动是在酶的催化下进行的，而酶的活性同样也受制于温度。大多数微生物对低温的敏感性较差，当他们处于最低生长温度时，虽然新陈代谢活动已降至极低的程度，呈休眠状态，生命活动几乎停止，但其活力仍然存在。一旦温度回升，又能迅速生长发育，不论嗜冷、嗜温或嗜热微生物都是如此。甚至还有极少的微生物在一定的低温范围内，还可以缓慢地生长。如红色酵母中的一个种在-34℃仍能生长。

（2）湿度　湿度直接影响食品的含水量和水分活度，从而对食品的质量产生较大的影响。若环境太干燥，则易使食品失水萎谢或失水硬化。环境湿度大，食品易受潮，微生物易生长繁殖，食品容易发生腐败变质。

（3）空气　在空气组分中，氧气对食品质量变化影响最大，如鲜活食品的生理生化变化、脂肪的氧化酸败，维生素（如维生素 C、维生素 A、维生素 E 等）的氧化都与氧气有关。此外，空气中的氧气还可促进好氧性腐败菌的生长繁殖，从而加速食品的腐败变质。在低氧条件下，上述氧化反应的速率慢，有利于保持食品的质量。

（4）光照　光照引起食品质量变化的主要表现是食品的着色、脱色、脂肪酸败、维生素和氨基酸分解、产生不良气味等。此外，紫外线还可促进油脂的氧化和酸败。

4. 食品中的酶

所有生物都含有各种生物活性酶，这些酶是食品动物性原料在宰杀后或植物性原料在采摘后成熟或变质的主要因素之一，即使在畜禽鱼被宰杀或粮谷果蔬收获后，这些酶仍然在起作用，对食品质量变化有至关重要的影响。酶是生物体中一种特殊的蛋白质，具有高度催化活性。酶具有蛋白质的一切理化性质，也是亲水胶体，凡能引起蛋白质变性的因素均可使酶失活。影响食品质量的主要酶类有氧化酶、脂酶、果胶酶、蛋白酶和淀粉酶等。

（1）氧化酶类　氧化酶类是一类能使食品发生变质劣化的常见酶类。食品中常见的氧化酶类有多酚氧化酶、脂氧合酶、过氧化物酶等。多酚氧化酶又称多酚酶、酪氨酸酶、酚酶，是以铜元素作为辅基的一种蛋白质，在植物和动物组织中广泛存在。在果实和蔬菜收获后，多酚氧化酶所引起的反应常常会使肉发生褐变、产生异味导致营养损失。多酚氧化酶能催化食品中的酚类、黄酮类化合物和单宁等物质，形成醌类化合物，然后进一步氧化和聚合形成黑色素。食品在加工和贮藏中常出现褐变或变黑，如苹果、梨、莲藕、马铃薯及香蕉等果实在受伤或去皮后所发生的褐变，就是在其所含有的多酚氧化酶的催化作用下引起的氧化变色的结果。茶叶和可可豆等饮料的色泽形成也与多酚氧化酶有关。

此外，脂氧合酶存在于各种植物中，如谷类种子、大豆、豌豆、马铃薯中，以大豆中含量最高。脂氧合酶可破坏亚油酸、亚麻酸和花生四烯酸等人体必需的脂肪酸，产生游离基，损害某些维生素和蛋白质成分，造成食品变质。由于脂氧合酶具有较强的抗低温能力，故低温贮存青豆时应经热烫处理使酶发生钝化，若漂烫未能将其钝化，食品在长时间冻藏后则会发生异味等品质变化。

（2）脂酶　脂酶存在于所有含脂肪的组织中，如哺乳动物体内的胰脂酶、大豆中的脂酶等。脂酶能水解处于油水界面的三酰基甘油的酯键，胰脂酶能将脂肪分解为甘油和脂肪酸。粮油中含有脂肪酶，常常使脂肪被催化水解，使游离脂肪酸含量升高，导致粮油变质、品质下降。

（3）果胶酶　果胶酶主要包括多聚半乳糖醛酸酶、果胶甲酯酶和果胶裂解酶。果胶物质是所有高等植物细胞壁和胞间层的成分，也存在于细胞汁液中。在果蔬成熟时，由于果胶酶的活力增加，存在于细胞壁和胞间层的果胶物质在果胶酶的作用下，水解变成水溶性物质，引起果实软化。

（4）蛋白酶　蛋白酶主要存在于肉类食品中，肉中蛋白酶种类很多。蛋白质的水解作用主要与中性多肽酶、组织蛋白酶D和组织蛋白酶L这三种酶有关。这三种酶各有不同的适宜pH，当肉的pH为7.0左右时主要是中性多肽酶发挥作用，当肉的pH在5.5~6.0时主要是组织蛋白酶L发挥作用，当肉的pH降低至5.5以下时，主要由组织蛋白酶D发挥作用。对于动物源性食品原料，决定其质构的生物大分子主要是蛋白质，肉类的成熟与自溶主要是这些酶类的依次作用使蛋白质水解，引起肉类食品的质构发生变化。

（5）淀粉酶　淀粉酶存在于动物、高等植物和微生物中，由于淀粉是决定食品黏度和质构的主要成分，因此在食品保藏和加工期间，淀粉的水解是一个很重要的变化。淀粉酶主要包括 α-淀粉酶和 β-淀粉酶。α-淀粉酶存在于所有动物、高等植物和微生物中，它以随机的方式从淀粉分子内部水解 α-1，4糖苷键，把淀粉分解为含有5~8个葡萄糖残基的糊精。在制作面包时，面粉中的 α-淀粉酶为酵母提供糖分以改变产气能力，改善面团结构，延缓陈化时间。α-淀粉酶还影响粮食的食用质量，陈米煮的饭不如新米好吃的主要原因之一就是陈米中的 α-淀粉酶丧失了活性。β-淀粉酶在水解淀粉分子时，从非还原基开始，每次切下两个葡萄糖单位，即一个麦芽糖分子，并使麦芽糖分子的构型从 α 型变为 β 型。小麦、大麦和

大豆中的 β-淀粉酶，发芽时含量可增加 $2\sim3$ 倍。

（三）　食品腐败变质的化学过程和鉴定指标

食品的腐败变质实质上是食品中蛋白质、碳水化合物和脂肪等营养成分分解变化的过程，食品一旦发生腐败变化，其中的营养成分则会分解成相应的产物。

1. 以蛋白质为主的食品

（1）腐败变质的化学过程　富含蛋白质的食品如肉、鱼、蛋和大豆制品等的腐败变质，主要以蛋白质的分解为其腐败变质特征。蛋白质受到食品中动植物组织酶以及微生物酶作用（如肽链内切酶），首先被分解为多肽，再经过断链分解为氨基酸，氨基酸在相应酶的作用下，通过脱羧基、脱氨基、脱硫等作用进一步分解成相应的醇、胺、氨或硫醇等各种产物，食品即表现出腐败的特征。蛋白质分解后所产生的胺类是碱性含氮化合物质，具有挥发性和特异的臭味，如胺、伯胺、仲胺及叔胺等。各种不同的氨基酸分解产生的腐败胺类因底物不同而不同，甘氨酸产生甲胺，鸟氨酸产生腐胺，精氨酸产生色胺进而又分解成吲哚，含硫氨基酸分解产生硫化氢和乙硫醇等。这些物质都是蛋白质腐败后产生的主要臭味物质。

（2）鉴定指标

①感官指标：从颜色、气味、形态、味道进行判断，目前仍以感官指标最为敏感可靠，特别是通过嗅觉可以判定食品是否有极轻微的腐败变质。人的嗅觉刺激阈，在空气中的浓度（mol/L）：氨 2.14×10^{-8}、三甲胺 5.01×10^{-9}、硫化氢 1.91×10^{-10}、粪臭素 1.29×10^{-11}。

②物理指标：蛋白质分解时低分子物质增多，导致浸出物量增加、浸出液电导率上升、折光率上升、黏度上升、冰点下降。

③化学指标：挥发性盐基总氮（total volatile basic nitrogen，TVBN）是衡量以蛋白质为主的食品腐败变质的主要指标。例如，GB 2707—2016《食品安全国家标准　鲜（冻）畜、禽产品》规定，鲜（冻）畜、禽产品中 TVBN≤15 mg/100g。

④微生物指标：有菌落总数、大肠菌群最近似数（MPN）。活菌数是一个卫生学指标，通常当食品中的活菌数达到 10^8 个/g 以上时，就可以判断为腐败。

在实际的工作中，主要测定 TVBN 加感官指标进行判断。

2. 以脂肪为主的食品

（1）腐败变质的化学过程　脂肪的变质主要是酸败。食品中油脂酸败的化学反应，主要是油脂的自身氧化过程，其次是加水水解。油脂的自身氧化是一种自由基的氧化反应；脂肪水解是指脂肪在微生物或动物组织中解脂酶的分解作用下，产生游离脂肪酸、甘油及其不完全分解的产物，如甘油一酯、甘油二酯等。脂肪酸可进而断链形成具有不愉快味道的酮类或酮酸，脂肪酸还可再氧化分解成具有臭味的醛类和醛酸，即所谓的"哈喇"味。不饱和脂肪酸的不饱和键可被氧化形成过氧化物。

（2）鉴定指标

①感官指标：出现刺激性臭味。

②理化指标：过氧化值上升，酸价上升，脂肪的固有碘价、相对密度、折光率、凝固点（熔点）、皂化价发生改变，羰基（醛酮）反应阳性。

3. 以碳水化合物为主的食品

（1）腐败变质的化学过程　食品中的碳水化合物包括纤维素、半纤维素、淀粉、糖原以及双糖和单糖等。含这些成分较多的食品主要是粮食、蔬菜、水果和糖类及其制品。在微生物及动植物组织中的各种酶及其他因素的作用下，这些食品组分被分解成单糖、醇、醛、羧酸、二氧化碳和水等。

（2）鉴定指标

①感官指标：产气，带有甜味、醇类气味。

②化学指标：酸度升高。

（四）食品腐败变质的卫生学意义

腐败变质食品对人体健康的影响主要表现在以下三方面：

1. 产生厌恶感

由于微生物在生长繁殖过程中促使食品中各种成分（分解）发生变化，改变了食品原有的感官性状，使人对其产生厌恶感。例如，蛋白质在分解过程中可以产生有机胺、硫化氢、硫醇、吲哚和粪臭素等，这些物质都具有蛋白质分解所特有的恶臭；脂肪腐败的"哈喇"味和碳水化合物分解后产生的特殊气味；细菌和霉菌在繁殖过程中能产生色素，使食品呈现各种异常的颜色，使食品失去原有的色、香、味，也往往使人们难以接受。

2. 食品的营养降低

由于食品中蛋白质、脂肪及碳水化合物腐败变质后结构发生变化，因而丧失了其原有的营养价值。例如，蛋白质腐败分解后产生低分子有毒物质，因而丧失了蛋白质原有的营养价值；脂肪腐败、水解、氧化产生过氧化物，再分解为羰基化合物、低分子脂肪酸与醛、酮等，丧失了脂肪对人体的生理作用和营养价值；碳水化合物腐败变质，分解为醇、醛、酮、酯和二氧化碳等，也失去了碳水化合物的生理功能。总之，由于营养成分分解，导致食品的营养价值降低。

3. 造成食物中毒

食品在生产、加工、贮藏和销售的整个过程中，食品被污染的方式和程度非常复杂，食品腐败变质产生的有毒物质也是多种多样，因此，腐败变质食品对人体健康造成的危害也表现不同。一般情况下，腐败变质食品常引起急性中毒，轻者多以急性胃肠炎症状出现，如呕吐、恶心、腹痛、腹泻、发烧等，经过治疗可以恢复健康；重者可在呼吸、循环、神经等系统出现症状，抢救及时可转危为安，如贻误时机还可危及生命。有的急性中毒，可能会留下后遗症。有些变质食品中的有毒物质含量较少，或者由于本身毒性作用的特点，并不引起急性中毒，但如果长期食用，往往可造成慢性中毒，甚至可以表现为致癌、致畸、致突变的作用。大量动物试验研究资料表明，食用被黄曲霉毒素污染的霉变花生、粮食和花生油，可导致慢性中毒、致癌、致畸和致突变。由此可见，食用腐败变质的霉变食物具有极其严重的潜在危害，损害人体健康，必须予以注意。

总之，食品的腐败变质是食品卫生和安全中普遍存在的实际问题，食品发生的化学变化和生物化学反应均能引起食品的腐败变质，如果不能及时采取预防措施，食品的腐败变质就会发生。食品的腐败变质常引起食源性疾病和食物中毒，不仅会给人类的健康带来严重危害，而且还会造成巨大的经济损失。

（五）食品腐败变质的控制措施

食品的腐败变质，不仅会损害食品的可食性，而且严重时会引起食物中毒，发生食品安全问题。因此，控制食品的腐败变质，对保证食品的安全和质量具有十分重要的意义。针对食品腐败变质产生的原因，采取不同措施即可减少甚至消除食品的腐败变质。控制食品的腐败变质最有效的措施就是减少微生物的污染，控制微生物的生长繁殖，如采取抑菌或灭菌的方法。所有控制食品腐败变质的方法都是建立在下述一种或几种原理的基础上：①阻止或消除微生物的污染；②抑制微生物的生长和代谢；③杀死微生物。目前主要采取加热杀菌法、低温保藏法、脱水干燥法、增加渗透压的保藏法、化学防腐剂保藏法、降低 pH 的保藏法、辐照保藏法、气调保藏法、电场处理和栅栏技术等来控制食品的腐败变质。

1. 加热杀菌法

加热杀菌的目的在于杀灭微生物，破坏食品中的酶类，控制食品的腐败变质，延长保存时间。不同微生物耐热的程度有差别，大部分微生物营养细胞在60℃下30min便会死亡，但细菌芽孢耐热性强，需较高温度和较长时间才能杀死，同时加热杀菌还可使食品内酶失活。避免再次污染即可使食品久贮不坏，所以控制食品不发生腐败变质必须保证其不重复染菌。因此，要在食品装罐、装瓶密封以后灭菌，或者灭菌后在无菌条件下充填装罐，以防止受到微生物的二次污染。

食品的加热杀菌方法很多，主要有常压杀菌（巴氏杀菌）、加压杀菌、超高温瞬时杀菌、微波杀菌、远红外加热杀菌和欧姆杀菌等。高温杀菌处理能够杀死全部的微生物，使食品无菌，可以较长时间保存食品，但其缺点是不可能使所有的食品保存其原有的风味和营养价值。因此，对鲜奶、果汁和酱油等采用巴氏灭菌，但这种处理方法不能杀死全部的微生物及细菌的芽孢，故必须将巴氏灭菌的产品置于低温条件下保存。

针对不同的食品，发展了不同加热杀菌的技术。主要如下：

（1）高压蒸汽灭菌法　在高压蒸汽灭菌锅中用 110~121℃ 的温度进行的加热灭菌方法，一般是在121℃保持20~30min，以保证把全部微生物和芽孢杀死。其优点是灭菌彻底，可使繁殖型与芽孢型细菌被杀灭，缺点是对食物的营养成分有较大的破坏，对食物的感官性状也有一定的影响。本法适用于罐藏食品、瓶装饮料及其他耐热性食品等。

（2）煮沸消毒法　是最常用的杀菌方法。在沸水中（100℃）保持15~20min，可杀死细菌的营养细胞，但不能杀死芽孢，适用于一般食品。

（3）巴氏消毒法　是应用于不宜高温灭菌的食品的消毒方法。采用较低的加热温度，可在杀死细菌繁殖体的情况下，减少食品营养成分及风味的损失。有低温长时间消毒法和高温短时间消毒法两种，适用于液态食品如牛奶、啤酒、果汁、酱油、醋等的消毒。

（4）超高温消毒法　采用135℃以上加热数秒，可杀死细菌繁殖体及部分芽孢，而食品营养成分及风味的损失很小，是常用的牛奶消毒方法。

（5）微波加热法　微波是指 300~300 000MHz 的电磁波。微波对微生物的杀灭作用，主要是由于微波产生的热效应。微波产生的热效应使菌体内部温度在短时间内剧烈升高，导致细菌大分子物质如蛋白质和核酸的变性而死亡，其次微波造成的细菌内部的分子运动加速，使菌体细胞受损。

此外，烘烤、油炸等加热方式也经常被采用。

2. 低温保藏法

降低食品温度，可以有效地抑制微生物的生长繁殖，降低酶的活性和食品内化学反应的速度，有利于保证食品质量，所以低温保藏是一种最常用的食品保藏方法。在低温条件下，食品本身酶活力降低，化学反应速率得到延缓，残存的微生物生长繁殖速度也会大大降低或被抑制，因此低温保藏可以延长食品的货架期。低温保藏一般可分为冷冻和冷藏两种方式。

食品的冷冻是将食品降温到冰点以下，部分或全部呈冻结状态的保藏方法。动物源性食品常用此法，食品冷冻保藏的温度需在-18℃以下，并且冷冻温度越低越好。当食品中的微生物处于冰冻时，一方面，细胞内游离水形成冰晶体，水分活性降低，使微生物失去了可利用的水分，从而使其代谢受到抑制；另一方面，微生物细胞内的水结为冰晶，冰晶体对细胞也有机械性损伤作用，可直接导致微生物的裂解死亡。食品冻结后的质量与生成冰晶的形状、大小与分布状态息息相关。如肉类在缓慢冻结中，冰晶先在溶液浓度较低的肌细胞外生成，结晶核数量少，冰晶生长大，损伤细胞膜，使细胞破裂，解冻时细胞质液外流而形成渗出液，导致肉类营养、水分和鲜味流失，口感降低。果蔬等植物源性食品因含水分较高，结冰率更大，更易受物理损伤而使风味受到损失。冻结时冰晶的大小与通过最大冰晶生成带的时间有关。肉和鱼等食品通常在-5~-1℃的温度范围为其最大冰晶生成带。如果冻结速度越快，那么形成的晶核多、冰晶小，且均匀分布于细胞内，不致损伤细胞组织，解冻后复原情况也较好。因此，快速冻结有利于保持食品尤其是生鲜食品的品质。快速冻结即速冻，通常是指食品在30min内冻结到所设定的温度（-20℃），或以30min左右通过最大冰晶生成带（-5~-1℃）为准，生成的冰晶大小在70μm以下者称为速冻。

食品冷藏是指在低于常温但不低于食品冻结温度条件下的一种保藏方法，冷藏无冻结过程。对新鲜的蔬菜、水果和需要短期贮藏的食品来讲，如温度过低将引起果蔬受到冻害而产生变质，此时通常采取冷藏的方法。

低温保藏法保藏的食品，营养和质地能得到较好的保存，对一些生鲜食品如水果、蔬菜等更适宜。但低温下保存食品有一定的期限，超过一定的时间，保存的食品仍可能发生腐败变质，这主要是因为低温下不少微生物仍在缓慢生长。也就是说，无论怎样低的温度来冰冻食品都不可能杀死全部的微生物。大多数冰冻食品在保藏时微生物数量会减少；当食品内部温度在5.5℃或更低时，就能阻止食品中致病细菌如金黄色葡萄球菌、沙门氏菌等的生长。但是，沙门氏菌在-17~-9℃仍能长时间存活。

3. 脱水干燥法

脱水干燥法就是使食品中水分含量降至一定限度以下，使微生物不能生长，酶的活性受到限制，从而防止食品的腐败变质的一种保藏方法。水分是微生物生存繁殖和一切化学反应所必需的物质，因而食品脱水可起到防腐保藏作用。食品的干燥脱水保藏，是一种传统的保藏方法，已经使用了几个世纪，而且比冰冻食品保藏法更普遍。其原理是降低食品的含水量（水分活度），使微生物得不到充足的水而不能生长。

各种微生物要求的最低水分活度值是不同的。细菌、霉菌和酵母这三大类微生物中，一般细菌要求的最低 A_w 较高，在0.94~0.99；霉菌要求的最低 A_w 为0.73~0.94；酵母要求的最低 A_w 为0.88~0.94。但有些干性霉菌，如灰绿曲霉最低 A_w 仅为0.64~0.70（含水量16%），当某些食品水 A_w 在0.70~0.73（含水量约16%）时，曲霉和青霉即可生长，因此干制食品的防霉 A_w 要达到0.64以下（含水量12%~14%以下）才较为安全。新鲜食品如乳、肉、鱼、蛋、水果及蔬菜等都有较高水分，其 A_w 一般在0.98~0.99，适合多种微生物的生长。目前防霉干制食品的水分一般在3%~25%，如水果干为15%~25%，蔬菜干为4%以下，肉类干制品为5%~10%，喷雾干燥奶粉为2.5%~3%，喷雾干燥蛋粉在5%以下。

食品干燥脱水方法主要有日晒、阴干、风干、热风干燥、烟熏、喷雾和减压蒸发以及冷冻干燥等。还要注意，为了延长脱水后干燥食品的贮藏时间，需要进行严密的包装，以防微生物的污染和吸收水分。因此，贮藏的湿度很重要，湿度过高，干燥食品吸湿，食品将发生黏结以至结块，失去原有特性。当水分达到一定程度时，微生物的生长会引起食品变质。

4. 增加渗透压的保藏法

增加渗透压的保藏法就是利用微生物在含有大量可溶性物质如糖或盐的溶液里，将失去水分，细胞发生质壁分离、代谢停止，从而防止食品腐败变质的一种保藏方法。用增加渗透压的方法得到抑制微生物生长的条件与借脱水作用抑制微生物生长的原理有关。尽管酵母菌和霉菌抵抗渗透压变化的能力较强，但是基于这个原理的食品保藏法仍然很有效。盐腌和糖渍是利用增加食品渗透压、降低水分活度来抑制微生物生长的常用两种贮藏方法。盐腌和糖渍都不直接使食品中的水分与其分离，而其他的干燥方法都是除去或降低食品中水分含量。

盐腌是使食品在盐的作用下抑制微生物的生长繁殖，同时赋予其新的风味的一种食品保存方法。食盐的防腐作用主要在于提高渗透压，使细胞原生质浓缩发生质壁分离；降低水分活度，不利于微生物生长；减少水中溶解氧，使好氧性微生物的生长受到抑制。例如，用盐水腌肉和腌其他食品。

糖渍是利用大多数微生物在糖浓度超过50%时生长便受到抑制的生长特性保存食品的一种方法。但有些耐渗透性强的酵母和霉菌，在糖浓度高达70%以上尚可生长。例如，果冻和果酱由于糖含量高，很少受到细菌的影响，但是如果暴露于空气中则会发现有霉菌的生长。炼乳是利用增加乳糖浓度和补充蔗糖的办法进行保存。但要注意，高渗透压可以抑制微生物生长，却不可能完全杀死微生物。因此仅靠增加糖的浓度有一定的局限性，但若再添加少量酸如食醋，微生物的耐渗透力将显著下降。

5. 化学防腐剂保藏法

化学防腐剂保藏法就是为了保藏而加入符合国家相关规定的食品化学物质的一种保藏方法。添加的化学物质需符合食品添加剂的有关规定，国家食品添加剂标准规定了能够用于食品保藏的化学物质明细表。目前，用于食品防腐的添加剂主要有苯甲酸、苯甲酸钠、山梨酸、山梨酸钾、乙酸、乳酸和丙酸，这些酸都是有机酸（盐）。例如，山梨酸和丙酸加入面包中用来抑制霉菌生长；用硝酸盐和亚硝酸盐加入腌肉中，在保持颜色的同时，还可以抑制某些厌氧细菌的生长；由甲酚和其他抗菌化合物产生的烟雾可渗入肉里，用于肉的保藏。

6. 降低 pH 的保藏法

降低 pH 的保藏法就是利用当食品的 pH 在 4.5 以下时，除少数酵母菌、霉菌和乳酸菌等耐酸菌外，大部分致病菌可被抑制或杀死，从而延长食品保藏时间的一种保藏方法。这种方法多用来保存蔬菜，如向食品中加酸或加乳酸菌进行酸发酵。加酸如酸渍黄瓜或番茄等，加乳酸菌如泡菜和渍酸菜等。酸渍食品的质量主要决定于酸发酵过程中微生物的菌相，即与食品腐败微生物相比，乳酸菌必须占优势地位，为此应保持清洁，减少污染，酸发酵可杀死蔬菜中的致病菌和寄生虫卵。

7. 辐照保藏法

辐照保存食品就是利用高能射线的作用，使微生物的新陈代谢、生长发育受到抑制或破坏，从而杀死微生物或破坏微生物的代谢机制，延长食品保藏时间的一种保藏方法。辐照食品保藏是继冷冻、腌渍、脱水等传统保藏方法之后发展起来的新方法。辐射源多为钴（^{60}Co）、铯（^{137}Cs）等放射性同位素放出的 γ 射线。此外，紫外线可用来减少一些食品的表面污染，例如，肉类加工厂冷藏室常安装能减少表面污染的紫外灯。食品辐照的目的是杀菌、杀虫、抑芽和改性，其主要作用是前三种。

食品辐照处理主要有以下优点：经辐照的食品温度基本不上升，不仅可以减少营养素的损失，而且还有利于保持食品质量，延长保存期；灭活微生物和杀菌的效果显著，且可通过剂量的调节来调整杀菌的效果。射线穿透力强，在不拆包装和解冻的情况下，可杀灭其深藏于谷物、果实或冻肉内部的细菌和微生物，节省包装材料，避免再污染；食品在辐射过程中温度变化甚微，因此，被辐射适当处理后的食品在感官性状如颜色、香味和质地等方面与新鲜食品差距很小，特别适合于一些不耐热的食品；与化学处理相比的一大特点就是辐照处理的食品不会留下任何残留物；辐照处理的食品消耗能源少，据估算可节约 70%~97% 的能量；辐照处理加工效率高，整个工序可连续化、自动化，如果规模大，效果则更明显；辐照处理能改善某些食品的工艺和质量，例如，酒类的辐照陈化，辐照处理的牛肉更加嫩滑，大豆更易消化等。

8. 气调保藏法

气调保藏就指用阻气性材料将食品密封于一个改变了气体的环境中，从而抑制腐败微生物的生长繁殖及生化活性，达到延长食品货架寿命的一种保藏方法。果蔬的变质主要是由于酶的作用、微生物在果蔬中生长繁殖、果蔬呼吸和水分蒸发、食品成分的氧化或褐变等原因，这些作用与食品贮藏环境的气体成分和温度有密切的关系，如氧气（O_2）、二氧化碳（CO_2）、氮气（N_2）、水蒸气（H_2O）等。如果能控制食品贮藏环境气体的组成，如增加环境气体中二氧化碳、氮气的比例，保持适当湿度，降低氧气比例，可达到延长食品保鲜或保藏期的目的。气调有很多的方法，每种方法都有其优缺点。主要有自然气调法、置换气调法（氮气、二氧化碳置换包装）、除氧法（氧气吸收剂封入包装）、涂膜气调法、减压（真空）保藏和充气包装等，有的还辅以温度控制技术，以达到综合控制效果。但总的来说，其原理主要是基于降低含氧量，使气体成分保持在所希望的状况，减慢食品变质速率。气调保藏技术主要应用于果蔬保鲜方面，此方法可以降低果蔬组织的呼吸强度，降低果蔬对乙烯作用的敏感性，延长叶绿素的寿命，减轻果蔬组织在冷害温度下积累乙醛、醇等有毒物质，从而减轻冷害，抑制微生物的活力，防止虫害，抑制或延缓其他不良变化。目前，气调保藏技术已经用于肉、禽、鱼、焙烤食品及其他方便食品的保鲜。

9. 电场处理

地球上的一切生物体都始终处在电场、磁场及带电粒子的作用下，将果蔬等食品置于高压电场中，对食品本身的电荷产生作用，影响其代谢过程，使生理活动受限，降低呼吸强度，减少有机物消耗，可达到贮藏保鲜的作用。从文献资料来看，通过对苹果、番茄、豇豆等果蔬适宜高压静电场处理的保鲜研究，发现电场处理后果蔬的呼吸强度大大降低，水分损失减少，采后衰老过程得到延迟，表明其确实延长了果蔬的贮藏期。研究还发现，高压静电场处理能够有效地降低菜豆和青椒的冷害指数，提高其耐冷性。

10. 栅栏技术

栅栏技术又称复合保藏技术，是德国肉类食品专家 Leistner 博士在 1976 年提出的。能阻止食品所含腐败菌和病原菌生长繁殖的保藏因子，被称为栅栏因子，如高温处理、低温冷藏、降低水分活度、调节酸度、防腐剂和降低氧化还原电位等。这些因子及其互作效应确保了食品的微生物稳定性和卫生安全性，即栅栏效应。早在该技术理论提出之前，世界许多国家传统工艺配方，就已经采用栅栏技术来加工和保藏食品，如我国的腌腊肉制品和意大利式发酵香肠（Salami）就是典型成功范例。实际应用中，多个低强度栅栏因子比单个高强度栅栏因子具有更有效的防腐保鲜作用，更益于食品的保质。目前，该技术也在我国肉类、水产和果蔬加工保藏等食品工业中得到广泛应用。

除以上控制食品腐败变质的方法外，对不含病毒但含有其他微生物的液体食品还可采用过滤的方法除去微生物，从而达到防止微生物污染、控制食品腐败变质的目的。

第三节　霉菌及其毒素对食品的污染及其预防

一、　霉菌与霉菌毒素概述

霉菌（molds）是菌丝体比较发达而又没有较大子实体的那一部分真菌。霉菌在自然界中分布极广，约有45000多种，它不像细菌那样需要较高的营养条件，在各种食物中极易繁殖。多数霉菌对人是有益的（医药、发酵工业），也有一些霉菌对人体有害，这主要是霉菌中的少数菌种或菌株能产生对人体有害的霉菌毒素。

与食品卫生关系密切的霉菌：曲霉菌属（Aspergillus Micheli）、青霉菌属（Penicillium link）、镰刀菌属（Fusarium link）、根霉属（Rhizopus）、木霉属（Trichoderma）、毛霉属（Mucor）、交链孢霉属（Alternaria），其中曲霉菌属、青霉菌属、镰刀菌属是主要产毒的霉菌。

霉菌毒素（Mycotoxin）是指霉菌在污染食品上繁殖所产生的有毒代谢产物，它对人、牲畜引起损害。

（一）　霉菌产毒的特点

1. 霉菌只有一部分菌株可以产毒

霉菌产毒只限于少数的菌种，而产毒菌种中也只有一部分菌株产毒。至于同一菌种中存在产毒能力不同的菌株可能是取决于菌株本身的生物学特性、外界条件的不同，或两者兼有之。

2. 同一产毒菌株的产毒能力具有可变性和易变性

有些产毒菌株经过累代培养可能会完全失去产毒能力，而非产毒菌株在一定条件下可出现产毒能力。

3. 产毒的菌种所产生的霉菌毒素无严格专一性

一种菌种或菌株可以产生几种不同的毒素，而同一霉菌毒素也可由几种霉菌产生，如黄曲霉毒素可由黄曲毒和寄生曲霉产生，杂色曲霉毒素可由杂色曲霉、黄曲霉和构巢曲霉产生，又如岛青霉可以产生黄天精、红天精、岛青霉毒素以及环氯素等几种毒素。

4. 产毒霉菌产生毒素需一定条件

霉菌污染食品并在食品上繁殖是产毒的先决条件，而霉菌是否能在食品上繁殖又与食品的种类和环境因素等各方面的影响有关。

（二）　霉菌产毒的条件

霉菌的产毒条件主要是指基质（食品）、水分、湿度、温度以及空气流通情况等。

1. 基质

霉菌在天然食品上比在人工合成的培养基上更易繁殖，它的营养来源主要是碳水化合物和少量氮、矿物质。各种食品中出现的霉菌以一定的菌种为主，如玉米与花生中黄曲霉及其毒素检出率高，小麦和玉米以镰刀菌及其毒素污染为主，青霉及其毒素主要在大米中出现。

2. 水分

食品中水分含量是影响微生物生长及其增殖以及食品腐败变质的重要因素，但在这方面起作用的并非食品中全部水分的含量，而仅限于能供微生物利用的一部分水分，可用水分活度 A_w 来度量。食品的 A_w 越小，能提供微生物生长所需的水分越少，越不利于微生物的繁殖。针对粮食而言，A_w 降至 0.7 以下时，一般的霉菌均不能生长。

3. 湿度

在不同的相对湿度中，易于繁殖的霉菌也不同。例如相对湿度在 80% 以下时，主要是干生性霉菌（灰绿曲霉、局限青霉、白曲霉）繁殖；相对湿度在 80%~90% 时，主要是中生性霉菌（大部分曲霉、青霉、镰刀菌属）繁殖；而相对湿度在 90% 以上时，主要为湿生性霉菌（毛霉、酵母属）繁殖。一般在非密闭状态下，粮食中水分与环境相对湿度可逐渐达到平衡，在相对湿度为 70% 时粮食达到平衡水分的条件，霉菌即不能产毒。

4. 温度

外界温度对霉菌的繁殖与产毒也有重要影响。大多数霉菌繁殖最适宜的温度为 25~30℃，在 0℃ 以下或 30℃ 以上时，不能产毒或产毒能力减弱。

5. 通风情况

大部分霉菌繁殖和产毒需要有氧条件，但毛霉、庆绿曲霉是厌氧菌并可耐受高浓度的二氧化碳（CO_2）。

（三） 主要产毒霉菌及主要霉菌毒素

目前已知具有产毒株的霉菌主要有：

1. 曲霉菌属

曲霉菌属包括黄曲霉（*Aspergillus flavus*）、赭曲霉（*A. ochraceus*）、杂色曲霉（*A. versicolor*）、烟曲霉（*A. fumigatus*）、构巢曲霉（*A. nidulans*）和寄生曲霉（*A. parasiticus*）等。

2. 青霉菌属

青霉菌属包括岛青霉（*Penicillium islandicum*）、橘青霉（*P. vcitrinum*）、黄绿青霉（*P. citreoviride*）、扩展青霉（*P. expansum*）、圆弧青霉（*P. cyclopium*）、皱褶青霉（*P. rugulosum*）和荨麻青霉（*P. urticae*）等。

3. 镰刀菌属

镰刀菌属包括梨孢镰刀菌（*Fusarium poae*）、拟枝孢镰刀菌（*F. sporotrichioides*）、三线镰刀菌（*F. tricincturn*）、雪腐镰刀菌（*F. nivale*）、粉红镰刀菌（*F. roseum*）和禾谷镰刀菌（*F. graminearum*）等。

4. 其他菌属

其他菌属包括绿色木霉（*Trichoderma viride*）、漆斑菌属（*Myrothecium toda*）和黑色葡萄状穗霉（*Stachybotus corda*）等。

目前已知的霉菌毒素有 200 种左右。比较重要的有黄曲霉毒素、赭曲霉毒素、杂色曲霉毒素、岛青霉素、黄天精、环氯素、展青霉素、橘青霉素、皱褶青霉素、青霉酸、圆弧青霉偶氮酸、二氢雪腐镰刀菌烯酮、F-2毒素、T-2毒素等。由于一种毒素可能出现多种毒性，而且霉菌毒素对人体的毒性作用尚未完全明确，所以目前仍主张按毒素产生的来源对霉菌毒素进行分类。

（四）霉菌及其毒素污染食品的卫生学意义

霉菌和霉菌毒素污染食品后，从食品卫生学角度应该考虑两方面的问题。

1. 霉菌污染引起食品变质

霉菌最初污染食品后，在基质及环境条件适宜时，首先引起食品的腐败变质，不仅可使食品呈现异样颜色、产生霉味等异味，食用价值降低，甚至完全不能食用，而且还可使食品原料的加工工艺品质下降，如出粉率、出米率、黏度等降低。粮食类及其制品被霉菌污染而造成的损失最为严重，据不完全统计，全世界每年平均有2%的谷物由于霉变不能食用。

2. 霉菌毒素引起人畜中毒

早在19世纪即有人类食用面粉引起麦角中毒的报道。20世纪60年代又发现被黄曲霉污染并含有黄曲霉毒素的饲料引起畜禽中毒。霉菌毒素中毒的临床症状表现多种多样，较为复杂。有因短时间内食入大量霉菌毒素引起的急性中毒，也有因长期低剂量食入含有霉菌毒素的食品而引起的慢性中毒，表现为诱发肿瘤、造成胎儿畸形和引起体内遗传物质发生突变等。

（五）霉菌污染食品的评定指标

霉菌污染食品的指标主要有两方面。

1. 霉菌污染度

即单位质量（g）或容积（mL）的食品带染霉菌的情况。我国目前已制定了一些食品中霉菌菌落总数的国家标准，如表2-1所示。

表2-1　　　　　　　　　　食品中霉菌菌落总数相关国家标准

标准号	标准名称	项目	指标
GB 5420—2010	食品安全国家标准　干酪	霉菌，CFU/g	≤50
GB 7101—2015	食品安全国家标准　饮料	霉菌，CFU/g	≤50（固体饮料）
GB 14884—2016	食品安全国家标准　蜜饯	霉菌，CFU/g	≤50
GB 14891.2—1994	辐照花粉卫生标准	霉菌，个/g	≤100
GB 14891.4—1997	辐照香辛料卫生标准	霉菌，个/g	≤100
GB 14963—2011	食品安全国家标准　蜂蜜	霉菌，CFU/g	≤200
GB 7101—2015	食品安全国家标准　饮料	霉菌，CFU/mL	≤20（固体饮料除外）
GB 19298—2014	食品安全国家标准　包装饮用水	霉菌，CFU/g	不得检出
GB 17325—2015	食品安全国家标准　食品工业用浓缩液（汁、浆）	霉菌，CFU/mL	≤100
GB 17399—2016	食品安全国家标准　糖果	霉菌，CFU/g	不得检出
GB 7099—2015	食品安全国家标准　糕点、面包	霉菌，CFU/g	≤150（不适用于添加了霉菌成熟干酪的产品）

2. 霉菌菌相的构成

食品中曲霉和青霉较多，预示食品即将霉变；根霉和毛霉的出现，常表示食品已经霉变。

二、常见的霉菌毒素

常见的霉菌毒素有黄曲霉毒素、镰刀菌毒素、青霉菌毒素等。

（一）黄曲霉毒素

黄曲霉毒素是由黄曲霉（*Aspergillus flavus*）和寄生曲霉（*Aspergillus parasiticus*）产生的一类代谢产物，具有极强的毒性和致癌性。

黄曲霉毒素是21世纪最被人注目的一种霉菌毒素，黄曲霉毒素的发现，可追溯到1960年的火鸡事件。1960年6~8月，在英国苏格兰某地，短短几个月内，突然发生10万火鸡死亡，解剖见肝出血性坏死，可疑食物为饲料中自巴西运来的发霉的花生粉，为了证实火鸡中毒与发霉花生粉有关，用该花生粉饲喂小鸡、小鸭，最终出现了典型的与火鸡中毒相似的症状。1961年，用该花生粉饲喂大白鼠，进行较长期的毒性试验，结果表明，在部分大鼠中，成功地诱发出肝癌，因此证实巴西运来的花生粉含有致癌物质，以后又对该物质进行提纯，纯品用在动物身上，也复制出同样的病变，遂将其命名为黄曲霉毒素（aflatoxin toxin，AFT）。

由于该毒素主要污染粮食和油料作物，并能使动物发生急性中毒死亡和致癌，故引起国内外科学界的广泛重视，从此为食品中常见霉菌代谢产物的研究开辟了新的领域。

1. 黄曲霉毒素的化学结构及性质

黄曲霉毒素是一类结构相似的化合物，其基本结构都有二呋喃环和香豆素（杂氧萘邻酮），在波长365nm紫外线照射下，可以发出荧光，根据荧光颜色及其结构分别命名为黄曲霉毒素B_1、黄曲霉毒素G_1、黄曲霉毒素B_2、黄曲霉毒素G_2、黄曲霉毒素M_1、黄曲霉毒素M_2、黄曲霉毒素P_1、黄曲霉毒素Q_1、黄曲霉毒素H_1、毒醇等，发出蓝色荧光的为B族，发绿色荧光的为G族。目前已分离鉴定出20余种，其中毒性最强的有6种，其化学结构式如图2-1所示。黄曲霉毒素耐热性很强，加热到280℃才能完全破坏，故一般烹调加工方法不能把它们消除。黄曲霉毒素在中性、酸性溶液中很稳定，在pH9~10的强碱性溶液中，能迅速分解，产生钠盐，但此反应是可逆的，在酸性条件下又能形成带有荧光的黄曲霉毒素。它们能溶于氯仿、甲醇等有机溶剂，而不溶于水、正己烷、石油醚及乙醚中。低浓度的毒素易被紫外线破坏。

2. 黄曲霉毒素在体内的代谢

一些实验动物在食用含黄曲霉毒素饲料或经口或经注射纯毒素制剂后，除了使用大剂量的情况下，往往在尿中只能查出很少量没有改变的毒素，黄曲霉毒素在新陈代谢过程中主要发生羟基化作用和去甲基化作用，此外也发生环氧化作用，生成相应代谢产物如图2-2所示。黄曲霉毒素发生环氧化后由前致癌物转变为终末致癌物。

黄曲霉毒素以肝脏含量最高，肾、脾、肾上腺也可检出。有极微量存在于血液中，肌肉中一般不能检出。黄曲霉毒素如不连续摄入，一般不在体内蓄积，一次摄入后约经1周即可经呼吸或由尿粪等将大部分排出。

3. 毒性及对人体的危害

（1）急性毒性 黄曲霉毒素是一种毒性极强的剧毒物，其毒性为氰化钾的10倍，表2-

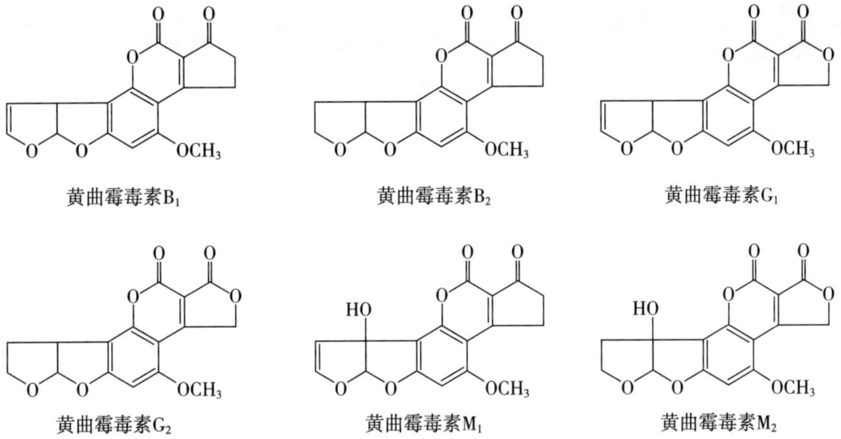

图 2-1 主要的黄曲霉毒素结构式

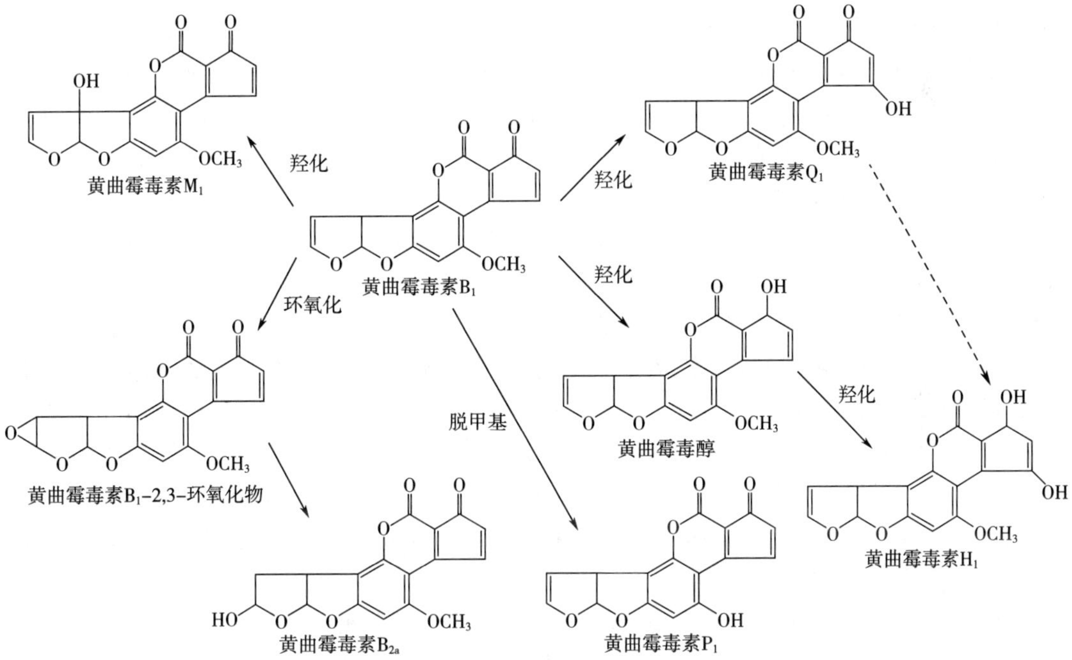

图 2-2 黄曲霉毒素 B_1 的代谢途径

2 所示为与其他毒物半致死量 LD_{50} 的比较。对鱼、鸡、鸭、大鼠、豚鼠、兔、猫、狗、猪、牛、猴及人均有强烈毒性，最敏感的动物是鸭雏，其半致死量 LD_{50} 为 0. 24mg/kg。黄曲霉毒素属于肝脏毒，除抑制肝细胞 DNA、RNA 的合成外，也抑制肝脏蛋白质的合成。一次大量口服后，可出现肝细胞坏死，胆管上皮细胞增生、肝脂肪浸润及肝出血等急性损伤。人体组织的体外试验证明，黄曲霉毒素 1mg/L 可阻止肝细胞 DNA 及 RNA 的合成。

表 2-2　　　　　　　　　　　　AFTB$_1$与其他毒物 LD$_{50}$比较

名　称	LD$_{50}$	倍　数
AFTB$_1$	0.335	1
666	300	1360
DDT	200	630
CDT	59	201
As$_2$O$_3$	30	63
KCN	3	10

　　黄曲霉毒素引起人急性中毒，国内外都发生过。如非洲 15 岁男孩的吃霉木薯饼中毒，结果引起急性肝坏死而死亡。我国台湾省三户农民因食用黄曲霉毒素含量高的霉变大米，导致 39 人中有 25 人中毒，其中 3 个小孩死亡。

　　在几次中毒事例中，以 1974 年印度两个邦中 200 个村庄爆发的黄曲霉毒素中毒性肝炎最为严重。该年玉米收获时正值降雨，使玉米发生霉变。这些村庄居民因食用霉变玉米而中毒，中毒人数达 397 人，死亡 106 人。症状是一过性发热、呕吐、厌食、黄疸，以后出现腹水、下肢浮肿，有的甚至死亡。尸检中可见肝胆管增生。用该中毒玉米喂狗，发生同样症状死亡。发病者食用的玉米黄曲霉毒素含量为 6.25~15.6mg/kg。此事件是迄今为止人类急性黄曲霉毒素中毒最有力的证据。

　　另外，黄曲霉毒素可引起中毒性脑病。1971 年，泰国一名 3 岁小孩，吃进黄曲霉毒素 12h 后，发烧、呕吐、昏迷和痉挛，再过 6h 死亡。尸解发现，发生明显的脑水肿并伴有神经衰退，肝脏、肾脏和心脏的严重的脂肪变性。

　　（2）慢性毒性　黄曲霉毒素持续摄入所造成的慢性毒性，其主要表现是动物生长障碍，肝脏出现亚急性或慢性损伤，具体表现：①肝功能变化：血中谷丙转氨酶（GPT）、肌酸激酶（CPK），异柠檬酸脱氢酶的活力和球蛋白、白蛋白、非蛋白氮、肝糖原和维生素 A 降低。②肝胆组织学变化：肝实质细胞坏死、变性，胆管上皮增生，纤维细胞增生，形成再生结节。③其他症状：如食物利用率下降、体重减轻、生长发育缓慢、母畜不孕或产仔少。

　　慢性中毒主要发生在高温高湿地区黄曲霉毒素污染严重的地区。

　　（3）致癌性　黄曲霉毒素可使鱼类、禽类、大鼠、猴及家禽等多种动物诱发试验性肝癌，不同动物的致癌剂量差别很大，其中以大白鼠最为敏感。试验证明，用含黄曲霉毒素 B$_1$ 15μg/kg 的饲料喂大鼠，经 68 周，12 只雄性大鼠全部出现肝癌；经 80 周，13 只雌性大鼠全部出现肝癌。因此黄曲霉毒素是属于极强的化学致癌物质。它不仅主要致动物肝脏出现癌变，在其他部位也可致肿瘤，如胃腺瘤、肾癌、直肠癌及乳腺癌等。

　　从亚非国家和我国肝癌流行病学调查研究中发现，某些地区人群膳食中黄曲霉毒素水平与原发性肝癌的发生率呈正相关，如表 2-3 所示。

表 2-3　　　　　　　　　　　黄曲霉毒素摄入量与原发性肝癌发病率

国家	地区	AFB1 摄入量 /[ng（kg 体重·d）]	原发性 病例数	肝癌发病率 /[例/（10 万人·年）]
肯尼亚	高地势区	3.5	4	1.2
泰国	Songkhla	5.0	2	2.0
斯威士兰	高原	5.1	11	2.2
肯尼亚	中地势区	5.9	33	2.5
斯威士兰	温暖草原	8.9	29	3.8
肯尼亚	低地势区	10.0	49	4.0
斯威士兰	Lebombo	15.4	4	4.3
泰国	Rntburi	45.0	6	6.0
斯威士兰	低温草原	43.1	42	9.2
莫桑比克	Inhamban	222.4	462	13

（4）致突变性　突变是生物体内遗传物质在一定条件下发生的突然的变化。突变本来是生物界的一种自然现象，从生物进化观点看，对生物群体是有利的，通过突变和自然选择才能形成新种，生物界才能进化，但是，对于已形成相对稳定的人类来说，随着环境致突变物数量增加而引起过于频繁的化学诱变，可使机体细胞生活力减弱，胚胎早期死亡，后代出现畸形和先天性缺陷，而且肿瘤的形成也可能是体细胞突变的结果。

黄曲霉毒素可以使体内较活跃的细胞如血细胞、皮肤上皮细胞等发生突变，这是由于这些细胞代谢旺盛，DNA 复制频繁，易受外来化合物的干扰之故。以黄曲霉毒素 B_1 的致突变性为 100%，其他如黄曲霉毒素 M_1 为 3.2%，黄曲霉毒素 G_1 为 3.3%，黄曲霉毒素 B_2 为 6.2%，黄曲霉毒素 G_2 为 0.1%。

（5）致畸作用　妊娠地鼠给黄曲霉毒素 B_1 能使胎鼠死亡及发生畸胎。

4. 对食品的污染

我国于 1972—1974 年进行全国食品中黄曲霉素 B_1 的普查工作，发现黄曲霉毒素的污染有地区和食品种类的差别。长江沿岸以及长江以南地区黄曲霉毒素污染严重，北方各省污染很轻。各类食品中，花生、花生油、玉米污染严重，大米、小麦、面粉污染较轻，豆类很少受到污染。1992 年对我国部分省市（广西、江苏、河北、北京）的粮油食品黄曲霉毒素 B_1 进行调查，结果看出除花生样品污染率较高，为 55.6% 外，玉米污染率为 15.6%。2008 年对全国 18 个大城市的主要粮食类 486 个样品、植物油类 146 个样品中黄曲霉毒素 B_1 的含量进行了检测，结果表明黄曲霉毒素 B_1 在全国粮食类、植物油产品中的检出阳性率分别为 0.41%、2.06%，其中有 2 个花生样品、3 个花生油样品的黄曲霉毒素 B_1 的含量超过了国家标准。

世界各国的农产品中也普遍受到黄曲霉毒素的污染，一般说热带和亚热带地区食品污染较重，其中以花生和玉米的污染最为严重。目前有 60 多个国家制定了食品和饲料中黄曲霉毒素限量标准和法规。不论我国还是世界各国，都重视逐渐降低食品中黄曲霉毒素限量标准，使之达到尽可能低的水平，以保障人畜的健康。

5. 预防措施

（1）防霉 是预防食品被黄曲霉毒素及其它霉菌毒素污染的最根本措施。利用良好的农业生产工艺从田间开始防霉。①首先防虫（防止虫咬伤表皮）、防倒伏。②在收获季节，要及时排除霉变部分。③收获或脱粒后应及时晾晒，降低水分至安全水分以下，一般粮粒含水分在13%以下，玉米在12.5%以下，花生在8%以下，霉菌即不容易繁殖。④在贮运过程中保持粮食外壳完整无破损。⑤在保藏过程中应注意控制粮库的温湿度，使相对湿度不超过70%，温度降至10℃以下，注意通风。⑥除氧充氮或用二氧化碳进行保藏，效果亦可。⑦γ射线与药物防霉尚有待研究与推广。⑧选用和培育抗霉的粮油品种，如印度已研究出抗霉花生品种，日本、泰国研究出抗霉污染的水稻。

（2）去毒 去毒主要采用以下几种方法。①挑选霉粒：国内曾在花生仁及玉米粒上试用，去毒效果较好。②碾轧加工法：一般适用于受污染的大米，碾轧加工可降低精米中毒素含量。③植物油加碱去毒：黄曲霉毒素在碱性条件下，其结构中的内酯环破坏，形成香豆素钠盐，溶于水，故加碱后再用水洗，即可将毒素去除。④物理吸附法：含毒植物可加入活性白陶土或活性炭等吸附剂，然后搅拌、静置，毒素可被吸附而去毒。广西用此法处理花生油，加入1.5%白陶土，可使原来含有100μg/kg黄曲霉毒素的植物油经处理降至10μg/kg以下。⑤生物解毒法：有人比较了近1000种微生物破坏黄曲霉毒素B_1的能力，发现某些霉菌和霉菌孢子能破坏一部分黄曲霉毒素B_1，某些细菌也有这种作用，其中以橙色黄杆菌作用最为显著，它可使花生油、花生、花生酱以及玉米等食品中的黄曲霉毒素全部而迅速地遭到破坏。

（3）限制各种食品中黄曲霉毒素含量 我国食品中黄曲霉毒素B_1限量如表2-4所示。

表2-4　　　　　　　　　　　　食品中黄曲霉毒素B_1限量

品　种	黄曲霉毒素B_1/（μg/kg）
谷物及其制品	
玉米、玉米面（糁、片）及玉米制品	≤20
稻谷[①]、糙米、大米	≤10
小麦、大麦、其他谷物	≤5.0
小麦粉、麦片、其他去壳谷物	≤5.0
豆类及其制品	
发酵豆制品	≤5.0
坚果及籽类	
花生及其制品	≤20
其他熟制坚果及籽类	≤5.0
油脂及其制品	
植物油脂（花生油、玉米油除外）	≤10
花生油、玉米油	≤20

续表

品 种	黄曲霉毒素B₁/（μg/kg）
调味品	
酱油、醋、酿造酱	≤5.0
特殊膳食用食品	
婴幼儿配方食品	
婴儿配方食品②	≤0.5（以粉状食品计）
较大婴儿和幼儿配方食品②	≤0.5（以粉状食品计）
特殊医学用途婴儿配方食品	≤0.5（以粉状食品计）
婴幼儿辅助食品	
婴幼儿谷类辅助食品	≤0.5
特殊医学用途配方食品②（特殊医学用途婴儿配方食品涉及的品种除外）	≤0.5（以固态产品计）
辅食营养补充品③	≤0.5
运动营养食品②	≤0.5
孕妇及乳母营养补充食品③	≤0.5

注：①稻谷以糙米计。
②以大豆及大豆蛋白制品为主要原料的产品。
③只限于含谷类、坚果和豆类的产品。

（二）镰刀菌毒素

镰刀菌毒素主要是禾谷镰刀菌、串珠镰刀菌、雪腐镰刀菌、三线镰刀菌、梨孢镰刀菌、拟枝孢镰刀菌、尖孢镰刀菌、茄病镰刀菌和木贼镰刀菌等产生。镰刀菌毒素对人畜健康威胁很大，FAO/WHO 已将镰刀菌毒素同黄曲霉毒素看作是自然发生的最危险的食品污染物，将其列入当前国际优先研究的霉菌毒素。镰刀菌毒素已发现有十余种，按其化学结构分为单端孢霉素类、玉米赤霉烯酮、丁烯酸内酯三大类。

1. 单端孢霉素类

单端孢霉素类包括约40多种霉菌毒素。单端孢霉素类的毒性作用特点表现为较强的细胞毒性，使分裂旺盛的骨髓细胞和胸腺细胞及肠上皮细胞的细胞核崩坏，急性毒性也较强。人与动物接触此类毒素或产毒菌株的培养物，均可引起局部皮肤刺激、炎症甚至坏死。1989年5月在内蒙古哲里木盟扎鲁特旗，由于居民食用玉米赤霉烯酮污染的荞麦，造成乳腺病暴发，累计发病103例，患病率为14.5%。单端孢霉素类毒素主要有以下几种。

（1）T-2毒素 T-2毒素是三线镰刀菌、拟枝孢镰刀菌和梨孢镰刀菌的代谢产物，最初由带染本菌的玉米中分离出来。T-2毒素是食物中毒性白细胞缺乏症的病原物质，可引起血液白细胞减少。有人用鸡做慢性试验，饲料中的T-2毒素为1~16mg/kg，可出现类似败血性咽喉炎。T-2毒素对一些试验动物可引起凝血时间延长和内脏器官出血，对骨髓造血组织坏死的作用也很明显。T-2毒素可引起暂时性心率过速、呼吸减慢等症状，给大鼠反复多次灌喂

$1 \sim 14 mg/kg$ 的 T-2 毒素，$12 \sim 27$ 个月后，可导致大鼠的垂体、大脑、胰腺发生肿瘤，在小鼠饲料中加入 $10 mg/kg$ 的 T-2 毒素，13 周后出现伴有炎症细胞浸润的乳头状肿瘤。T-2 毒素对小鼠有致畸的毒性作用，在小鼠妊娠第 $9 \sim 11$ 天给 T-2 毒素，可导致胎鼠尾部和四肢畸形、颅脑畸形和下颌发育迟缓等。T-2 毒素经口 LD_{50}（mg/kg 体重）大鼠为 3.8，鱼为 6.1。

（2）二醋酸-熏草镰刀菌烯醇　草镰刀菌和木贼镰刀菌寄生在玉米上可产生此毒素，另外三线镰刀菌和接骨木镰刀菌也能产生此毒素。该毒素毒性与 T-2 毒素有相似之处，如损害动物骨髓等造血器官，白细胞持续减少，心肌变性出血。此外，它还可使脑与中枢神经细胞变性，淋巴结、睾丸及胸腺受损害等。二醋酸-熏草镰刀菌烯醇大鼠经口 LD_{50} 为 7.3mg/kg 体重。

（3）新茄病镰刀菌烯醇　产毒菌种主要是寄生于豆荚和玉米上的茄病镰刀菌，另外，草镰刀菌、燕麦镰刀菌、黄色镰刀菌、三线镰刀菌、拟枝镰刀菌等也能产生此毒素。27℃培养 2 周或接种于经浸泡过的大米上，在 27℃培养 4 周均可产生新茄病镰刀菌烯醇。

（4）脱氧雪腐镰刀菌烯醇　脱氧雪腐镰刀菌烯醇（DON）又称致呕毒素，可以由雪腐镰刀菌和表球镰刀菌产生。该毒素对动物的急性毒性属于剧毒或中等毒性。DON 是赤霉病麦中毒的病原物质，其毒性作用主要是致呕吐，猪对 DON 的致吐作用最敏感，为其他动物的 $100 \sim 200$ 倍，可引起拒食反应。DON 对皮肤的坏死作用小于其他单端孢霉烯族化合物，其致癌、致畸、致突变作用尚在研究中。多数研究证明 DON 有明显的胚胎毒性和一定的致畸作用。

2. 玉米赤霉烯酮

玉米赤霉烯酮又称 F-2 毒素等，首先由赤霉病玉米中分离出。禾谷镰刀菌、黄色镰刀菌、粉红镰刀菌、串珠镰刀菌、三线镰刀菌、茄病镰刀菌、木贼镰刀菌、尖孢镰刀菌等均能产生此毒素。易在玉米、大米或二者混合的粮食及其制品中产毒。玉米赤霉烯酮是一种非类固醇类激素，具有雌激素样作用，其毒性作用主要表现为雌激素中毒症，猪对玉米赤霉烯酮最敏感，当饲料中含有 1mg/kg 以上的玉米赤霉烯酮时，就足以引起猪的雌激素中毒症。

3. 丁烯酸内酯

丁烯酸内酯是导致牛烂蹄病的一种毒素。其产毒霉菌主要是雪腐镰刀菌，此外还有木贼镰刀菌、三线镰刀菌、半裸镰刀菌、硅红镰刀菌、粉红镰刀菌和拟枝镰刀菌。丁烯酸内酯为血液毒，具有血液毒性和外周血管毒性作用。当霉菌毒素丁烯酸内酯被机体吸收进入血液，作用于外周血管，引起局部血管的痉挛性收缩，致使血管壁增厚，血管狭窄，血液流动缓慢，继而形成血栓，进一步发生脉管炎症。由于局部血液循环障碍，血管内血液的滞留，营养和供氧机能破坏，从而引起末梢组织的淤血、水肿、出血和坏死，表现在耳部、尾部出现坏死，肢蹄发生肿烂。丁烯酸内酯对家兔、小鼠也有毒性，而且不能排除其致癌的可能性。丁烯酸内酯对大鼠经口 LD_{50} 为 275mg/kg 体重。

（三）青霉菌毒素

青霉菌毒素主要是由青霉属中的产毒菌株产生。如黄绿青霉产生黄绿青霉素，橘青霉产生橘青霉素，草酸青霉产生展青霉素和青霉素，娄地青霉产生娄地青霉毒素等。常见的青霉菌毒素主要有展青霉素、橘青霉素、黄绿青霉素、红色青霉毒素等。

1. 展青霉素

展青霉素（patulin，PAT）又称棒曲霉毒素。展青霉素是 1942 年首次从棒状青霉中分离纯化出来的，是杂环内酯结构。展青霉素主要由展青霉产生，还有棒青霉、圆弧青霉、扩展青霉、棒曲霉、巨大曲霉和土曲霉等也能产生展青霉素。展青霉素主要在水果及其制品中检出，也可在粮食和饲料中检出。苹果中的展青霉素是由存在于苹果中的几种霉菌产生的霉菌霉素，特别是碰伤和损伤的苹果，易给展青霉和棒曲霉等霉菌感染繁殖并产生展青霉素创造条件。

展青霉素的LD_{50}（mg/kg体重），小鼠为8~15（皮下），25（静脉），5.7~15（腹腔）；大鼠为15~25（皮下），25.5（静脉）。人摄入后可引起呕吐和胃刺激症状，1%展青霉油膏能引起人皮肤过敏。GB 2761—2017《食品安全国家标准 食品中真菌毒素限量》规定苹果、山楂制品中的展青霉素最高允许限量为50μg/kg。美国、法国、瑞士、澳大利亚、俄罗斯等国对苹果汁中的展青霉素最高限量标准为50μg/L。捷克规定儿童食品中的展青霉素限量标准为30μg/L，婴儿食品中的展青霉素最高限量标准为20μg/L。

控制措施：①加强源头管理，防止霉烂果对其他果品的污染和传播；②采摘和加工过程中避免损伤水果；③对榨汁用的水果应剔除霉烂果；④不吃霉烂水果。

2. 橘青霉素

橘青霉素（citrinin）除橘青霉产生以外，还可由暗蓝青霉、牵连青霉、黄绿青霉、扩展青霉、点青霉、变灰青霉、土青霉、白青霉产生。橘青霉素是一种肾脏毒素，其对小白鼠的LD_{50}（mg/kg体重）为60（皮下）、58（腹腔），其特点是引起肾脏功能和形态改变。橘青霉培养物过滤液、橘青霉感染的霉米粉对动物肾脏均有损害，但其菌丝对动物无毒。印度曾在花生中检出橘青霉素，加拿大在小麦、大麦、燕麦及黑麦中检出橘青霉素，粮食和饲料污染橘青霉素往往同时污染赭曲霉毒素。

3. 黄绿青霉素

黄绿青霉素（citreoviridin）主要由黄绿青霉产生，此种霉菌最初由黄变米中分离出来，当时称为毒青霉，后经鉴定改为黄绿青霉。此外，尚有数种青霉可产生此种毒素。急性中毒时，主要表现为上行性进行性麻痹，最后因循环及呼吸衰竭而死亡。

4. 红色青霉毒素

红色青霉毒素（rubratoxin）是由红色青霉及产紫青霉产生，这两种青霉都可产生红色或紫红色色素，而且在霉菌分类上关系密切，形态相似为近缘。在自然界中分布很广，在粮食、豆类、花生、玉米、糠麸和葵花籽都曾分离出红色青霉，该青霉所产生的毒性物质中可分离出红色青霉毒素A及B的结晶，主要产物为红色青霉毒素B，其毒性也较大。红色青霉毒素的粗制品对小白鼠经口LD_{50}为120~200mg/kg体重，猪的致死量为64mg/kg体重。用人工污染红色青霉的玉米喂小鼠、猪、马和山羊可引起中毒，所有动物主要是肝脏受到损害，有的中枢神经也受损。有人认为红色青霉毒素对黄曲霉毒素的急性作用有协同作用。红色青霉毒素B有致突变性、胚胎毒性及致畸性。

5. 黄变米的毒素

日本曾在自产或进口的大米中发现有呈黄色的霉变米，称为黄变米。黄变米是由于大米水分含量超过14%~15%，被霉菌污染，其中可有多种毒素成分，如橘青霉素、黄绿青霉素及红色青霉素、黄天精、环氯素、岛青霉毒素、皱褶青霉素、红天精、瑰天精、吡喃及荧光多烯等。

（1）黄天精 黄天精是岛青霉产生的一种毒素。将溶于碳酸钠水溶液的黄天精用硫代硫酸钠处理，可形成岛青霉素。黄天精小鼠经口LD_{50}为222mg/kg体重，中毒时主要出现肝脏病变，小鼠、家兔、猴、大鼠均可产生急性肝脏损害。

（2）皱褶青霉素　皱褶青霉素系皱褶青霉及其他青霉产生，其化学结构与黄天精极为相似，造成动物肝脏损害情况也较为类似，但毒性较大。经腹腔对小鼠 LD_{50} mg/kg 体重为 55，对大鼠为 44。皱褶青霉素可使酵母产生突变而失去活力。

（3）环氯素　环氯素是一种毒性较高的含氯肽类化合物，过去称为含氯肽，是作用迅速的肝脏毒素。对大鼠经口 LD_{50} 为 6.5mg/kg 体重，中毒时，大鼠、小鼠主要受损害器官是肝脏。

（4）红天精　红天精是由岛青霉分离出来的红色色素。小鼠红天精中毒时多出现麻痹、昏迷，然后死亡。可使小鼠多种组织如肝脏、肾脏、淋巴结、脾脏、胸腺等受损。

（5）岛青霉毒素　岛青霉毒素为含氯环状结构的肽类，可由岛青霉培养物中分离。岛青霉毒素为作用较快的肝毒，毒性较大。

第四节　药物对食品的污染及其预防

一、农药对食品的污染

农药（pesticide）是指用于预防、消灭或者控制危害农业、林业的病、虫、草和其他有害生物以及有目的地调节植物、昆虫生长的化学合成或者来源于生物、其他天然物质的一种物质或者几种物质的混合物及其制剂。

化学农药在农业上广泛使用后，对减少病虫害及杂草危害，促进农业增产起到了很大的作用。但由于农药的大量和广泛使用，不仅对人体造成多方面的危害，如急、慢性中毒和致癌、致畸、致突变作用等，还可对环境造成严重污染，使环境质量恶化，物种减少，生态平衡破坏。

由于使用农药而对食品造成的污染（包括农药本体物及其有毒衍生物）称为食品的农药残留（pesticide residue）。农药残留是以每千克食品中农药及其衍生物的质量（mg）表示。

按来源分为：有机合成农药、生物源农药和矿物源农药。

按用途分为：杀虫剂、杀菌剂、除草剂、杀螨剂、杀鼠剂、落叶剂、植物生长调节剂等。

按化学组成及结构分为：有机磷、有机氯、氨基甲酸酯、拟除虫菊酯等多种类型。

按照加工剂型分为：粉剂、可湿性粉剂、可溶性粉剂、乳剂、乳油、浓乳剂、乳膏、糊剂、胶体剂、熏烟剂、熏蒸剂、烟雾剂、油剂、颗粒剂、微粒剂等。

农药在生产及使用过程中，虽也可经呼吸道及皮肤侵入人体，但主要是通过对食品的污染进入人体。

（一）农药污染食品的途径

动植物在生长期间或食品在加工和流通中均可受到农药的污染，导致食品中农药残留。

1. 施用农药后直接污染

农药直接施用对农作物直接造成污染，其中以蔬菜和水果受污染最为严重。在农产品生产中，农药直接喷洒于农作物的茎、叶、花和果实等表面，部分农药被作物吸收进入植株内部，经过生理作用运转到植物的根、茎、叶和果实，造成农产品污染。我国目前较为突出的果蔬中的农药残留问题是有机磷农药和氨基甲酸酯类农药。

在农产品贮藏中，施用农药防治其霉变、腐烂或植物发芽，易造成食用农产品直接污染。如在粮食贮藏中使用熏蒸剂，柑橘和香蕉用杀菌剂，马铃薯、洋葱和大蒜用抑芽剂等，均可导致这些食品中农药残留。

2. 农作物从污染的环境中吸收农药

由于施用农药和工业"三废"的污染，大量农药进入空气、水和土壤中，成为环境污染物。在农田喷洒的农药，一般只有 10% ~ 20% 吸附或黏着在农作物茎、叶、果实表面，起杀虫或杀菌作用，而有 40% ~ 60% 的农药降落在地面，污染土壤。农作物便可长期从污染的环境中吸收农药，尤其是从土壤和灌溉水中吸收农药。其吸收量与植物的种类、结构、酸碱度、有机物和微生物的种类及含量等因素有关。

3. 通过食物链污染

农药污染环境，经食物链传递时可发生生物积累、生物浓集和生物放大，进而造成食品中农药的高浓度残留。饲料常以农作物的皮、壳和根等部分加工而成，其农药残留较高，饲喂畜禽或鱼贝类后，导致其产品中农药残留。蜜蜂采食污染有农药的蜜粉源植物后，生产的蜂蜜和王浆等蜂产品中农药残留。

4. 其他途径

食品在加工、贮藏和运输中与农药混放、混装或者使用被农药污染的容器、运输工具均可造成农药污染。

拌过农药的种子常含大量农药，不能食用。1972 年伊拉克爆发了甲基汞中毒，造成 6530 人住院，459 人死亡，其发生原因是食入了曾用有机汞农药处理过的小麦种子磨成面粉而制成的面包。

各种驱虫剂、灭蚊剂、杀蟑螂剂逐渐进入家庭、食品厂等公共场所，使食品受农药污染的机会增多。有报道，食品工厂使用杀蝇剂时不慎落入食品，引起食用者中毒。此外，高尔夫球场和城市绿化地带也经常大量使用农药，经雨水冲刷和农药挥发均可污染环境，进而污染食物和饮用水。

（二） 农药污染食品的影响因素

食品中农药的残留量主要受农药的种类、性质、剂型、使用方法、施药浓度、使用次数、施药时间、环境条件、动植物的种类等因素影响。施药次数多、浓度大、间隔时间短，食品中农药残留量高。一般而言，性质稳定、生物半衰期长、与机体组织亲和力较高及脂溶性的农药，很容易经食物链进行生物富集，致使食品中残留量高。此外，由于农药在大棚作物中降解缓慢，而且沉降后可再次污染农作物，因此大棚农产品（如蔬菜、瓜果）的农药残留量比露地农产品的农药残留量高。

（三） 食品中常见的农药残留及其对人体的危害

1. 有机氯农药的污染

有机氯农药是早期使用的最主要的杀虫剂。在环境中很稳定，不易降解。如滴滴涕（DDT）在土壤中消失 95% 的时间为 3 ~ 30 年（平均为 10 年），脂溶性强，故在生物体内主要蓄积于脂肪组织。从 20 世纪 40 年代大量使用 DDT 以来，有机氯对环境的污染不断增加，现在世界上几乎任何地区的环境中均可检出有机氯，甚至在从未使用过的地区（如南北极），由于气流和水流的携带，也可检出有机氯。水生生物对有机氯有较强的生物富集作用，其富集系数藻类可达 500 倍，鱼贝类可达 2000~3000 倍，而食鱼的水鸟可达 10 万倍以上。如海水中有机氯农药 DDT 的质量分数在 0.00003mg/kg 时，经过水体内各级水生生物的彼此吞食的食物链，在肉食鱼脂肪中的含量增大到了 2.5mg/kg，放大 8.3 万倍，而食鱼海鸟中 DDT 的含量增大到 250mg/kg，放大 833 万倍。

由于有机氯农药易于在环境中长期蓄积，并可通过食物链而逐级浓缩，还有一定的潜在危害和"三致"毒性作用，故在许多国家已停止使用。我国于 1983 年停止生产，1984 年停止使用六六六和 DDT 等有机氯农药。但目前，我国各类食品中大多可检出不同程度的有机氯残留，如茶叶、大米、肉和蛋等食品中有机氯农药仍时常被检出，残留量超过规定标准，严重阻碍了这些食品的对外出口。在 2000 年对我国总膳食的研究发现，我国南方和北方地区均出现水产类中六六六高残留现象，分析发现其原因是某些地区存在违规使用林丹。2003 年威海一家企业生产的 200t 单冻草莓，被检出六六六含量超标 4 倍，分析发现其原因是移栽草莓时使用的底肥为农家肥，5~9 月于粪便坑灭蝇蛆所使用的药物含六六六。此外，我国出口的蜂蜜被检出杀虫脒，由于杀虫脒杀螨虫效果好又对蜜蜂没有影响，所以大量使用杀虫脒用于杀螨虫，结果导致蜂蜜出口受阻。

有机氯多属低毒和中等毒。急性中毒主要是使神经系统和肝、肾受到损害。实验动物长期低剂量摄入有机氯农药，可致慢性中毒。主要表现为肝脏病变、血液和神经系统损害。有机氯可通过胎盘屏障进入胎儿体内，部分品种及其代谢产物有一定致畸性。人群流行病学调查也表明，使用此类农药较多地区的畸胎率和死胎率比使用此类农药较少的地区高 10 倍左右。某些有机氯农药对动物有一定致癌作用。如据报道，较大剂量的 DDT 可使小鼠、兔和豚鼠等动物的肝癌发生率明显增高。

食品法典委员会（CAC）推荐的人体六六六的 ADI 值为 0.008mg/kg 体重，DDT 的 ADI 值为 0.02mg/kg 体重。GB 2763—2016《食品安全国家标准 食品中农药最大残留限量》规定原粮中艾氏剂、狄氏剂、七氯的 MRL≤0.02mg/kg 体重。

2. 有机磷农药的污染

有机磷农药是目前使用量最大的杀虫剂，常用的有敌百虫、敌敌畏、乐果、马拉硫磷等。部分品种可用作杀菌剂（如稻瘟净、异稻瘟净、敌瘟灵）或杀线虫剂（如克线丹、丙线磷、苯线磷）。此类农药的化学性质较不稳定，易于降解而失去毒性，故不易长期残留，所以慢性中毒较为少见。但由于有机磷农药对哺乳动物急性毒性较强，如使用保管不当或污染食品容器，误食后可造成严重急性中毒。早期发展的一些品种（如内吸磷 1059、对硫磷 1605 等）对人和哺乳动物有较大的毒性，大量接触或摄入可致急性中毒甚至死亡。

有机磷属于神经毒，主要抑制生物体内胆碱酯酶活力，使在神经连接点为实现神经传递作用而产生的乙酰胆碱不能水解为乙酸及胆碱，从而造成乙酰胆碱在体内大量堆积而引起乙酰胆碱中毒。乙酰胆碱是神经冲动的传递介质，参与两神经之间，神经与肌肉细胞间的神经冲动的传递。正常情况下，胆碱酯酶催化乙酰胆碱水解为乙酸和胆碱，使胆碱能神经的传递介质乙酰胆碱发挥作用后，迅速分解，以维持胆碱能神经的正常功能。乙酰胆碱的蓄积可引起人体神经功能的紊乱，导致副交感、交感及运动神经的抑制及副交感节后神经的兴奋。

急性中毒的临床表现有：患者首先感觉头昏、无力、精神烦躁、激动，并且恶心及多汗，不久患者眩晕，步态蹒跚，站立不稳。此时常自诉视力模糊，同时可有全身肌肉紧束感，毒性进一步发展，可产生高度眩晕和轻度意识障碍，患者腹痛，多次呕吐，肌肉震颤可先自眼睑和颜面肌肉开始，双手手指抖动，逐渐发展至全身肌肉颤动。此时患者牙关紧咬，胸部发紧，动作不协调，甚至出现肌肉抽搐等症状，气管痉挛，分泌物增多，甚至发生肺水肿，重度患者很快进入昏迷，全身抽搐，大小便失禁，如不及时抢救，可因呼吸中枢抑制或周围循环衰竭而死亡。

此外，某些有机磷农药，在急性中毒后 8~14h 后，可出现迟发性神经中毒症状。

慢性中毒少见，主要为长期接触有机磷农药的工人，主要表现为头晕、头痛、乏力、恶心、气短、胸闷、多汗及食欲减退，部分患者可有肌束震颤、瞳孔缩小等症状。

FAO/WHO 建议对硫磷的 ADI 值为 0.005mg/kg 体重，甲胺磷、敌敌畏的 ADI 值为 0.004mg/kg 体重，马拉硫磷、甲基对硫磷的 ADI 值为 0.002mg/kg 体重，辛硫磷的 ADI 值为 0.001mg/kg 体重。

3. 氨基甲酸酯类农药的污染

氨基甲酸酯农药是针对有机磷农药的缺点而研制出的一类农药。氨基甲酸酯农药易溶于有机溶剂，在酸性条件下较稳定，遇碱易分解失效。大多数氨基甲酸酯农药对温血动物、鱼类和人的毒性较低。氨基甲酸酯杀虫剂与有机磷的毒理机制相同，是抑制昆虫乙酰胆碱酯酶和羧酸酯酶的活性，造成乙酰胆碱和羧酸酯的积累，影响昆虫正常的神经传导而致死。但其抑制作用有较大的可逆性，水解后酶的活性可有不同程度恢复。

氨基甲酸酯农药是 20 世纪 40 年代美国加州大学科学家研究巴豆时发现其中含有有毒生物碱——毒扁豆碱后合成的类似物，20 世纪 60 年代以来，氨基甲酸酯类农药进入高速发展时期，目前氨基甲酸酯类农药已有 1000 多种，可分为五大类：①萘基氨基甲酸酯类，如西维因；②苯基氨基甲酸酯类，如叶蝉散；③氨基甲酸肟酯类，如涕灭威；④杂环甲基氨基甲酸酯类，如呋喃丹；⑤杂环二甲基氨基甲酸酯类，如异索威。氨基甲酸酯农药具有高效、低毒、低残留的特点，广泛用于杀虫、杀螨、杀线虫、杀菌和除草等方面。例如，氨基甲酸乙酯是一种镇静药和催眠药，药名乌拉坦；N-（3，4-二氯苯基）氨基甲酸甲酯是除草剂，称为灭草灵。

氨基甲酸酯农药不易在生物体内蓄积，在环境和生物体内易分解。在农作物中残留时间短，谷类中半衰期为 3~4d，畜禽肌肉和脂肪中残留量低，残留时间约为 7d，土壤中半衰期约 8~14d。尽管氨基甲酸酯农药的残留较有机磷农药轻，但随着其用量和使用范围的不断增大，食品中残留问题也逐渐突出，已引起多起食物中毒事件。氨基甲酸酯类农药是农药急性中毒的主要原因，也是目前蔬菜中农药残留的重点检测品种。

我国因误食、误用此类农药引起的急性中毒事件时有发生。急性中毒时患者出现精神沉郁、流泪、肌肉无力、震颤、痉挛、低血压、瞳孔缩小，甚至呼吸困难等胆碱酯酶抑制症状，重者心功能障碍，甚至死亡。中毒轻时表现头痛、呕吐、腹痛、腹泻、视力模糊、抽搐、流涎，记忆力下降。

4. 拟除虫菊酯类农药的污染

拟除虫菊酯农药是一类模拟天然除虫菊酯的化学结构而合成的杀虫剂和杀螨剂，拟除虫菊酯农药不溶或微溶于水，易溶于有机溶剂，在酸性条件下稳定，遇碱易分解。具有高效、广谱、低毒、低残留的特点，广泛用于蔬菜、水果、粮食、棉花和烟草等农作物。拟除虫菊酯对昆虫具有强烈的触杀作用，有些品种兼具胃毒或熏蒸作用，但都没有内吸作用。其杀虫毒力比有机氯、有机磷、氨基甲酸酯类等老一代杀虫剂提高 10~100 倍。其作用机理是扰乱昆虫神经的正常生理，使之由兴奋、痉挛到麻痹而死亡。其缺点主要是对鱼毒性高，对某些益虫也有伤害，长期重复使用也会导致害虫产生抗药性。目前常用 20 多个品种，主要有氯氰菊酯、溴氰菊酯（敌杀死）、氰戊菊酯、甲氰菊酯、二氯苯醚菊酯、三氟氯氰菊酯（功夫）等。

拟除虫菊酯属中等或者低毒类农药，在自然环境中降解比有机磷农药稍慢，不易在生物体内残留，不产生蓄积效应，在农作物中残留期通常为 7~30d。农产品中的拟除虫菊酯农药主要来自喷施时直接污染，常残留于果皮。这类杀虫剂对水生生物毒性大，生产 A 级绿色食品时，禁止用于水稻和其他水生作物。拟除虫菊酯因用量小、使用浓度低，对环境的污染很小，一般对人的毒性不强。人的急性中毒多因误食或者农药生产和使用中接触所致，中毒后表现为神经系统症状：流涎、多汗、运动故障、言语不清、意识障碍、反应迟钝、视力模糊、肌肉震颤、呼吸困难、严重时抽搐、昏迷、心动过速、瞳孔缩小、对反射消失、大小便失禁，甚至死亡。拟除虫菊酯农药对皮肤有刺激作用，可引起麻木，瘙痒和迟发性变态反应。

FAO/WHO 建议溴氟菊酯的 ADI 值为 0.01mg/kg 体重，氰戊菊酯的 ADI 值为 0.02mg/kg 体重，二氯苯醚菊酯的 ADI 值为 0.05mg/kg 体重。

5. 混配农药的毒性

两种或两种以上农药的合理混配使用可提高其作用效果，并可延缓昆虫和杂草对其产生抗性，故近年来混配农药的生产和使用品种日益增多。多种农药混合或复配使用有时可加重其毒性（包括相加及协同作用），如有机磷可增加拟除虫菊酯农药的毒性；氨基甲酸酯和有机磷农药混配使用则对胆碱酯酶的抑制作用显著增强；有机磷农药之间也常有明显的协同作用。但目前对多种农药混合或复配使用的联合毒性作用的研究还相对较少，而且将多种农药联合作用的动物实验资料也还存在较多的问题。

（四）　减少食品中农药残留量的措施

食品中农药残留对人体健康的损害是不容忽视的，为了确保食品安全，必须采取正确对策和综合防治措施，防止食品中农药的残留。

1. 加强农药管理

为了实施农药管理的法制化和规范化，加强农药生产和经营管理，许多国家设有专门的农药管理机构，严格的登记制度和法规。美国环境保护局（EPA）、食品和药物管理局（FDA）和农业部（USDA）管理。我国也很重视农药管理，颁布了《农药登记规定》，要求农药在投产之前或国外农药进口之前必须进行登记，凡需登记的农药必须提供农药的毒理学评价资料和产品的性质、药效、残留、对环境影响等资料。1997 年颁布了《农药管理条例》，2017 年进行了修订，规定农药的登记和监督管理工作主要归属农业行政主管部门，并实行农药登记制度、农药生产许可证制度、产品检验合格证制度和农药经营许可证制度。未经登记的农药不准用于生产、进口、销售和使用。《农药登记毒理学试验方法》（GB/T 15670.1-29—2017）和《食品安全国家标准　食品安全性毒理学评价程序》（GB 15193.1—2014）规定了农药和食品中农药残留的毒理学试验方法。

2. 合理安全使用农药

为了合理安全使用农药，我国自 20 世纪 70 年代后相继禁止或限制使用一些高毒、高残留、有"三致"作用的农药。1971 年农业部发布命令，禁止生产、销售和使用有机汞农药。

1974 年禁止在茶叶生产中使用六六六和 DDT，1983 年全面禁止使用六六六、DDT 和林丹。2008 年颁布了《农药安全使用规定》，将农药分为高、中、低毒三类，规定了各种农药的使用范围。GB 4285《农药安全使用标准》和 GB/T 8321.1—GB/T 8321.9《农药合理使用准则》规定了常用农药所适用的作物、防治对象、施药时间、最高使用剂量、稀释倍数、施药方法、最多使用次数和安全间隔期（即最后一次使用后距农产品收获天数）、最大残留量等，以保证农产品中农药残留量不超过食品安全标准中规定的最大残留限量标准。农药的使用必须按国家标准和相应行业标准执行，严格控制施药量和安全间隔期，以免产生药害。严禁在蔬菜、水果和茶叶等农产品的生产中使用高毒、高残留的农药。为了合理安全使用农药，各级政府也纷纷出台停止生产和使用部分剧毒和高毒农药。

3. 制定和完善农药残留限量标准

FAO/WHO 及世界各国对食品中农药的残留量都有相应规定，并进行广泛监督。我国政府也非常重视食品中农药残留，制定了食品中农药残留限量标准和相应的残留限量检测方法，确定了部分农药的 ADI 值，并对食品中农药进行监测。为了与国际标准接轨，增加我国食品出口量，还有待于进一步完善和修订农产品和食品中农药残留限量标准。应加强食品安全监督管理工作，建立和健全各级食品安全监督检验机构，加强执法力度，不断强化管理职能，建立先进的农药残留分析监测系统，加强食品中农药残留的风险分析。

4. 食品农药残留的消除

农产品中的农药，主要残留于粮食糠麸、蔬菜表面和水果表皮，可用机械的或热处理的方法予以消除或减少。尤其是化学性质不稳定、易溶于水的农药，在食品的洗涤、浸泡、去壳、去皮、加热等处理过程中均可大幅度消减。粮食中的 DDT 经加热处理后可减少 13% ~ 49%，大米、面粉、玉米面经过烹调制成熟食后，六六六残留量没有显著变化；水果去皮后 DDT 可全部除去，六六六有一部分尚残存于果肉中。肉经过炖煮、烧烤或油炸后 DDT 可除去 25% ~ 47%。植物油经精炼后，残留的农药可减少 70% ~ 100%。

粮食中残留的有机磷农药，在碾磨、烹调加工及发酵后能不同程度的削减。马铃薯经洗涤后，马拉硫磷可消除 95%，去皮后可消除 99%。食品中残留的克菌丹通过洗涤可以除去，经烹调加热或加工罐头后均能被破坏。为了逐步消除和从根本上解决农药对环境和食品的污染问题，减少农药残留对人体健康和生态环境的危害，除了采取上述措施外，还应积极研制和推广使用低毒、低残留、高效的农药新品种，尤其是开发和利用生物农药，逐步取代高毒、高残留的化学农药。在农业生产中，应采用病虫害的综合防治措施，大力提倡生物防治。进一步加强环境中农药残留监测工作，健全农田环境监控体系，防止农药经环境或食物链污染食品和饮水。此外，还需加强农药在贮藏和运输中的管理工作，防止农药污染食品，或者被人畜误食而中毒。不得将农药与食品混合装运、或者与食品同库贮藏，被农药污染的运输工具和包装材料应及时处理干净。要规范食品安全生产的法规和政策，完善管理制度，实施食品生产、加工、贮藏、运输和销售全过程中农药残留监测。加强食品中农药残留的监测，严禁受污染或农药残留量超标的食品进入市场。大力发展绿色食品和有机食品，开展食品卫生宣传教育，增强生产者、经营者和消费者的食品安全知识，严防食品农药残留及其对人体健康和生命的危害。

二、 兽药对食品的污染

在防治动物疾病、提高生产效率、改善畜产品质量等方面，兽药起着举足轻重的作用。

但由于养殖人员缺乏科学知识、一味追求经济利益，致使在当前畜牧业中滥用兽药的现象普遍存在。滥用兽药极易造成动物源食品中兽药的残留，不仅对人体健康造成直接危害，而且对畜牧业的发展和生态环境也造成极大的安全隐患。随着人们对动物源食品由需求型向质量型的转变，动物源食品中的兽药残留已逐渐成为全世界关注的一个焦点。

兽药是指用于预防、治疗、诊断动物疾病或者有目的地调节动物生理机能的物质（含药物饲料添加剂）。兽药主要包括血清制品、疫苗、诊断制品、微生态制品、中药材、中成药、化学药品、抗生素、生化药品、放射性药品及外用杀虫剂、消毒剂等。兽药残留是指给家畜家禽防治疾病等用药后，动物产品的任何可食部分所含兽药的母体化合物及（或）其代谢物，以及与兽药有关的杂质。所以兽药残留既包括原药，也包括药物在动物体内的代谢产物和兽药生产中所伴生的杂质，一般以 μg/mL 或 μg/g 表示。

（一）　兽药污染食品的途径

1. 预防和治疗畜禽疾病用药

在预防和治疗畜禽疾病过程中不遵守药物的使用对象、使用期限、使用剂量以及休药期等规定，长期或超标准使用、滥用药物，导致药物残留。

2. 饲料添加剂中兽药的使用

为了促进畜禽的生长或预防动物的某些疾病，在饲料中常添加一些药物。这样通过小剂量长时间地喂养，使药物残留在食用动物体内，从而引起畜禽肉食品的兽药残留。

3. 食品加工和贮藏过程中使用药物

在动物性食品加工与贮藏过程中，非法使用抗生素以达到灭菌、延长食品保藏期的目的，从而导致药物在食品中的残留。

4. 通过食物链的生物富集作用

兽药常以药物原形或代谢产物的形式随动物粪便、尿液等排泄物污染环境，通过食物链进入动物体内，导致动物性产品药物的污染与残留。

（二）　兽药污染食品对人体的危害

人们食用残留兽药的动物性食品后，虽然大部分不表现为急性毒性作用，但人如果经常摄入低剂量的兽药残留物，经过一定时间后，残留物可在人体内慢慢蓄积而导致各种器官的病变，对人体产生一些不良反应，主要表现在以下几方面。

1. 毒性作用

人长期摄入含兽药残留的动物性食品后，药物不断在体内蓄积，当浓度达到一定量后，就会对人体产生毒性作用。如磺胺类药物可引起肾损害，特别是乙酰化磺胺在酸性尿中溶解度降低，析出结晶后损害肾脏。

2. 过敏反应和变态反应

经常食用一些含低剂量抗菌药物残留的食品会使易感的个体出现过敏反应，这些药物包括青霉素、四环素、磺胺类药物及某些氨基糖苷类抗生素等。它们具有抗原性，刺激机体内抗体的形成，造成过敏反应，严重者可引起休克，短时间内出现血压下降、皮疹、喉头水肿、呼吸困难等严重症状。在牛奶中青霉素和磺胺类药物残留引起的过敏反应病例很多。青霉素类药物引起的变态反应，轻者表现为皮炎和皮肤反应，严重者表现为致死的过敏性休克。四环素药物可引起过敏和荨麻疹。磺胺类药物的过敏反应表现为皮炎、白细胞减少、溶血性贫血和药热。呋喃类引起人体的不良反应主要是胃肠反应和过敏反应，表现为以周围神经炎、药热、嗜酸性白细胞增多为特征的过敏反应。

3. 细菌耐药性

动物经常反复接触某一种抗菌药物后，其体内敏感菌株将受到选择性的抑制，从而使耐药菌株大量繁殖。由于细菌数量大、繁殖快、易变异，而且抗药性的 R 质粒可以在菌株间横向转移，造成抗药性基因的扩散，使一种细菌产生多种耐药性。而抗生素饲料添加剂长期、低浓度的使用是耐药菌株增加的主要原因。

经常食用含药物残留的动物性食品，一方面因具有耐药性可能引起人畜共患病的病原菌大量增加，另一方面具有药物抗性的耐药因子可能传递给人类，当人体发生疾病时，就给临床治疗带来极大的困难，耐药菌株感染往往会延误正常的治疗过程。1957 年，日本最早报道了病原菌抗药性现象，发现一些引起疾病的宋内氏志贺氏菌具有 1 种以上的抗药性，到 1964 年，40% 的流行株具有四重或多重抗药性。1972 年，在墨西哥有 1 万多人被抗氯霉素的伤寒杆菌感染，导致 1400 多人死亡。美国也报道过具有六重抗药性的鼠伤寒杆菌引起食物中毒事件。据美国《新闻周刊》报道，仅 1992 年全美就有 13 300 名患者死于抗生素耐药性细菌感染。更可怕的是现已发现了至少三种能够导致严重威胁生命安全的病原菌（粪肠球菌、分枝杆菌和绿脓假单孢菌），它们可以耐受 100 多种抗生素。在国内，磺胺类、四环类、青霉素、氯霉素、卡那霉素、庆大霉素等，在畜禽中已大量产生抗药性，临床效果越来越差，使用剂量也大幅度增加。如青霉素在刚进入临床应用时，使用剂量仅为几十个单位，到 20 世纪 60~70 年代，医用临床上的一般肌肉注射治疗剂量为 10 万单位，随着青霉素应用的日益普及，其使用剂量不得不迅速增加，目前，临床上使用 80 万单位的肌肉注射剂量进行治疗，效果甚至还不如从前。总之，病原微生物对化学治疗剂出现耐药性，给现代化学疗法带来了极大的困难。

4. 菌群失调

在正常条件下，人体肠道内的菌群由于在多年共同进化过程中与人体能相互适应，对人体健康产生有益的作用，如某些菌群能抑制其他有害菌群的过度繁殖；某些菌群能合成 B 族维生素和维生素 K 以供机体使用。但是，过多应用药物会使这种平衡发生紊乱，造成一些非致病菌的死亡，使菌群的平衡失调，从而导致长期的腹泻或引起维生素的缺乏等反应，对人体造成危害。菌群失调还容易造成病原菌的交替感染，使得具有选择性作用的抗生素及其他化学药物失去效果。

5. "三致"作用

"三致"是指致畸、致癌、致突变。苯并咪唑类药物是兽医临床上常用的广谱抗蠕虫病的药物，但是其可持久地残留于肝内并对动物具有潜在的致畸性和致突变性。1973—1982 年先后发现丁苯咪唑、苯咪唑、丙硫咪唑和苯硫苯氨酯具有致畸作用。洛硝哒唑通过 Ames 试验证明有很高的致突变性，喹乙醇也有报道有致突变作用。另外，残留于食品中的克球酚、雌激素也有致癌作用。因此，这类物质残留无疑会对人类产生潜在的危害。

6. 激素的副作用

激素类物质虽有很强的作用效果，但也会带来副作用。人们长期食用含低剂量激素的动物性食品，由于积累效应，有可能干扰人体的激素分泌体系和身体的正常机能，特别是类固醇类和 β-兴奋剂类在体内不易代谢破坏，其残留对食品安全威胁很大。美国曾有 600 多孕妇因使用孕激素（黄体酮），而使其女婴外生殖器男性化。性激素还能引起儿童的性早熟和患肥胖症等。由于这类激素的残留和对人体健康的影响，1979 年美国下令停止使用乙烯雌酚作肉牛饲料添加剂。1980 年 FAO/WHO 决定全面禁用乙烯雌酚等人工合成类雌性激素化合物，欧共体也于 1988 年 1 月 1 日完全禁止在畜牧生产中使用甾体类激素。

美国和加拿大饲养家畜习惯使用人工生长激素，而欧盟认为含激素牛肉对人体健康不安全，禁止从美、加进口激素牛肉。1998 年欧盟在对来自美国的非激素牛肉和牛肝进行检验时，发现含有激素残留物的牛肉和牛肝竟高达 12%，因而欧盟决定全面禁止从美国进口未使用人工生长激素的牛肉和牛肝，引发了一场激素牛肉产品贸易战。由于动物食品残留的肽类激素通过消化系统容易降解，而且其他动物的生长激素对人没有生物活性，美国 FDA 已批准了牛生长激素的应用，但有些国家对其安全性有怀疑。加拿大科学家研究发现口服牛重组生长激素可使 20%～30% 的鼠产生免疫反应；英国科学家发现口服重组牛生长激素可使动物白细胞显著增加。因而有关生长激素产品及转基因动物对人类食品安全的影响还需进一步评价。

克伦特罗是具有代表性的在饲料中禁用的药物，它引起的食物中毒是近年来药物残留影响食品安全的典型案例。盐酸克伦特罗俗称"瘦肉精"，其化学成分为 $\alpha-$［（叔丁氨基）甲基］$-4-$氨基 3，5-二氯苯甲醇盐酸盐，临床用于治疗哮喘病。20 世纪 80 年代初，美国一家公司意外发现，将一定量的克伦特罗添加到饲料中，可以显著促进动物生长，提高瘦肉率。1990 年 3～7 月间，西班牙爆发克伦特罗食物中毒，进食肝脏的 125 人全部出现肌肉震颤、心动过速、神经过敏、头痛、肌肉痛等不同程度的中毒症状。20 世纪 90 年代，在我国开始将它作为饲料添加剂加以应用。1998 年 5 月，中国香港有 17 人因食用饲料中含有禁用的盐酸克伦特罗的猪内脏，发生中毒。我国农业部于 1997 年 3 月下文禁止 $\beta-$肾上腺素类激素在饲料和畜牧生产中使用。1998 年 9 月农业部组织的专项调查发现，在饲料中违法使用盐酸克伦特罗的现象并没有得到很好的控制。对广东、福建、上海等 8 个省、市的 500 多家饲料生产、经营及养殖企业的调查结果表明，违禁药品检出率依然高达 19.8%。盐酸克伦特罗属于非蛋白质激素，耐热。其饲用浓度是治疗用量的 10 倍以上，停药期短会大量残留，残留量由高到低的组织器官依次为肝、肾、肺、肌肉，一般情况下肝脏的残留是肌肉的 200 倍。一餐食用含"瘦肉精"的猪肝 0.25kg 以上者，常见有恶心、头晕、四肢无力、手颤等中毒症状。含"瘦肉精"的食品对心脏病、高血压、甲亢和前列腺肥大等疾病患者及老年人的危害更大。2006 年 9 月，上海市连续发生多起因食用猪内脏、猪肉导致的瘦肉精食物中毒事件。

（三）控制食品中兽药残留的措施

我国近年来对兽药残留问题也给予了很大重视，软硬件建设都取得了很大进步。农业部规定，凡用于防治动物疫病，促进动物生长的兽药（含饲料药物添加剂）品种，必须经农业部批准，未经批准不得生产使用，对非法生产、经营和使用者应根据兽药管理法规予以查处。农业部在 2001 年颁布了《饲料药物添加剂使用规范》。根据有关规定和我国的具体实际，控制兽药残留可归纳为以下几个具体措施。

1. 建立有效的监督管理和检测体系

加快修订饲料和畜产品的安全标准。每年定期公布鼓励应用的新添加剂产品和即将淘汰或禁止使用的添加剂产品，加速新产品的推广应用。通过对畜牧生产、饲料和食品生产严格的监督管理和执法来确保饲料和畜产品的安全，加快实施以监控、检测体系建设为主体的饲料安全工程。

2. 加强药物的合理使用规范

合理配制用药，使用兽用专用药，能用一种药的情况不用多种药，特殊情况下一般也不超过三种。并对各种兽药制定具体而可行的使用规范。

3. 严厉查处违禁药物用作饲料添加剂

明确发布禁止用作添加剂的药物名单，如β-兴奋剂、镇静剂或激素等。对禁用的药物产品的源头即生产厂家进行有效的查封。对有关此类产品的广告、价格信息、市场信息和应用研究报告等应严禁登载于媒体，违者严厉查处。对养殖场、饲料厂、添加剂厂进行关于食品和饲料安全的培训、宣传和教育。严厉查处在饲料和饲料添加剂产品中或者养殖过程中应用违禁药物的情况。按《条例》追究违法人员的刑事责任。

4. 谨慎使用抗生素

提倡谨慎使用抗生素，减少抗生素使用的随意性。在幼龄畜禽、环境恶劣、发病率高时方可考虑使用抗生素。应努力加强饲养管理、改善卫生状况，应用安全绿色的添加剂，以最大限度地减少抗生素用量。要严格执行休药期，人畜用药分开，确保明智、安全和负责的使用抗生素。

5. 饲料生产过程中药物添加剂污染的控制

（1）药物添加剂剂型选择　微粒状药物添加剂与粉状药物添加剂相比，具有有效成分分布均匀、静电低、流动性好、颗粒整齐、粉尘少等优点，可以降低加工时对饲料的交叉污染，减少用药量，因此，提倡使用微粒药物添加剂。

（2）药物添加的管理　采用专人负责制，书面记录要完整详细，高浓度药物添加剂要稀释预混，经常校正计量设备，称量准确。

（3）加工和设备清洗　加药饲料的生产按同种药物含量由多到少排序加工，然后用粉碎好谷物原料冲洗一遍，再加工休药期的饲料，并定期清理粉碎、混合、输送、贮藏设备和系统。

（4）标签　饲料标签要求标明药物的名称、含量、使用要求及休药期等。

6. 严格规定休药期和制定最高残留限量

为保证给予动物内服或注射药物后药物在动物组织中残留浓度能降至安全范围，必须严格规定药物休药期，并制定动物性食品中药物的最高残留限量。

第五节　有害金属对食品的污染及其预防

人体内含有很多种金属，有些金属是人体正常组成成分或维持生理功能所必需的，或者说正常情况下人体只需极少的数量或者人体可以耐受极小的数量，剂量稍高，即可呈现毒性作用，这些金属可以称为有害金属或金属毒物。

从食品卫生学角度，汞、铅、镉、砷较为重要。其中砷并非金属，但根据其化学性质，往往列为金属类讨论。

一、 有害金属污染食品的途径、 毒作用特点和预防措施

（一） 有害金属污染食品的途径

1. 某些地区特殊自然环境中的某些金属元素高本底位高

生物体内的元素含量与其所生存的环境中这些元素的含量成明显正相关。由于不同地区环境中元素分布的不均一性，可造成某些地区某种和某些金属元素的本底值相对高于或明显高于其他地区，而使这些地区生产的食用动植物中有害金属元素含量较高。

2. 由于人为的环境污染而造成有害金属元素对食品的污染

随着工农业生产的发展，使用的化学物，包括含有害金属元素的物质日益增多，对环境造成的污染也日趋严重，从而对食品造成直接或间接的污染。

3. 加工过程和包装材料的污染

食品加工、贮存、运输和销售过程中使用或接触的机械、管道、容器、以及添加剂中含有的有害金属元素导致食品的污染。

（二） 食品中有害金属污染的毒作用特点

1. 强蓄积毒性

有害金属进入人体后排出缓慢，生物半衰期多较长。

2. 通过食物链的生物富集作用在生物体及人体内达到很高的浓度

如鱼虾等水产品中汞和镉等金属毒物的含量可能高达其生存环境浓度的数百甚至数千倍。

3. 有害金属污染食品对人体造成的危害常以慢性中毒和远期效应为主

由于食品中有害金属的污染量通常较少，且由于食品食用的经常性和食用人群的广泛性，常导致不易及时发现的大范围人群慢性中毒和对健康的远期或潜在危害（如致癌、致畸、致突变），但也可由于意外事故污染或故意投毒等引起急性中毒。

（三） 影响有毒、 有害金属毒作用强度的因素

1. 金属元素的存在形式

以有机形式存在的金属及水溶性较大的金属盐类，因消化道吸收较多，通常毒性较大。如氯化汞的消化道吸收率仅为2%左右，而甲基汞的吸收率可达90%以上（但也有例外，如有机砷的毒性低于无机砷）。氯化镉和硝酸镉因其水溶性大于硫化镉和碳酸镉，故毒性较大。

2. 机体的状况和食物的营养素

机体的健康和营养状况，以及食物中某些营养素的含量和平衡情况，尤其是蛋白质、维生素C的营养水平对金属毒物的吸收和毒性有较大影响。

3. 金属元素间或金属与非金属元素间的相互作用

如铁可拮抗铅的毒作用，其原因是铁与铅竞争肠黏膜载体蛋白和其他相关的吸收及转运载体，从而减少铅的吸收；锌可拮抗镉的毒作用，因锌可与镉竞争含锌金属酶类。

另一方面，某些有毒、有害金属元素间也可产生协同作用，如砷和镉的协同作用可造成对巯基酶的严重抑制而增加其毒性；汞和铅可共同作用于神经系统，从而加重其毒性作用。

（四） 预防有害金属污染食品的措施

1. 消除污染源

降低有害金属元素对食品污染的主要措施。如控制工业"三废"排放，加强污水处理和

水质检验；禁用含汞、砷、铅的农药和劣质食品添加剂；金属和陶瓷管道、容器表面应做必要的处理；发展并推广使用无毒或低毒食品包装材料等。

2. 制定标准

制定各类食品中有害金属的最高允许限量标准，并加强经常性的监督检测工作。

3. 妥善保管有害金属及其化合物

防止误食误用以及意外或人为污染食品。

4. 已污染食品的处理

应根据污染物种类、来源、毒性大小、污染方式、程度和范围、受污染食品的种类和数量等不同情况作不同的处理。处理原则是在确保食用人群安全性的基础上尽可能减少损失。可用的处理方法如剔除污染部分；使用特殊理化或食品加工方法破坏或去除污染物；限制性暂时食用；稀释；改作它用；销毁等。

二、 几种主要有害金属对食品的污染及毒性

（一） 汞

1. 食品中汞污染的来源

汞及其化合物广泛应用于工农业生产和医药卫生行业，可通过废水、废气、废渣等污染环境，进而污染食物，其中又以鱼贝类食品的甲基汞污染最为重要。

除水产品外，汞也可通过含汞废水灌溉农田等途径污染农作物和饲料，造成谷类、蔬菜、水果和动物性食品的汞污染。

2. 体内代谢

人体和其他动物对汞的吸收率取决于吸收的途径和汞的化学形式。人体经胃肠道对金属汞的吸收率低于 0.01%；无机汞（汞盐）在消化道的吸收率取决于其溶解度，一般为 7%~15%，小鼠经胃肠道对氯化汞的吸收率约为 2%；胃肠道对有机汞的吸收率很高，对醋酸汞的吸收率接近 20%，甲基汞具有高度脂溶性，其吸收和分布均比其他非有机形式广泛。实验的研究结果显示，甲基汞在消化道可被完全吸收，吸收后的甲基汞随后进入血液，同红细胞的结合率在 90% 以上，输送到胃、结肠、肌肉和其他组织中。脑中甲基汞的浓度要比血中高10 倍。虽然甲基汞通过血脑屏障的速度相对较慢，但从脑中清除甲基汞要比从其他组织中清除慢，甲基汞在人体内的半衰期为 70~80d，而在脑组织的半衰期为 180~250d。体内的汞可通过尿、粪和毛发排出，故毛发中的汞含量可反映体内汞潴留的情况。

汞可通过肾脏、肝脏和结肠黏膜排泄，以肾脏为主要排泄器官，排泄量约占汞全部量的 75%。

3. 汞污染对人体的危害

微量的汞在人体内不致引起危害，可经尿、粪和汗液等途径排出体外，如数量过多，即可损害人体健康。

（1）致畸 甲基汞可通过胎盘屏障进入胎儿体内，胎儿血汞可比母体血汞高出 20%，从而造成更大的损害。初生婴儿出现畸形表现为发育不良，智力减退，甚至发生脑麻痹而死亡。

（2）汞中毒 长期摄入被甲基汞污染的食品可致甲基汞中毒。20 世纪 50 年代日本发生的典型公害病——水俣病，就是由于含汞工业废水严重污染了水俣湾，当地居民长期大量食用该水域捕获的鱼类而引起的急性、亚急性和慢性甲基汞中毒。我国松花江流域 20 世纪 50

年代末至 70 年代也曾发生因江水被含汞工业废水污染而致鱼体甲基汞含量明显增加，沿岸渔民长期食用被甲基汞污染的鱼类引起慢性甲基汞中毒的事件。

甲基汞中毒的主要表现是神经系统损害的症状。如运动失调、语言障碍、视野缩小、听力障碍、感觉障碍及精神症状等，严重者可致瘫痪、肢体变形、吞咽困难甚至死亡。

甲基汞属高神经毒性，引起成人急性、亚急性中毒的剂量为 20mg/kg·体重；引起婴幼儿急性、亚急性中毒的剂量为 5mg/kg·体重。甲基氯汞的 LD_{50} 鼠经口 59mg/kg·体重，氯化汞的 LD_{50} 鼠经口 10~69mg/kg·体重。

4. 食品中汞的允许限量

GB 2762—2017《食品安全国家标准　食品中污染物限量》规定了几类食品中汞的残留限量标准，如表 2-5 所示。

表 2-5　　　　　　　　　　　　　食品中汞的限量指标

食品类别（名称）	限量（以 Hg 计）/（mg/kg）	
	总汞	甲基汞[1]
水产动物及其制品（肉食性鱼类及其制品除外）	—	0.5
肉食性鱼类及其制品	—	1.0
谷物及其制品（稻谷[2]、糙米、大米、玉米、玉米面（渣、片）、小麦、小麦粉）	0.02	
蔬菜及其制品（新鲜蔬菜）	0.01	
食用菌及其制品	0.1	
肉及肉制品（肉类）	0.05	
乳及乳制品（生乳、巴氏杀菌乳、灭菌乳、调制乳、发酵乳）	0.01	
蛋及蛋制品（鲜蛋）	0.05	
调味品（食用盐）	0.1	
饮料类（矿泉水）	0.001mg/L	
特殊膳食用食品（婴幼儿罐装辅助食品）	0.02	

注：①水产动物及其制品可先测定总汞，当总汞水平不超过甲基汞限量值时，不必测定甲基汞；否则，需再测定甲基汞。②稻谷以糙米计。

（二）镉

1. 食品中镉污染的来源

镉广泛用于电镀和电池、颜料等工业生产中，故由于工业"三废"，尤其是含镉废水的排放对环境和食物的污染较为严重。一般食品中均能检出镉，含量范围在 0.04~5mg/kg。但镉也可通过食物链的富集作用而在某些食品中达到很高的浓度，如日本镉污染区稻米平均镉含量为 1.41mg/kg（非污染区为 0.08mg/kg）；污染区的贝类含镉量可高达 420mg/kg（非污染区为 0.05mg/kg）。我国报告镉污染区生产的稻米镉含量可过 5.43mg/kg。海产食品、动物性食品（尤其是肾脏）含镉量通常高于植物性食品。

许多食品包装材料和容器也含镉，使用这类食品容器和包装材料存放酸性食品时，可致其中的镉大量溶出，严重污染食品。

2. 体内代谢

镉进入人体的主要途径是通过食物摄入。据估计每人每日摄入镉一般在 $10 \sim 80 \mu g$，但镉污染区人群的镉摄入量可达数百微克。镉的消化道吸收率为 $5\% \sim 10\%$，食物中镉的存在形式以及膳食中蛋白质、维生素 D、钙和锌等元素的含量均可影响镉的吸收。进入人体的镉大部分与低分子硫蛋白结合，形成金属硫蛋白，主要蓄积于肾脏（约占全身蓄积量的 1/2）中，其次是肝脏（约占全身蓄积量的 1/6）。体内的镉可通过粪、尿和毛发等途径排出，半衰期为 $15 \sim 30$ 年。正常人血镉 $<50 \mu g/L$，尿镉 $<3 \mu g/L$，发镉 $<3 \mu g/L$。如血镉 $>250 \mu g/L$ 或尿镉 $>15 \mu g/L$，则表示有过量镉接触和镉中毒的可能。

3. 镉污染对人体的危害

镉中毒主要损害肾脏、骨骼和消化系统，尤其是损害肾近曲小管上皮细胞，使其重吸收功能障碍，临床上出现蛋白尿、氨基酸尿、糖尿和高钙尿，导致体内出现负钙平衡，并由于骨钙析出而发生骨质疏松和病理性骨折。日本神通川流域镉污染区的公害病"骨痛病"就是由于镉污染环境，再通过食物链污染食品而引起的人体慢性镉中毒。除急、慢性中毒外，国内外也有不少研究表明，镉及含镉化合物对动物和人体有一定的致畸、致癌和致突变作用。

4. 食品中镉的允许限量

表 2-6 所示为 GB 2762—2017《食品安全国家标准 食品中污染物限量》中对谷物及其制品、蔬菜及其制品、水果及其制品、肉及肉制品和饮料类食品中镉的残留限量的规定。

表 2-6 食品中镉的限量指标

食品类别（名称）	限量（以 Cd 计）/（mg/kg）	食品类别（名称）	限量（以 Cd 计）/（mg/kg）
谷物及其制品		水果及其制品（新鲜水果）	0.05
谷物（稻谷* 除外）	0.1		
谷物碾磨加工品（糙米、大米除外）	0.1	肉及肉制品	
		肉类（畜禽内脏除外）	0.1
稻谷*、糙米、大米	0.2	畜禽肝脏	0.5
		畜禽肾脏	1.0
蔬菜及其制品		肉制品（肝脏制品、肾脏制品除外）	0.1
新鲜蔬菜（叶菜蔬菜、豆类蔬菜、块根和块茎蔬菜、茎类蔬菜、黄花菜除外）	0.05		
		肝脏制品	0.5
叶类蔬菜	0.2	肾脏制品	1.0
豆类蔬菜、块根和块茎蔬菜、茎类蔬菜（芹菜除外）	0.1	饮料类	
		包装饮用水（矿泉水除外）	0.005mg/L
芹菜、黄花菜	0.2	矿泉水	0.003mg/L

注：* 稻谷以糙米计。

（三）　铅

1. 食品中铅污染的来源

（1）食品容器和包装材料　以铅合金、马口铁、陶瓷及搪瓷等材料制成的食品容器常含有较多的铅，在一定的条件下（如食品中含酸量高）盛放食品时，其中的铅可被溶出而污染食品，釉上彩和粉彩容器、食具的铅溶出量更高。马口铁和焊锡中的铅可造成罐头食品的铅污染。用铁桶或锡壶装酒，也可使其中铅大量溶于酒中。印制食品包装的油墨和颜料等常含有铅，也可污染食品。此外，食品加工机械、管道和聚氯乙烯塑料中的含铅稳定剂均可导致食品的铅污染。

（2）工业"三废"和汽油燃烧　生产和使用铅及含铅化合物的工厂排放的"三废"可造成环境铅污染，进而造成食品的铅污染。环境中某些微生物可将无机铅转变为毒性更大的有机铅。汽油中常加入有机铅作为防爆剂，故汽车等交通工具排放的废气中含有大量的铅，可造成公路干线附近农作物的严重铅污染。

（3）含铅农药（如砷酸铅等）的使用　可造成农作物的铅污染。

（4）含铅的食品添加剂或加工助剂　某些劣质食品添加剂等可造成食品的污染。

2. 体内代谢

非职业性接触人群体内的铅主要来自食物。进入消化道的铅5%～10%被吸收，吸收率受膳食中蛋白质、钙和植酸等因素的影响。吸收入血的铅大部分（90%以上）与红细胞结合，随后逐渐以磷酸铅的形式沉积于骨中。在肝、肾、脑等组织中也有一定的分布并产生毒性作用。体内的铅主要经尿和粪排出，但生物半衰期较长，故可长期在体内蓄积。尿铅、血铅和发铅是反映体内铅负荷的常用指标。血铅的正常值上限我国规定为 $2.4\mu mol/L$，尿铅的正常值上限定为 $0.39\mu mol/L$。

3. 铅污染对人体的危害

铅对人体内许多器官组织都具有不同程度的损害作用，尤其是对造血系统、神经系统、免疫系统和肾脏的损害尤为明显。食品铅污染所致的中毒主要是慢性损害作用，临床上表现为贫血、神经衰弱、神经炎和消化系统症状，如面色苍白、头昏、头痛、乏力、食欲不振、失眠、烦躁、肌肉关节疼痛、肌无力、口有金属味、腹痛、腹泻或便秘等，严重者可致铅中毒性脑病。儿童对铅较成人更敏感，过量铅摄入可影响其生长发育，导致智力低下。

4. 食品中铅的允许限量

表2-7所示为 GB 2762—2017《食品安全国家标准　食品中污染物限量》中对谷物及其制品、蔬菜及其制品、水果及其制品、肉及肉制品、蛋及蛋制品和饮料类食品中铅的残留限量的规定。

表 2-7　　　　　　　　　　　　　　食品中铅的限量指标

食品类别（名称）	限量（以 Pb 计）/（mg/kg）	食品类别（名称）	限量（以 Pb 计）/（mg/kg）
谷物及其制品① ［麦片、面筋、八宝粥罐头、带馅（料）面米制品除外］	0.2	蛋及蛋制品（皮蛋、皮蛋肠除外）	0.2
麦片、面筋、八宝粥罐头、带馅（料）面米制品	0.5	皮蛋、皮蛋肠	0.5
蔬菜及其制品		肉及肉制品	
新鲜蔬菜（芸薹类蔬菜、叶菜、豆类蔬菜、薯类除外）	0.1	肉类（畜禽内脏除外）	0.2
芸薹类蔬菜、叶菜	0.3	畜禽内脏	0.5
豆类蔬菜、薯类	0.2	肉制品	0.5
蔬菜制品	1.0		
水果及其制品		饮料类（包装饮用水、果蔬汁类及其饮料、含乳饮料、固体饮料除外）	0.3mg/L
新鲜水果（浆果及其他小粒水果除外）	0.1	包装饮用水	0.01mg/L
浆果及其他小粒水果	0.2	果蔬汁类及其饮料［浓缩果蔬汁（浆）除外］、含乳饮料	0.05mg/L
水果制品	1.0	浓缩果蔬汁（浆）	0.5mg/L
		固体饮料	1.0

（四）砷

1. 食品中砷污染的来源

（1）工业"三废"的污染　尤其是含砷废水对江河湖海的污染以及灌溉农田后对土壤的污染，均可造成对水生生物和农作物的砷污染。水生生物，尤其是甲壳类和某些鱼类对砷有很强的浓集能力，其体内砷含量可高出水体数千倍，但其中大部分是毒性较低的有机砷。

（2）食品加工过程中原料、添加剂及容器、包装材料等的污染　由于食品加工过程中使用的原料、化学物和添加剂的砷污染和误用等原因可造成加工食品的砷污染。

（3）自然本底　砷是地壳的组成成分之一，自然界广泛存在砷或砷化物，其含量一般不足以造成人类的危害，但某些地区由于砷含量高，可转移到动植物食品中，或人类直接通过饮水进入人体，如我国香港、台湾地区由于长期饮用含砷高的井水而导致黑脚病。

2. 体内代谢

食品中砷的毒性与其存在的形式和价态有关。元素砷几乎无毒，砷的硫化物毒性亦很低，而砷的氧化物和盐类毒性较大。As^{3+} 的毒性大于 As^{5+}，无机砷的毒性大于有机砷。食物和饮水中的砷经消化道吸收入血后主要与 Hb 中的球蛋白结合，24h 内即可分布于全身组织，以肝、肾、脾、肺、皮肤、毛发、指甲和骨骼等器官和组织中蓄积量较多。砷的生物半衰期为 80~90d，主要经粪和尿排出。砷与头发和指甲中角蛋白的巯基有很强的结合力，这也是其排泄途径之一。故测定发砷和指甲砷可反映体内砷水平，正常人血砷含量为 60~70μg/L，尿砷<0.5mg/L，发砷 5μg/g。

As^{3+} 与巯基有较强的亲和力，尤其对含双巯基结构的酶，如胃蛋白酶、胰蛋白酶、丙酮酸氧化酶、α-酮戊二酸氧化酶、ATP 酶等有很强的抑制能力，可导致体内物质代谢的异常。同时砷也是一种毛细血管毒物，可致毛细血管通透性增高，引起多器官的广泛病变。

3. 砷污染对人体的危害

急性砷中毒主要表现为胃肠炎症状，严重者可致中枢神经系统麻痹而死亡，并可出现七窍出血等现象。慢性中毒主要表现为神经衰弱，皮肤色素异常（白斑或黑皮症），皮肤过度角质化和末梢神经炎等症状。日本已将慢性砷中毒列为第 4 号公害病。

无机砷化合物的"三致"作用也有不少研究报告。已证实多种砷化物具有致突变性，可导致体内外的基因突变、染色体畸变并抑制 DNA 损伤的修复。砷酸钠可透过胎盘屏障，对小鼠和地鼠有一定致畸性。流行病学调查也表明，无机砷化合物与人类皮肤癌和肺癌的发生有关。

【砷中毒案例】

（1）森永奶粉事件　20 世纪 60 年代，日本发生了震惊世界的由于在奶粉生产中使用含有过量砷酸盐的磷酸二氢钠作为品质改良剂而引起森永奶粉中毒事件，造成 1 万多名婴幼儿中毒，100 多人死亡。当时的调查结果为森永公司在奶粉生产中所使用的品质改良剂磷酸二氢钠杂质较多，砷化物严重超标，这一事件造成森永公司的倒闭。但到 20 世纪 80 年代初，事实真相被重新披露，起因是由于另一家生产奶粉的公司通过买通过森永的员工，在生产原料磷酸二氢钠中加入砷化物所致。于是判决这一采取非正当竞争的公司对森永公司的后代做出赔偿，使森永公司得以恢复，而这家公司因而倒闭。

（2）香港黑脚病　20 世纪 40 年代，在我国台湾、香港等地，发生了砷的慢性中毒引起的黑脚病。患者开始表现为间歇性跛行，以后出现皮肤色素沉着，呈弥漫性褐色或黑褐色斑点和白色脱色斑，手掌和脚趾皮肤高度角化、皲裂或形成赘生物，可发展成皮肤癌。由于末梢血管神经功能的紊乱，可导致微循环障碍，严重者肢体血管狭窄，甚至发展成肢体末端皮肤变黑、坏死，下肢发病者较多见，所以称为黑脚病。

---

4. 食品中砷的允许限量

表 2-8 所示为 GB 2762—2017《食品安全国家标准　食品中污染物限量》中对谷物及其制品、水产动物及其制品、蔬菜及其制品、水果及其制品、肉及肉制品和饮料类食品中砷的残留限量的规定。

表 2-8　　　　　　　　　食品中砷的限量指标

食品类别（名称）	限量（以 As 计）/（mg/kg）		食品类别（名称）	限量（以 As 计）/（mg/kg）	
	总砷	无机砷[2]		总砷	无机砷
谷物及其制品			蔬菜及其制品		
谷物（稻谷[1]除外）	0.5	—	新鲜蔬菜	0.5	—

续表

食品类别（名称）	限量（以As计）/（mg/kg）		食品类别（名称）	限量（以As计）/（mg/kg）	
	总砷	无机砷[②]		总砷	无机砷
谷物碾磨加工品（糙米、大米除外）	0.5	—	肉及肉制品	0.5	—
稻谷[①]、糙米、大米	—	0.2	饮料类		
水产动物及其制品（鱼类及其制品除外）	—	0.5	包装饮用水	0.01mg/L	—
鱼类及其制品	—	0.1			

注：①稻谷以糙米计。②对于制定无机砷限量的食品可先测定其总砷，当总砷水平不超过无机砷限量值时，不必测定无机砷；否则，需再测定无机砷。

第六节　有害化合物对食品的污染及其预防

造成食品污染的有害化合物主要有 N-亚硝基化合物、多环芳烃化合物、杂环胺、丙烯酰胺、二噁英等。

一、 N-亚硝基化合物对食品的污染

N-亚硝基化合物是一类具有亚硝基（N-NO）结构的有机化合物，对动物有较强致癌作用。迄今为止，已发现的亚硝基化合物有 300 多种，其中90%具有致癌性。目前，还没有哪一种动物对 N-亚硝基化合物的致癌作用有抵抗力。

1937 年，美国 Freund 首次报道了两例职业接触 N-亚硝基二甲基胺（NDMA，又称二甲基亚硝胺）中毒案例，病人出现中毒性肝炎和腹水。其后以 NDMA 给小鼠和狗染毒，也出现肝脏退行性坏死。之后揭示了 NDMA 不仅是肝脏的剧毒物质，也是强致癌物，可引起肝脏肿瘤。挪威曾发生羊、貂因食用亚硝酸盐腌制的鱼粉饲料，而得严重的肝病，引起人们对亚硝胺的关注。1954 年 Barnes 和 Magee 详细描述了二甲基亚硝胺急性毒性的病理损害，主要表现为肝小叶中心性坏死及继发性肝硬化。1956 年，Barnes 和 Magee 用大鼠证实了二甲基亚硝胺的致癌作用，从而引起了人们对 N-亚硝基化合物毒性的广泛研究。

（一） N-亚硝基化合物的结构与理化性质

1. 化学结构

N-亚硝基化合物是一大类的化合物，根据其分子结构可分为 N-亚硝胺和 N-亚硝酰胺类两大类。

（1） N-亚硝胺　亚硝胺是研究最多的一类 N-亚硝基化合物，其基本结构为

$$\begin{matrix} R_2 \\ R_1 \end{matrix} N-N=O$$

R_1、R_2可以是烷基、环烷基、芳香环、杂环化合物。当 R_1、R_2 相同称为对称性亚硝胺，R_1、R_2 不相同时，称为非对称性亚硝胺。

（2）N-亚硝酰胺　亚硝酰胺的基本结构为：

$$\begin{array}{c} R_1 \\ R_2 \cdot CO \end{array} \Big\rangle N{-}N{=}O$$

当 O 原子被 NH 取代时，称为 N-亚硝基脒，当 R_2 被 NH_2 取代时，称为 N-亚硝基脲。由于 N-亚硝基脒和 N-亚硝基脲的化学性质与亚硝酰胺相似，所以习惯上把 N-亚硝基脒和 N-亚硝基脲归于亚硝酰胺，而环状亚硝胺则归于亚硝胺类。

2. 理化性质

亚硝胺性质较为稳定，不易水解，在中性和碱性环境中不易被破坏，但在酸性溶液和紫外线作用下可缓慢分解。二甲基亚硝胺可溶于水和有机溶剂，而其他亚硝胺只溶于有机溶剂；亚硝酰胺的化学性质相对活泼，在酸性和碱性条件中均不稳定。在酸性条件下，分解为相应的酰胺和亚硝酸；在碱性条件下可分解为重氮烷，在紫外线作用下也可发生分解反应。N-亚硝基化合物还具有一定的挥发性。

（二）　N-亚硝基化合物的毒性

1. 致癌作用

目前缺少 N-亚硝基化合物对人类直接致癌的资料，但对动物的致癌性是毫无疑问的。N-亚硝基化合物致癌可通过呼吸道吸入，消化道摄入，皮下肌肉注射，甚至皮肤接触都有可能诱发肿瘤。反复多次投药，或一次大剂量投药都能诱发肿瘤，且都有剂量效应关系。在致癌作用方面，亚硝胺不是终末致癌物，需在体内代谢活化；而亚硝酰胺是终末致癌物，无需体内活化就有致癌作用。至今尚未发现有一种动物对 N-亚硝基化合物的致癌作用有抵抗力。尽管目前对 N-亚硝基化合物是否对人类有致癌性尚无定论，但对某些地区与国家的流行病学资料的分析，表明人类某些癌症可能与之有关。智利胃癌高发可能与大量使用硝酸盐肥料，从而造成土壤中硝酸盐与亚硝酸盐过高有关。日本人爱吃咸鱼和咸菜其胃癌高发，前者胺类特别是仲胺与叔胺较高，后者亚硝酸盐与硝酸盐含量也较多，有利于亚硝胺的合成。我国林县食管癌高发，也被认为与当地食品中亚硝胺检出率高（23.3%，另一低发区仅1.2%）有关。

值得注意的是 N-亚硝基化合物可通过胎盘致癌。动物在胚胎期对亚硝酰胺的致癌作用敏感性明显高于出生后或成年。动物在妊娠期间接触 N-亚硝基化合物，不仅累及母代和第二代，甚至影响第三代和第四代，这种远期效果的作用机制尚不清楚，但也提示人类的某些肿瘤可能是胚胎期或生命早期接触致癌物的结果。

2. 致畸作用

有人用亚硝酰胺做实验，结果使仔鼠产生脑、眼、肋骨和脊柱的畸形，并存在剂量效应关系。而亚硝胺致畸作用很弱。

3. 致突变作用

1960 年发现亚硝基胍致突变性以后，对 N-亚硝基化合物致突变性进行了广泛的研究。亚硝酰胺是一类直接致突变物，能引起细菌、真菌、果蝇和哺乳类动物细胞发生突变，

Lijinsky 等采用 Ames 法测定了 34 种亚硝酰胺，发现多数具有直接致突变性。

（三） N-亚硝基化合物前体物

N-亚硝基化合物前体物有硝酸盐、亚硝酸盐和胺类物质，硝酸盐可被硝基还原剂转化为亚硝酸盐，故也是前体物。硝酸盐、亚硝酸盐和胺类物质，广泛存在于环境和食品中，环境和食品中的 N-亚硝基化合物是由亚硝酸盐和胺类在一定条件下合成。

1. N-亚硝基化合物前体物的来源

（1）环境中的硝酸盐和亚硝酸盐 硝酸盐和亚硝酸盐广泛地存在于人类环境中，是自然界最普遍的含氮化合物。蔬菜在生长中要合成必要的植物蛋白，就要吸收硝酸盐营养成分。有机肥料和无机肥料中的氮，由于土壤中硝酸盐生成菌的作用，而转化为硝酸盐。蔬菜植物体内吸收的硝酸盐，由于植物酶的作用，在植物体内还原成氨，并与光合作用合成的有机酸生成氨基酸、核酸而构成植物体。当光合作用不充分时，植物体内将积蓄多余的硝酸盐。

蔬菜中硝酸盐含量与品种、栽培条件如施肥、光照有关，与保存、处理过程有关。根菜类>薯芋类>绿叶菜类>白菜类>葱蒜类>豆类>瓜类>茄果类>食用菌。

蔬菜在腌制过程中亚硝酸盐含量增高。

（2）鱼、肉等食物中的硝酸盐和亚硝酸盐 用硝酸盐腌制鱼和肉是许多国家和地区的一种古老和传统的方法，其作用机制是通过细菌将硝酸盐还原为亚硝酸盐，亚硝酸盐与肌肉中的乳酸作用生成游离的亚硝酸，亚硝酸能抑制许多腐败菌的生长，从而可达到防腐的目的。此外，亚硝酸分解产生的 NO 可与肌红蛋白结合，形成亚硝基肌红蛋白，可使腌肉、腌鱼等保持稳定的红色，从而改善此类食品的感官性状。之后，人们发现只需用很少量的亚硝酸盐处理食品，就能达到较大量硝酸盐的效果，于是亚硝酸盐逐步取代硝酸盐用作防腐剂和护色剂。目前尚无更好的替代品，GB 2760—2014《食品安全国家标准 食品添加剂使用标准》规定肉制品中亚硝酸盐残留量（以亚硝酸钠计）不得超过 30mg/kg，肉罐头不得超过 50mg/kg。

（3）环境中的胺类 含氮的有机胺类化合物，是 N-亚硝基化合物的前体物，它们广泛地存在于人类环境之中，特别是食物中（因为蛋白质、氨基酸、磷脂等胺类的前身物，是各种食品的天然成分，所以胺类广泛存在于动物性和植物性食品中）。另外，胺类也是药物、化学农药和一些化工产品的原材料。

在有机胺类化合物中，以仲胺（即二级胺）合成 N-亚硝基化合物的能力为最强。鱼和某些蔬菜中有胺类和二级胺类物质含量较高，鱼肉中二甲胺的含量多在 100mg/kg 以上，且鱼、肉及其产品中二级胺的含量随其新鲜程度、加工过程和贮藏条件的不同而有很大差异，晒干、烟熏、装罐等加工过程均可致二级胺含量明显增加。在蔬菜中，胡萝卜的二级胺含量较高。此外，玉米、小麦、黄豆、红薯干、面包等食品中，也有较多的二级胺。

2. N-亚硝基化合物的合成及影响因素

（1）合成条件 温度在 0~100℃均可发生反应，且最短反应温度在 37℃左右；浓度在微克/千克（μg/kg）的情况即可发生反应；pH 为酸性条件下即可发生反应。

（2）影响合成的因素

①pH：除反应浓度外，氢离子浓度对反应影响较大。在酸性环境中极易反应。例如，仲胺亚硝基化的最适 pH 2.5~3.4，胃液酸度 pH 1~3，故适于亚硝基化合物的合成。

②胺的种类与亚硝基程度：过去认为仲胺反应速度最快，伯胺、叔胺很难反应，但近年

来已证实，在有硫氰酸根存在的条件下，伯胺与亚硝酸的反应也很快。人的唾液中有大量的硫氰酸根，所以，此途径备受重视。

③微生物：在微生物的作用下可将硝酸盐还原为亚硝酸盐，又参与胺的形成，故能促进N-亚硝基化合物的生成。另外，肠道硝酸盐还原菌能将仲胺及硝酸盐合成亚硝胺；某些霉菌如黄曲霉、黑曲霉菌也能促进亚硝胺的合成。

3. 污染的食品

（1）鱼、肉制品　一般新的鱼、肉类食品中仅含有少量的胺类物质，但是由于动物性食品富含蛋白质和脂肪，在其腌制、烧烤加工过程中，尤其是采用油煎、油炸等烹调方式时，会生成较多的胺类物质，当鱼、肉类食品腐败变质时，这些蛋白质含量丰富的食品也会分解产生较多的胺类物质。在使用硝酸盐或亚硝酸盐作为腊肠、肉肠、火腿和午餐肉等食品的发色剂、防腐剂时，上述胺类会与亚硝酸盐反应生成亚硝胺。腌制食品如果再烟熏，则其N-亚硝基化合物的含量将会更高（部分肉类食品中的亚硝胺含量见表2-9）。维生素C能抵制鱼、肉制品在熏制过程中的亚硝胺生成，这是因为维生素C能与亚硝酸盐作用生成无反应活性的亚硝酸盐。

表2-9　　　　　　　　　　　部分肉类食品中的亚硝胺含量　　　　　　　　　　单位：μg/kg

食物品种	加工方法	含量
猪肉	新鲜	0.5
熏肉	烟熏	0.8~2.4
腌肉（火腿）	烟熏，亚硝酸盐处理	1.2~24
腌腊肉	烟熏，亚硝酸盐处理，放置	0.8~40
鲤鱼	新鲜	4
烟熏	烟熏	4~9
咸鱼	亚硝酸盐处理	12~24
腊鱼	烟熏，亚硝酸盐处理	20~26
腊肠	亚硝酸盐处理	5.0
熏腊肠	烟熏，亚硝酸盐处理	11~84

（2）乳制品　某些乳制品（如干奶酪、奶粉、奶酒等）含有微量的挥发性亚硝胺，其含量多在0.5~5.2μg/kg。

（3）蔬菜、水果　蔬菜和水果中所含有的硝酸盐、亚硝酸盐和胺类在长期贮藏和加工处理过程中，可发生反应，生成微量的亚硝胺，其含量在0.01~6.0μg/kg。

（4）啤酒　啤酒中二甲基亚硝胺的含量水平在0.5~5.0μg/kg，其主要来源是在啤酒生产过程中，大麦芽在加热干燥时，其所含大麦碱和仲胺等能与空气中的氮被氧化产生的氮氧化物（NO_x）发生反应，生成二甲基亚硝胺。

4. 人体内合成亚硝胺

除食品中所含有的N-亚硝基化合物外，人体内也能合成一定量的N-亚硝基化合物。由于在pH<3的酸性环境中合成亚硝胺的反应较强，因此胃可能是人体内合成亚硝胺的主要场所。此外，在唾液及膀胱内（尤其是尿路感染时）也可能合成一定量的亚硝胺。

（四） 预防措施

1. 阻断或减少 N-亚硝基化合物的合成

（1）防止食物霉变以及其他微生物污染　这对降解食物中亚硝基化合物含量至为重要，首先某些细菌可还原硝酸盐为亚硝酸盐，其次某些微生物尚可分解蛋白质，转化为胺类化合物，并且还有酶促亚硝基化作用。为此，在食品加工时，应保证食品新鲜，防止微生物污染。

（2）控制食品加工中硝酸盐及亚硝酸盐的使用量　这可以减少亚硝基化前体物的量，在加工工艺可行的情况下，尽量使用亚硝酸盐及硝酸盐的替代品。

（3）施用钼肥　农业用肥与用水被认为与蔬菜中亚硝酸盐和硝酸盐含量有关。使用钼肥有利于降低硝酸盐含量，例如白萝卜和大白菜施钼肥后，亚硝酸盐平均下降26.5%。

（4）改进食品加工工艺　加工香肠时加入维生素C可以减少香肠中亚硝胺的含量，如表2-10所示。

表2-10　　　　　　　　香肠中加维生素C对生产亚硝胺的影响　　　　　单位：mg/kg

维生素C加入量	亚硝酸盐加入量	二甲基亚硝胺含量	
		加热2h	加热4h
0	1500	11	22
550	1500	0	7
5500	1500	0	4

2. 防止或减少亚硝基化合物的危害作用

（1）提高维生素C摄入量　维生素C有阻断亚硝基化作用，很多流行病学调查证明食管癌高发区，维生素C摄入量都很低。

（2）许多食物成分可阻断亚硝胺的形成　我国学者发现大蒜和大蒜素可抑制胃内硝酸盐还原菌，使胃内亚硝酸盐含量明显降低。茶叶、猕猴桃、沙棘果汁、苹果汁、梨汁等对亚硝胺的生成也有阻断作用。

（3）吃新鲜食物减少腌制食品的摄入量　堆放时间较长，温度较高的蔬菜，特别是已经发黄的菜叶，亚硝酸盐含量较高，不宜食用。不吃腌制时间在7d左右的咸菜，少吃腌制时间在15d内的咸菜。

（4）暴晒污染的粮食和饮水　亚硝胺在紫外线及可见光照射下，可发生光解反应。

3. 制定食品中 N-亚硝基化合物限量标准

目前 GB 2762—2017《食品安全国家标准　食品中污染物限量》规定，肉制品（肉类罐头除外）中 N-二甲基亚硝胺≤3.0μg/kg，水产制品（水产品罐头除外）中 N-二甲基亚硝胺≤4.0μg/kg。

二、 多环芳烃化合物对食品的污染

多环芳烃（polycyclic aromatic hydrocarbons，PAH）是指含有两个以上苯环的化合物，环与环之间的连接方式有两种：一种是稀环化合物，即苯环与苯环之间各由一个碳原子相连，如联苯；另一种是稠环化合物，即相邻的苯环至少有两个共用的碳原子的碳氢化合物，如萘、苯并（a）芘。本节介绍的为稠环化合物，又称稠环芳烃。多环芳烃是一类非常重要的环境污染物和化学致癌物，这类物质已发现有 100 多种。多环芳烃化合物由石油、煤炭、石化燃料、木材，燃料瓦斯、汽油、重油、纸或食品的不完全燃烧或热分解生成。PAH 在空气、排烟、排气、烟熏和烧烤食品中广泛存在。1775 年英国外科医生 P. 波特发现烟囱清扫工患阴囊癌。1915 年经日本学者山极胜三郎和市川厚一用煤焦油多次涂抹兔耳，诱发皮肤癌成功。

从 1930 年英国分离出苯并芘，迄今为止发现的 PAH 达数百个，由于五个环的苯并（a）芘研究最早，资料最多，所以常常把苯并（a）芘（结构式见图 2-3）作为环境中存在 PAH 的指标。

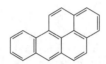

图 2-3　苯并（a）　芘结构式

（一）　多环芳烃化合物的毒性

1. 致癌性

对 PAH 致癌性研究最多的是苯并（a）芘，它可使多种动物种属、多种器官致癌，所接触途径均可致癌，其致癌发生率不仅存在剂量效应关系，而且存在加速效应。所谓加速效应是指随接触水平的下降，诱发癌症的总剂量也下降，如分别用 0.05、0.025、0.0125、0.0065mg/kg 苯并（a）芘涂抹大鼠皮肤，出现癌症的时间为 143、231、376、610d，诱发癌症的总剂量分别为 7.15、5.775、4.7、3.8125mg/kg。加速效应说明即使在低剂量接触某化合物后，仍存在致癌的危险性。

对 PAH 致癌性和结构关系的研究表明，PAH 中 3~7 个环的化合物才具有致癌性，2 个环和 7 环以上的化合物一般不具备致癌性。PAH 属于前致癌物，需经体内代谢后才具有致癌活性。

2. 致突变

PAH 大多为间接致突变物，其中苯并（a）芘是强致突变物，常用来作为致突变试验的阳性对照，在 S9［用 PAH 诱导的大鼠肝匀浆 9000r/min 上清液（S9）加上烟酰胺腺嘌呤二核苷酸磷酸（NADP）及 6-磷酸葡萄糖等辅助因子，作为代谢活化系统］存在的情况下，苯并（a）芘的 Ames 试验、细菌 DNA 修复、噬菌体诱发果蝇突变、DNA 修复、姊妹染色体单体交换、染色体畸变、哺乳类细胞培养点突变及哺乳类动物精子畸变等试验均呈阳性反应。

3. 遗传毒性

一些稠环芳烃化合物具有致畸作用。对小鼠和家兔，苯并（a）芘能透过胎盘屏障，造成子代肺腺癌和皮肤乳头状瘤，苯并（a）芘、二苯并（a,h）蒽及萘对小鼠和大鼠有胚胎毒，可造成胚胎畸形、死胎及流产等。

另外，多环芳烃化合物容易吸收可见光（400~800nm）和紫外光（280~400nm），尤其对紫外辐射引起的光化学反应敏感。实验表明，同时暴露于多环芳烃和紫外光照射下会加速细胞的自由基生成，破坏细胞膜，损伤细胞 DNA，引起人体细胞遗传物质的突变，危害人体健康。

（二） 食品中多环芳烃化合物的来源

1. 工业"三废"

在工业生产和其他人类活动中，由于有机物不完全燃烧，产生大量 PAH 并排放到环境中，污染空气、水源及土壤，使农作物吸收而存积于植物体内，PAH 也能以直接接触等途径污染食品。PAH 的生成量同燃烧设备和燃烧温度等因素有关，如大型锅炉生成量低，家庭用的煤炉生成量高。蔬菜水果中的 PAH 来源于环境污染。

2. 加工过程中形成

食品成分在热加工时，受高温的影响发生裂解与热聚反应，形成多环芳烃化合物，如油炸食品，油脂在高温下发生裂解与热聚可产生苯并（a）芘。肉、鱼类在烤、烧、熏、炸过程中可形成 PAH。直接用火烘烤比间接烘烤产生的 PAH 多，如烤羊肉串，PAH 污染程度顺序为木柴>木炭明火炙烤>电炉烤>电热板烤。脂肪含量高的食品比脂肪含量低的食品产生的 PAH 多，如用木柴、木炭明火炙烤，PAH 含量为烤羊肉串>烤牛肉，烤鸭皮>烤鹅。在烤制过程中动物食品所滴下的油滴中苯并（a）芘含量是动物食品本身的 $10\sim70$ 倍。当食品在烟熏和炙烤过程发生焦糊或炭化时，苯并（a）芘生成量将显著增加，特别是烟熏温度在 $400\sim1000℃$ 时，苯并（a）芘生成量可随着温度的上升而急剧增加。当淀粉加热至 $390℃$ 时可产生 $0.7\mu g/kg$ 的苯并（a）芘，加热至 $650℃$ 时可产生 $17\mu g/kg$ 的苯并（a）芘。葡萄糖、脂肪酸加热至 $650℃$ 时可产生 $7\mu g/kg$ 和 $88\mu g/kg$ 苯并（a）芘。烟熏是肉肠加工过程中产生 PAH 的主要环节。另外，沥青中的苯并（a）芘含量为 $2.5\%\sim3.5\%$，食品加工机械用的润滑油苯并（a）芘含量高达 $2600\mu g/kg$。

3. 加工过程受污染

食品机械所用的润滑油含有 PAH，食品加工过程中若受到润滑油的污染，可造成食品的 PAH 污染。石油产品如沥青含有 PAH，若在柏油马路上晾晒粮食，可造成粮食的 PAH 污染。

4. 水产品的污染

水体受到 PAH 污染后，水生生物可通过生物富集作用蓄积 PAH。

5. 植物及微生物合成

某些植物及微生物可合成微量的 PAH。

（三） 预防措施

1. 防止污染

（1）加强环境治理，避免食品受环境的污染。

（2）改进食品加工烹调方法。熏制、烘干食品时应改进其加工过程，尽量避免使食品直接接触炭火熏制、烧烤，或选用微波炉或电炉代替炭炉，防止食物油脂滴落在炭火上形成多环芳烃并附着在食品表面；烤制食品时温度不宜过高，时间不宜过长；烟熏食品尽量使用冷熏液代替直接烟熏，并改进食品烟熏制剂，减少苯并（a）芘等多环芳烃化合物的生成。

（3）油炸食品可因高温造成油脂裂解与热聚，产生多环芳烃类化合物，因此应减少油炸食品的食用量，避免油脂反复加热使用。

（4）粮食、油料种子不在沥青路面上晾晒，以防沥青中所含有大量的多环芳烃，特别是苯并（a）芘污染粮食和油料种子。

（5）机械化生产食品要防止润滑油污染食品，可改用食用油做润滑剂。

2. 去毒

食品中的 PAH 可用吸附法去除，活性炭是常用的从油脂中去除 PAH 的吸附剂。浸出法生产的菜籽油用 0.3% 或 0.5% 的活性炭处理，在 90℃温度下搅拌 30min，再经 140℃ 91.3kPa 真空下处理 4h，可除去 89%~95% 的苯并（a）芘。蔬菜水果清洗可去除部分 PAH，但效果不理想，仅能去除约 10% 的 PAH。此外，阳光与紫外线照射也能使食品中 PAH 含量降低。

3. 制定食品中允许含量标准

目前 FAO/WHO 尚未制定其 ADI 或 PTWI。一般认为人体每日苯并（a）芘摄入量不应超过 10μg。我国现行的 GB 2762—2017《食品安全国家标准　食品中污染物限量》规定，熏、烧、烤肉类和熏、烤水产品，以及谷物及其制品中苯并（a）芘含量≤5.0μg/kg，油脂及其制品中苯并（a）芘含量≤10μg/kg。

三、 杂环胺对食品的污染及预防

杂环胺（heterocyclic amines，HCAs）是食品中的蛋白质成分在高热情况下形成的一类低分子有机化合物。食物蛋白质或某些氨基酸成分在温度非常高的情况下，可以合成 HCAs。氨基酸（糖有时也可以）与肌酸、肌酐在高温下反应生成 HCAs。

杂环胺类化合物包括氨基咪唑氮杂芳烃（amino-imidazoaza-arenes，AIAs）和氨基咔啉（amino-carbolines）两类。AIAs 包括喹啉类（IQ）、喹恶啉（IQx）和吡啶类（IP）。AIAs 咪唑环的 α 氨基在体内可转化为 N-羟基化合物而具有致癌和致突变活性。AIAs 又称 IQ 型杂环胺，其胍基上的氨基不易被亚硝酸钠脱去而丧失活性。大多数杂环胺类化合物来自烤牛肉或烤沙丁鱼，色氨酸或谷氨酸热解以及苏氨酸、甘氨酸、肌酐与葡萄糖混合热解。

（一） 杂环胺合成的影响因素

1. 温度

研究发现，食物在 160℃以下温度烹调时，HCAs 不能检出或极少，但随着温度升高，HCAs 含量逐渐增加。如碎牛肉在 250℃煎炸时 HCAs 的含量为 200℃时的 6~7 倍。

2. 时间

在形成 HCAs 的温度条件下，食物加热时间越长，形成的 HCAs 越多。

3. 与热源接触的程度

与热源接触程度高的加热方式（如烧、烤、煎、炸等）较接触程度轻的加热方式（如炖、焖、煮等）产生更多的 HCAs。此现象可能与水分对 HCAs 形成的抑制作用有关。

4. 食品成分

肉、鱼、禽等食品含有较多的肌酸和肌酐，以及氨基酸，因此容易形成 HCAs。植物性食品，尤其是含面筋蛋白的食品也可在高温情况下产生少量的 HCAs。

含肌肉多的食品如牛排、鸡胸、鱼等在加工过程中形成的 HCAs 较其他食品多。烤鸡胸肉形成的 HCAs 量最多。

（二） 杂环胺的毒性

1. 致突变性

杂环胺需经过代谢活化后才具有致突变性。杂环胺的活性代谢物是 N-羟基化合物。杂环胺可在细胞色素 P450 IA2 的作用下进行 N-氧化，其后再经 O-乙酰转移酶和硫转移酶的作用，将 N-羟基代谢物转变成终致突变物。

2. 致癌性

杂环胺对啮齿动物均具不同程度的致癌性，大部分杂环胺致癌的主要靶器官为肝脏，其次是血管、肠道、前胃、乳腺、阴蒂腺、淋巴组织、皮肤和口腔等，有的可诱导大鼠结肠癌，皮肤癌等。有研究表明某些杂环胺对灵长类动物也有致癌性。

HCAs 对人的致癌性尚没有明确的结论。可能和人乳腺癌、胃癌、结肠癌和前列腺癌的发病有一定关系。根据动物试验研究结果推论，人暴露 HCAs 引起肿瘤的危险性小于 0.01%。有研究表明，摄入炸鸡后，肠道排泄物中可检测出少量的具有基因毒性的 HCAs 活化代谢物（Biomarker，生物标志）。美国的一项研究报告调查了 900 名妇女，其中有 1/3 患有乳腺癌。在被调查妇女中，喜欢吃烧烤和油炸肉类者患乳腺癌的机率是少吃甚至不吃烧烤和油炸肉类者的 2 倍。德国的研究人员发现，2-氨基-1-甲基-6-苯基-咪唑并［4，5-b］吡啶（PhIP）有类似雌激素的作用。一项对 176 名胃癌病人和 503 名非胃癌人群的膳食习惯调查研究结果显示，吃熟透的、中等程度以上熟牛排的人患胃癌的危险是吃生的、中等程度以上生牛排的人的 3 倍以上。每周吃 4 次以上牛排的人患胃癌的危险是很少吃牛排的人的 2 倍以上。

杂环胺可诱导细胞色素 P450 酶系（Cytochrome P450s，CYP），从而促进其自身的代谢活化。杂环胺的 N-羟基代谢产物可直接与 DNA 结合，但活性较低。大多数杂环胺在肝内形成加合物的量最多，其次是肠、肾和肺组织。DNA 加合物的形成可导致基因突变、肿瘤抑制基因失活等遗传效应，这可能是杂环胺致癌作用的主要机制之一。

（三）　食品中杂环胺的来源

正常烹调食品中均含有不同量的杂环胺，但油炸、烧烤等烹调温度过高，产生的致突变物的杂环胺更高。

（四）　预防措施

1. 改进烹调加工方法

杂环胺化合物的生成与不良的烹调加工方法有关，特别是过高温度烹调食物。因此，首要注意的是不要使烹调温度过高，不要烧焦食物，避免过多采用煎炸的烹调方法。

2. 增加蔬菜水果的摄入量

膳食纤维素有吸附杂环胺化合物并降低其生物活性的作用，某些蔬菜、水果中的一些成分又有抑制杂环胺化合物的致突变性的作用。因此，增加蔬菜水果的摄入量对于防止杂环胺的可能危害有积极作用。

3. 加强监测

开展食物中杂环胺含量监测，研究杂环胺生成条件与抑制条件，深入开展杂环胺在体内代谢状况，毒害作用的阈剂量等方面研究，尽早制定食品中的允许含量标准。

四、　丙烯酰胺对食品的污染及预防

丙烯酰胺（acrylamide，AA）为一种白色晶体化学物质，原是生产用于水处理等用途的聚丙烯酰胺的原料。在 2002 年 4 月，瑞典国家食品管理局和斯德哥尔摩大学的科研人员发现，一些油炸和烧烤的淀粉类食品，如炸薯条、炸薯片等中存在危害人体健康的丙烯酰胺。于是，世界各国研究者开始了对食品中丙烯酰胺形成机制及含量的研究。随后，联合国粮农组织（FAO）和世界卫生组织（WHO）联合食品添加剂专家委员会（JECFA）对食品中的丙烯酰胺进行了系统的危险性评估，认为食物是人类丙烯酰胺的主要来源。

（一） 食品中丙烯酰胺的来源与影响因素

丙烯酰胺主要由天冬酰胺与还原糖在高温加热过程中发生美拉德反应所形成。一些富含淀粉的食物在油炸或高温烧烤时，可形成丙烯酰胺。食品的种类以及加工方式、温度和时间均影响食品中丙烯酰胺的形成。

1. 加工原料中天冬酰胺和还原糖的含量

天冬酰胺和还原糖含量高的食品原料在加工过程中更易产生丙烯酰胺。例如，马铃薯中天冬酰胺浓度较高，当利用天冬酰胺酶减少马铃薯中天冬酰胺含量后，油炸的马铃薯中丙烯酰胺含量减少。

2. 加工方式

食品经过煎、炸、焙、烤等高温处理后容易产生丙烯酰胺，而蒸、煮等方式其丙烯酰胺生成较少。

3. 温度和时间

丙烯酰胺生成量与食品加工处理的温度和持续的时间有关，加工过程中提高加工温度会增加丙烯酰胺的生成，延长热处理的时间也会增加丙烯酰胺生成。

4. 水分含量

通常情况下，水分的减少会增加加工食品的丙烯酰胺生成。

表 2-11 所示为部分食品样品中丙烯酰胺的含量。

表 2-11　　　　　　　　　　20 种市售食品样品中丙烯酰胺的含量

样品名称	含量/（μg/kg）	样品名称	含量/（μg/kg）
方便粥	未检出	油饼	14
油条	90	方便面	38
麻花	44	米脆	587
巧克力饼干	347	饼干	184
薯条（1）	203	薯条（2）	811
薯片（1）	1002	薯片（2）	564
薯片（3）	1445	薯片（4）	951
薯片（番茄味）(5)	841	薯片（原味）(6)	998
薯卷	1665	大麦茶	506
玉米茶	269	速溶咖啡	325

资料来源：张琪等. HPLC-MS/MS 测定油炸及高温烘烤食品中的丙烯酰胺，2006。

（二） 丙烯酰胺的毒性

丙烯酰胺进入人体后，在细胞色素 P450 的作用下，生成环氧丙酰胺，环氧丙酰胺比丙烯酰胺更容易与 DNA 上的鸟嘌呤结合形成加合物，导致遗传物质的突变。因此，环氧丙酰胺被认为是丙烯酰胺的主要致癌活性代谢产物。国际癌症研究机构（IARC）将丙烯酰胺列为 2 类致癌物（2A，即人类可能致癌物）。但目前还没有充足的流行病学证据表明，通过食物摄入丙烯酰胺与人类某种肿瘤的发生有明显的相关性。

通常情况下，人通过食品摄入的丙烯酰胺含量较低，其较少对人体表现出急性毒性。实验动物经口长期给予低剂量丙烯酰胺，发现实验动物出现腿脚麻木、无力等神经性损伤表现；而大剂量暴露于丙烯酰胺会引起实验动物中枢神经系统的损伤。

（三）　预防措施

1. 使用正确的食品加工烹调方法

在煎、炸、烘、烤食品时，尽量避免温度过高或加热时间过长，尽可能选用蒸、煮等烹调方法。

2. 采用降低加工食品中丙烯酰胺含量的方法

在加工过程中可使用柠檬酸、苹果酸、琥珀酸等有机酸降低马铃薯的 pH，抑制其加工过程中丙烯酰胺的产生；可通过加入巯基化合物，如半胱氨酸、同型半胱氨酸、谷胱甘肽等促进丙烯酰胺的降解；采用真空油炸可降低食品加工过程中丙烯酰胺的产生；利用臭氧使丙烯酰胺发生分解反应，降低其在食品中的含量。

3. 加强食物和人群监测

建立简便、低成本的检测方法，加强对人群暴露水平的评估。WHO 建议，成年人每天摄入的丙烯酰胺不应超过 $1\mu g$。

五、　二噁英对食品的污染

二噁英（Dioxin，PCDD/Fs）是在许多含氯化合物生产和使用过程中产生的副产物，包括 75 种多氯代二苯并二噁英和 135 种多氯代二苯并呋喃共 210 种氯代含氧化合物（基本结构如图 2-4 所示），其中 2，3，7，8-四氯二苯对二噁英（2，3，7，8-tetrachlro-dibenzo-p-dioxin，TCDD）是迄今为止所知的毒性最强的环境污染物之一，其急性毒性是氰化钾的 1000 倍。

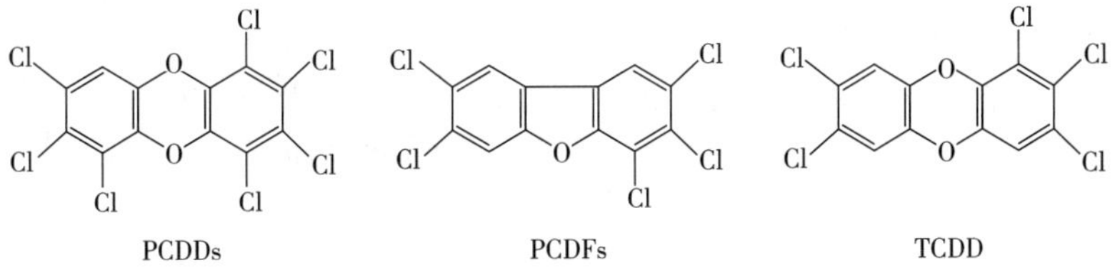

图 2-4　二噁英结构式

二噁英具有高亲脂性，容易通过食物链在生物体内蓄积，一旦进入人体后很难被分解或排出，其在人体内的半衰期为 7~11 年。资料显示，人体中的二噁英有 90% 来自膳食，因此，减少食品的二噁英污染对于降低二噁英对人体健康的危害至关重要。

1999 年 5 月底，在比利时，部分鸡肉和鸡蛋中测出含有高浓度二噁英，可能受到污染的食品还包括牛肉、猪肉、牛奶及数以百计的衍生产品，在欧洲引发食品恐慌，也波及其他国家。经查，比利时一家生产家禽和牲畜饲料添加物的厂，其部分产品掺入被二噁英严重污染的废机油。而受污染的动物饲料涉及比利时、法国、荷兰和德国的 10 多家饲料工厂，这些厂又把污染的饲料卖给数以千计的饲养场，因此导致畜禽产品和乳制品含有高浓度二噁英。

（一） 食品中二噁英的来源

1. 环境污染

许多含氯化合物在生产和使用过程中都可能产生二噁英。在氯酚类（2，3，4-三氯酚、1，2，4，5-四氯苯酚、五氯苯酚）、氯代苯氧乙酸、多氯联苯、氯代苯醚类农药、六氯苯等生产过程中均伴随着二噁英的产生。氯酚常作为杀虫剂、杀菌剂、防霉剂、防腐剂及消毒剂等，是由酚类化合物直接氯化或氯苯水解而来，产品中二噁英含量可达 130mg/kg。氯代苯氧乙酸是早期使用的除草剂，在用 1，2，4，5-四氯苯生产时产生的二噁英有的高达100mg/kg。通入氯气漂白纸浆也可产生二噁英，这些化工产品的生产厂和使用这些化工产品的木材加工厂、纸浆厂、制革厂等的排水、污泥废渣中也可能含有二噁英，并随排污而转移到水体或土壤中，最终造成对食品的污染，危害人体健康。另外，含有聚氯乙烯塑料的垃圾在焚烧过程中可能产生酚类化合物和强反应性的氯和氧化氢等，这些物质是合成二噁英的前体物，大型焚烧炉产生的烟气颗粒物中含有的二噁英可达 45～200μg/kg。另外，煤、石油沥青、含除草剂的枯草残叶等燃烧过程及森林火灾也会有二噁英产生，汽车尾气中也含有二噁英，其中 2，3，7，8-TCDD 为 0.5～16.7pg/kg，这些环境中的二噁英可进一步污染水源和食品。

2. 通过生物富集作用污染食品

二噁英的理化性质非常稳定，极难溶于水，易溶于大部分有机溶剂，较难被机体代谢排出，容易蓄积于动植物的脂肪组织中，可通过食物链富集而污染食品，最终危害人体健康。水体中的二噁英大多可通过水生植物、浮游动物-食草鱼-食鱼鱼类及鹅鸭等家禽这一食物链，在鱼、家禽及其产品中富集。空气中飘浮的二噁英可沉降到土壤、水源及植物上，污染水、蔬菜、粮食与饲料，动物食用饲料后也可造成二噁英的蓄积。在污染严重的地区，发现胡萝卜、马铃薯等根茎中二噁英含量很少，而叶菜和水果皮容易被污染，从污染的水果皮中检出的 2，3，7，8-TCDD 含量可达 100ng/kg，但在果肉中却往往检测不出。

3. 食品在加工与包装过程中的污染

食品的一些加工方式会造成食品的二噁英污染，如在烧烤过程中，二噁英可能通过烟尘或直接接触污染食品；在一些冷烟熏制过程中也会产生二噁英。另外，食品的一些包装材料也含有二噁英，可迁移进入食品，造成污染。

（二） 二噁英的毒性

1. 急性毒性

二噁英具有很强的急性毒性，如 2，3，7，8-TCDD 对豚鼠经口的 LD_{50} 为 0.6μg/kg·体重。同时研究发现，低于致死剂量的 2，3，7，8-TCDD 可引起实验动物进食量减少、体重减轻、肌肉和脂肪组织总量减少的"消瘦综合征"。一次较大剂量摄入二噁英可引起人体急性中毒，其主要表现为头痛、头晕、呕吐、肝功能受损等症状，严重时可致残或引起死亡。

2. 皮肤毒性

二噁英引起的皮肤性疾病主要为氯痤疮，它是二噁英中毒的一个典型症状，主要症状表现为病人的皮肤出现黑头和淡黄色囊肿，重者同时还伴有全身疼痛，症状可持续数年。资料显示，人在职业接触或因意外事故接触二噁英后，多数会出现氯痤疮的症状。

3. 肝脏毒性

二噁英对动物有不同程度的肝脏毒性，其主要表现为肝脏肿大、实质细胞增生等。资料显示，二噁英对不同动物的肝脏毒性作用差异较大，如二噁英对大鼠和小鼠的肝脏毒性作用较强，而对豚鼠和仓鼠的肝毒性作用较弱。

4. 免疫毒性

二噁英对细胞免疫与体液免疫均具有较强的抑制作用，二噁英在非致死剂量时可导致实验动物胸腺的严重萎缩，并可抑制其抗体的生成。

5. 生殖毒性

二噁英是一种环境内分泌干扰物，可以通过干扰机体的性激素分泌而表现出生殖毒性。资料显示，二噁英能引起雌性动物卵巢功能障碍，抑制雌激素的作用，使雌性动物出现不孕、胎仔减少、流产等。近年来的研究表明，二噁英具有明显的抗雄激素作用，可致雄性动物睾丸形态改变，精子数量减少，血清睾酮水平降低。流行病学研究显示，在 2，3，7，8-TCDD 生产环境中的男性工人的血清睾酮水平降低，促卵泡激素和黄体激素水平增加，且其血清睾酮水平与 2，3，7，8-TCDD 水平呈负相关。

6. 致畸性

资料显示，单次剂量的二噁英就可以导致实验动物的胚胎发育异常。低剂量的二噁英能导致实验胎鼠产生腭裂和肾盂积水。

7. 致癌性

国际癌症研究机构（IARC）将二噁英列为对人可致癌的 I 类致癌物。研究显示，二噁英对多种动物有极强的致癌性，其对小鼠的最低致肝癌剂量仅 $10ng/kg \cdot$ 体重。流行病学研究显示，接触 2，3，7，8-TCDD 及其同系物会增加癌症的患病风险。

（三） 预防措施

1. 控制二噁英对环境的污染

减少氯酚类、氯代苯醚类含氯的农药和其他类似化合物的使用；实行垃圾分类，严格控制垃圾不完全燃烧。同时，开发适宜的废弃物焚烧技术、土壤污染净化技术和二噁英无害化分解技术等。

2. 加强二噁英的监测和监管工作

国家应该尽快建立有效的二噁英检测网络和允许限量标准，对空气、土壤、水体、食品中的二噁英含量进行定期检测，并加强监管工作，防止含二噁英的废水、废渣和废气的非法排放。

第七节 容器及包装材料对食品的污染及其预防

食品在生产加工、贮存、运输等过程中，接触各种容器、工具、包装材料等。如包装、盛放食品用的纸、竹、木、金属、搪瓷、陶瓷、塑料、橡胶、天然纤维、化学纤维、玻璃、复合包装等制品和接触食品的涂料，以及在生产经营过程中接触食品的机械、管道、传送带、容器、用具、餐具等，这些材料中的某些成分可能迁移至食品中。同时，有些食品如饮料具有较强的化学活性，可能会与其接触的材料发生反应，造成食品的化学性污染。

一、 塑料容器和包装材料及其卫生问题

塑料是相对分子质量在 10000 以上的高分子聚合物。目前，在食品行业中常用的塑料包

装材料大约有 20 余种，可分为热塑性塑料和热固性塑料，前者可以再重复生产，后者无法重新塑造使用。用于食品包装及容器的热塑性塑料有聚乙烯（PE）、聚丙烯（PP）、聚苯乙烯（PS）、聚氯乙烯（PVC）、聚碳酸酯（PC）等。热固性塑料有三聚氰胺（密胺）及脲醛树脂（电玉）等。

合成树脂是构成塑料的基本材料，在塑料中的组分占 40%～90%，其化学成分一般为乙烯、丙烯、氯乙烯、苯乙烯等小分子单体。塑料包装制品就是以合成树脂为基本原料，再加入各种添加剂（如增塑剂、稳定剂、抗氧化剂等），在一定温度和压力下塑制而成的具有不同形状的包装制品。在塑料制品的成型过程中，为了提高树脂的可塑性、透明性和韧性，使之具有耐久性、稳定性、色泽美观等性质和一定的工艺性能，常需借助于添加剂的作用，如增塑剂、稳定剂、抗氧化剂、紫外线吸收剂、着色剂、阻燃剂、润滑剂、增强剂、起泡剂等。有些添加剂含有一定量的铅、锡、钛、铬、镉等有毒物质，有些添加剂比较容易溶出和迁移到食品中去，由此也就带来了由于添加剂的残留而应引起的卫生问题。

（一）食品用热塑性塑料

1. 聚乙烯（Polyethylene，PE）和聚丙烯塑料（Polypropylene，PP）

（1）一般性能　聚乙烯（PE）塑料是乙烯单体的聚合物。聚乙烯塑料的优点是阻水、阻湿性能好，化学稳定性较好，常温下耐酸碱。其缺点是阻气和有机蒸气的性能差，耐油性较差，光透性不高。聚乙烯由于聚合时工艺压力不同分为高压低密度聚乙烯（LDPE）、低压高密度聚乙烯（HDPE）和中密度聚乙烯（MDPE）。LDPE 较常用，在包装上制成薄膜，多用于包装要求不高的食品中，如生鲜食品、防潮食品、冷冻食品等，同时还可作为层压薄膜的内层材料。HDPE 也大量制成薄膜用于食品包装，与 LDPE 相比，相同包装强度条件下可节省原材料，耐高温性能较好，也可作为复合膜的热封层用于高温杀菌（110℃）食品的包装，还可制成盛装食品的瓶、罐等容器。MDPE 又称线型低密度聚乙烯（LLDPE），其大分子的支链长度和数量均介于 LDPE 和 HDPE 之间，强度性能优于 LDPE，柔韧性比 HDPE 好，可不加增塑剂吹塑成型，具有耐寒性，所以常用于包装冷冻食品或低温流通的生鲜食品。

聚丙烯（PP）塑料的主要成分是聚丙烯树脂，是目前最轻的食品包装用塑料材料。PP 具有的强度、硬度、刚性都优于 PE，尤其是抗弯曲强度，化学稳定性和卫生安全性也都高于 PE。PP 在食品包装上用途十分广泛，可代替玻璃纸用于米面糕点、饼干的包装，多用于生产固体成型品，也可制成具有一定韧性的塑料桶和塑料袋，还可制成食品捆扎绳带。

（2）卫生安全性　PE 和 PP 都是氢饱和的聚烯烃，本身无毒，化学稳定性较好，与其他元素的相容性很差，加工时一般不需要加入稳定剂等添加剂，对大鼠 LD_{50} 都大于最大可能灌胃量。因而，使用该类塑料制品较为安全。但要注意，低分子量的聚乙烯较易溶于油脂，使油脂具有特殊的蜡味，影响产品品质，所以聚乙烯塑料不易用于盛装油脂。聚乙烯、聚丙烯回收再生制品，由于生产原料回收来源复杂，而且其中的残留物难以除去，再加工时为了掩盖其色泽上的缺陷又加入大量深色颜料，所以禁止再生制品用于食品包装。

2. 聚苯乙烯塑料

（1）一般性能　聚苯乙烯（PS）塑料是苯乙烯单体的聚合物，属于长链聚烷烃类。具有能耐一般酸碱盐、有机酸、低级醇，透明度好，易着色和表面印刷装饰效果好等优点；缺点是阻湿、阻气、耐冲击、耐热等性能差，易受到有机溶剂如烃类、酯类的侵蚀软化甚至溶解。PS 一般有透明聚苯乙烯和发泡聚苯乙烯两种，透明聚苯乙烯塑料在包装上主要制成透明食品盒、水果盘和小餐具等；发泡聚苯乙烯可用作保温及缓冲包装材料，其薄片可热压成型为一次性使用的快餐盒和快餐盘。

（2）卫生安全性　聚苯乙烯塑料的安全问题主要是苯乙烯单体以及乙苯、异丙苯、甲苯等热解产物，这些热解物有一定的毒性，并能向食品迁移。由于 PS 有一定的毒性，目前有被 PP 替代的趋势。

（3）安全标准　美国 FDA 规定，PS 塑料制品中苯乙烯单体应小于 1%，英国、荷兰等国规定为小于 0.5%，我国制定的 GB 4806.7—2016《食品安全国家标准　食品接触用塑料材料及制品》中对于苯乙烯均聚物规定苯乙烯单体最大残留量小于 0.5%。

3. 聚氯乙烯塑料

（1）一般性能　聚氯乙烯（PVC）是由氯乙烯单体聚合而成，其产量仅次于聚乙烯而居第二位。其最大特点是具有其它塑料无可比拟的高阻隔性能（阻气、阻湿、阻氧）。聚氯乙烯塑料有软质和硬质之分，软质聚氯乙烯塑料增塑剂含量较大，耐高温性能差且毒性较大，不适于制作薄膜或收缩拉伸薄膜，一般不用于食品包装。硬质聚氯乙烯塑料中不含或极少含增塑剂，安全性好，一般用于食品的包装。

（2）卫生安全性　慢性毒性试验证明：聚氯乙烯树脂本身是一种无毒聚合物，它的主要卫生问题是氯乙烯残留和添加剂（增塑剂、稳定剂）的毒性及迁移问题。由于单体氯乙烯具有麻醉作用，可引起人体四肢血管的收缩而产生痛感，同时还具有致癌和致畸作用。

由于聚氯乙烯易与低分子化合物相溶，所以在加工过程中需加入多种辅助原料和添加剂。主要添加剂为增塑剂，其中邻苯二甲酸二己酯、邻苯二甲酸二甲氧乙酯具有致癌性，它们可以溶出迁移到食品中，对食品安全性能产生很大影响。因此，用于食品包装的聚氯乙烯制品必须选择无毒的增塑剂和稳定剂。

（3）安全标准　日本、美国、英国、法国、荷兰、德国、意大利、瑞士等国规定应小于 1mg/kg；法国、意大利、瑞士还规定聚氯乙烯制品中氯乙烯向食品迁入量应小于 0.005mg/kg。欧盟 78/142/EEC 规定用于食品包装材料的氯乙烯单体限制在 0.7mg/kg 以下。

我国规定国产聚氯乙烯树脂单体氯乙烯残留量可控制在 3mg/kg 以下，GB 4806.7—2016《食品安全国家标准　食品接触用塑料材料及制品》中成品包装材料的氯乙烯残留量应控制在 1mg/kg 以下。

4. 塑料制品中常用的添加剂及其危害

为了增加食品包装材料的黏性、透明度和弹性，使其更美观、更耐用，需要向塑料材料中加入增塑剂、稳定剂、润滑剂、发泡剂，此外还可加入抗静电剂、阻燃剂、抗氧化剂、导电剂、导磁剂、相容剂等，以满足不同的使用要求。

（1）增塑剂　增塑剂又称为塑化剂、可塑剂，可以增加塑料制品的可塑性、稳定性和柔软性，降低脆性，使塑料易于加工成型。增塑剂一般是能与树脂混溶，无毒、无臭，对光、热稳定的高沸点有机化合物。常用的增塑剂有邻苯二甲酸酯类、磷酸酯类、柠檬酸酯类、脂肪酸酯类及脂肪族二元酸酯类等。例如，生产聚氯乙烯塑料时，若加入较多的增塑剂便可得到软质聚氯乙烯塑料，若不加或少加增塑剂（用量<10%），则得到硬质聚氯乙烯塑料。

邻苯二甲酸酯类增塑剂中有不少品种长期以来一直被允许用于食品包装，但其中的一些品种现在正引起争议。如用途十分广泛的邻苯二甲酸二辛酯（DOP）以前认为是无毒的，大白鼠和家兔经口 LD_{50}>30g/kg 体重。但有报道用含有 DOP 的聚乙烯输血袋给患者输血，血液在 PVC 袋中保存时间越长，肺源性休克的出现概率就越大。1973 年日本使用 PVC 输血管给病人输血，聚氯乙烯软管中使用的邻苯二甲酸酯增塑剂迁移至生理盐水中，使病人出现肺源性休克，肺内淤血。1980 年美国癌症研究所用高剂量 DOP 对大鼠和小白鼠进行毒理实验的研究发现高剂量 DOP 有致癌作用，但这一结论引起很大争议，目前还没有得到明确的结论。环境中含有一定量的邻苯二甲酸酯类，特别是在有聚氯乙烯设备的车船、用聚氯乙烯建材装修的住宅等的局部环境空气中，启用三年之内增塑剂的浓度达 $1.2mg/m^3$。空气中的邻苯二甲酸酯类进而污染土壤及湖泊，影响植物及水生生物的生长，并有明显的富集作用。例如，虾在含有 $0.1\mu g/kg$ 增塑剂的水中生活两周后，体内的增塑剂含量可达 $1.34mg/kg$，浓缩了 13400 倍，富集的结果可导致生物体患中毒性肾炎。邻苯二甲酸酯类一旦进入了食物链，对人有较强的毒性。此外，此类增塑剂还可通过饮水、皮肤接触和呼吸等途径进入人体。

有些增塑剂对动物具有致畸作用。例如，用含 $0.3\sim10mg/kg$ 苯二甲酸酯增塑剂的饲料喂大鼠，结果死胎率增加，或产下的仔鼠无尾、无腿、后腿弯曲及头骨畸形。邻苯二甲酸酯类是一种雌激素样物质，处于生育期的男青年穿着含邻苯二甲酸酯的塑料制成的拖鞋后会出现少精或无精症状。

对于 DOP 是否致癌，尽管国际上到目前仍争论不休，但对 DOP 存在潜在的致癌危险，国际上已开始采取相应的措施，限制 DOP 的使用范围。美国环境保护总局根据国家癌症研究所的研究结果，已经停止了 6 种邻苯二甲酸酯类的工业生产。瑞士政府决定禁止将 DOP 应用于儿童玩具中。在德国，DOP 被禁止应用在与食品和医疗用品相关的所有塑料制品中。在日本，DOP 作为塑料助剂仅限于在工业塑料制品中应用，2000 年 7 月起禁止使用含邻苯二甲酸（DEHP）的 PVC 手套从事食品加工操作。

磷酸脂类增塑剂一般毒性都比较大，但其中的个别品种如磷酸二苯辛酯（DPOP）经各种毒性试验证明是无毒的。DPOP 对大鼠的经口 LD_{50} 为 $3.24\sim8.42g/kg$ 体重，以 1000mg/kg 饲料喂大鼠 90d，对血、肝、肾功能无任何影响，组织及病理切片也无任何变化。DPOP 优点是耐低温，柔软性特别好。

含增塑剂剂量高的塑料制品，不适用于液体食品包装，一般也不适用于含有液体成分较高的其他食品包装，特别是含酒精和油脂的食品。2011 年 5 月起台湾食品中先后检出 DEHP 等 6 种邻苯二甲酸酯类塑化剂成分。台湾被检测出含塑化剂食品达 961 项。2011 年 6 月 1 日我国卫生部紧急发布公告，将邻苯二甲酸酯（又称酞酸酯）类物质列入食品中可能违法添加的非食用物质和易滥用的食品添加剂名单。

（2）稳定剂　稳定剂是一类防止塑料制品在长期受光的作用或长期在较高温度下发生降解的物质，用量一般为塑料的 0.3%~0.5%。稳定剂多为金属盐类，如三盐基硫酸铅、二盐基硫酸铅、硬脂酸铅盐、钡盐、锌盐及镉盐，其中铅盐耐热性强。稳定剂的铅盐、钡盐和镉盐对人体危害大，一般不用于食品用具及容器。

由于铅和镉对人体健康有严重危害，尽管目前全球尚没有一个完全禁止使用铅和镉稳定剂的法规，但 20 世纪 90 年代以来，一些工业发达国家和地区相继出台了限制铅和镉甚至钡作为塑料添加剂的有关法规。随着全球环保和健康意识逐渐加强，塑料稳定剂朝着低毒、无污染、复合和高效等方面发展。世界稳定剂领域研究开发的热点是铅、镉、钡的替代产品，并不断推动其工业化生产。多元复合"一包装"式产品成为市场发展趋势，但在不同的稳定剂之间，稳定剂、增塑剂、润滑剂、抗氧化剂等其他助剂之间，有时存在协同效应，有可能增加毒性作用，在有关研发和使用过程中，应注意加强毒理学方面的研究。有机锡稳定剂具有优良的稳定性、耐光性和色泽稳定剂，适用于高透明制品，是目前聚氯乙烯最佳和最有发展前景的稳定剂品种，但需要特别注意有机锡的毒性作用。

（3）润滑剂 润滑剂是在塑料成型加工中为减少摩擦，增加其表面润滑性能而加入的一种添加剂。润滑剂的作用是防止塑料在成型时不粘在金属模具上，同时可使塑料的表面光滑美观。润滑剂种类很多，其中大部分毒性较低。润滑剂主要是一些高级脂肪酸、高级醇类或脂肪酸酯类。可用于食品包装材料的品种有硬脂酰胺、油酸酰胺、硬脂酸、食品级石蜡、白油、低分子聚丙烯等。

（4）发泡剂 发泡剂是泡沫塑料的必需添加剂，能在特定条件下产生大量气泡而使塑料形成多孔泡沫结构，起到隔热、防震缓冲等作用。用于食品包装的泡沫塑料发泡剂必须是无毒的或低毒的产品，常用的有无机发泡剂碳酸氢铵和有机发泡剂偶氮二甲酰胺两种。偶氮二甲酰胺的毒性及分解残渣的毒性极低，可视为无毒，美国 FDA 规定最大用量为 2%。但自 2005 年 8 月 2 日起，欧盟指令 2004/1/EU 已正式禁止偶氮甲酰胺类发泡剂在各种与食品接触的包装材料中使用。

（5）着色剂 合成树脂大都是白色半透明或无色透明的，在工业生产中常利用着色剂来增加塑料制品的色彩。除赋予塑料各种色彩外，着色剂对食品还有遮光的作用。常用有机染料和无机颜料作为着色剂。由于大部分着色剂都有不同程度的毒性，有的还有强致癌性，因此，接触食品的塑料最好不着色。当非要着色不可时，也一定要选用无毒的着色剂。使用了着色剂的食品包装一般不要直接与食品接触。

（二） 食品用热固性塑料

1. 一般性能

常见的热固性塑料有三聚氰胺（密胺）、脲醛树脂（电玉）、酚醛树脂等。三聚氰胺是氰胺与甲醛的缩合物，脲醛树脂是尿素与甲醛的缩合物，酚醛树脂则是苯酚和甲醛在催化剂作用下聚合反应而生成。这类包装材料质地坚硬美观、耐高温，常常制成儿童玩具及一些造型儿童食品包装。

2. 卫生安全性

热固性塑料因为聚合时可能有未充分参与反应的游离甲醛，所以能游离出甲醛而迁移入食品。1960 年，我国曾发生用酚醛树脂碗煮米饭而造成集体急性中毒事件，原因是酚醛树脂中残存的甲醛和苯酚等有毒物质遇热释放并迁移到米饭中。甲醛是细胞原浆毒，对神经系统、免疫系统、肝脏等都能产生严重毒害，还有致畸、致癌作用。此外，酚醛树脂的原料之一双酚 A 是类雌激素样物质，长期接触会对人造成生理功能上的改变。研究表明双酚 A 有增加女性患乳腺癌的可能，已引起国际上的重视。酚醛树脂塑料主要用作食品包装的瓶盖，由于其有害物质的残存，目前正被氨基塑料制品所代替。

3. 安全标准

《食品安全国家标准 食品接触用塑料材料及制品》（GB 4806.7—2016）中食品包装用三聚氰胺甲醛树脂中特定迁移总量限量（以甲醛计）小于 15mg/kg。

（三） 塑料包装材料及其制品的安全标准及检验

食品塑料包装材料的安全标准，除了规定外观、色泽、清洁度、干燥失重、挥发物、水分和灰分等一般性的质量指标外，一般很少对其中重点单体和低分子杂质如氯乙烯单体、甲醛、苯乙烯、乙苯、异丙苯等规定其限量，而主要以迁移试验的结果作为必备的安全指标。迁移试验即是选择几种溶剂，模拟盛装食品的条件进行浸泡，然后测此浸泡液。常用的浸泡液如4%醋酸（模拟食醋）、乙醇、蒸馏水、食用油，长期储存的时间无法模拟，一般采用提高浸泡温度的办法。我国推荐溶出试验的浸泡条件和检测项目如下：

1. 浸泡条件　进行迁移试验时，食品接触材料及制品的接触面积（S）与食品或食品模拟物体积（V）的比（S/V）应反映实际的使用情形，且应取可预见使用情形下的最大 S/V 比（如最小包装），当无法估算该值时，一般采用 $6dm^2$ 食品接触材料及制品接触 1kg 的食品或食品模拟物，各种液态食品的密度通常以 1kg/L 计。当食品接触材料及制品预期接触某一类食品（例如酸性食品）时，应选择相应的食品模拟物进行迁移试验，食品模拟物的选择应符合 GB 31604.1—2015《食品安全国家标准　食品接触材料及制品迁移试验通则》的要求。

2. 浸泡液的检验项目及方法

（1）总迁移量的测定　将200mL各食品模拟物试液蒸干，烘至恒重后，称重，以试验的总迁移量（mg/dm^2）表示。

（2）高锰酸钾消耗量　以浸泡液高锰酸钾消耗量计（mg/L 浸泡液）。

（3）重金属含量　按硫化钠沉淀比色法测定，以铅重量计（mg/L 浸泡液）。

我国对几种常用塑料及其制品规定的安全标准如表 2-12 所示。

表 2-12　食品接触用塑料材料及制品理化指标[1]

项　　目	指　　标
总迁移量/（mg/dm^2）[2]	≤10
高锰酸钾消耗量/（mg/kg） 水（60℃，2h）	≤10
重金属（以 Pb 计）/（mg/kg） 4%乙酸（体积分数）（60℃，2h）	≤1
脱色试验[3]	阴性

注：①母料应按实际配方与树脂或粒料混合并加工成最终接触食品的塑料制品后进行检测。
②接触婴幼儿食品的塑料材料及制品应根据实际使用中的面积体积比将结果单位换算为 mg/kg，且限量为≤60mg/kg。
③仅适用于添加了着色剂的产品。

二、橡胶材料的卫生

目前橡胶制品也广泛应用于食品的接触材料，如果使用不当也会造成食品卫生安全问题。

（一）一般性能

橡胶可分为天然橡胶和合成橡胶，橡胶制品是以天然橡胶或合成橡胶为主要原料加入各种添加剂制成的，橡胶制品常用作水导管、奶嘴、瓶盖垫片、高压锅垫圈和传送带等。

1. 天然橡胶

天然橡胶是以异戊二烯为主要成分的天然高分子化合物，含烃量达90%以上。天然橡胶在人体内不被酶分解也不被吸收，所以一般认为天然橡胶对人无毒害作用。但在制成食品包装材料时，由于对加工产品特殊性能的需要而加入一些化学合成添加剂，如促进剂、防老化剂、填充料等，这些添加剂会向食品中迁移而污染食品。

2. 合成橡胶

合成橡胶是由人工合成方法而制得的，采用不同的原料（单体）可以合成出不同种类的橡胶。合成橡胶品种较多，常见的品种有丁腈橡胶、丁二烯橡胶、丁苯橡胶、乙丙橡胶、氯丁二烯橡胶等，均为高分子化合物聚合而成，未聚合的单体则残留于橡胶制品中。目前，合成橡胶的产量已大大超过天然橡胶，其中产量最大的是丁苯橡胶。合成橡胶具有一定的毒性，在与食品接触时易发生迁移而污染食品，温度越高迁移量越大。

（二） 卫生安全性

橡胶用于各种食品器具，可能对食品安全产生的影响主要表现在橡胶添加剂和橡胶中未能聚合的单体物两个方面。

1. 橡胶添加剂

在对橡胶制品的水提取液作全面分析检测时，发现有 30 多种成分，其中 20 余种有毒，这些成分包括各种添加剂在内。

（1）促进剂　橡胶加工时使用的无机促进剂有氧化锌、氧化钙、氧化镁、氧化铅等，除含铅的促进剂外一般认为均较安全。有机促进剂中的酰胺类如乌洛托品（促进剂 H）可产生甲醛，1，2-亚乙基硫脲（促进剂 NA-22）有致癌性，二苯胍（促进剂 D）对肝脏及肾脏有毒性，因此禁止将这类促进剂用于食品包装的橡胶制品中。

（2）防老剂　常用的防老剂主要有酚类和芳香胺类化合物，大部分有明显毒性，如 β-萘胺能引起膀胱癌。

（3）填充剂　填充剂中的氧化锌一般较为安全。填充剂炭黑通常含多环芳烃，如苯并（a）芘类物质具有致突变和致癌作用。

2. 未能聚合的单体物

合成橡胶中丁腈橡胶制品耐热性与耐油性均较好，但其单体丙烯腈毒性较大，大鼠 LD_{50} 为 78~93mg/kg 体重，可引起出血且有致畸作用。美国 FDA 于 1977 年将丁苯橡胶制品中的单体丁烯腈溶出限量由 0.3mg/kg 降至 0.05mg/kg。氯丁二烯橡胶（CCR）中氯丁二烯单体可致肺癌和皮肤癌。丁腈橡胶（IIR）和丁二烯橡胶（BR）的单体为异丁二烯、异戊二烯，两者均有麻醉作用，尚未发现有其他慢性毒性作用。

（三） 安全标准

GB 4806. 11—2016《食品安全国家标准　食品接触用橡胶材料及其制品》适用于以天然橡胶或合成橡胶为主要原料，配以特定助剂制成接触食品的片、圈、管等橡胶制品。GB 4806.2—2015《食品安全国家标准　奶嘴》适用于以天然橡胶、硅橡胶为主要原料，配以特定助剂制成的奶嘴。橡胶制品中使用的助剂，按 GB 9685—2016《食品安全国家标准　食品接触材料及制品用添加剂使用标准》执行。

三、 陶瓷、 搪瓷的卫生

（一） 一般性能

陶瓷或搪瓷色彩都是以釉彩涂于各自原料经烧结而成。釉的彩色要耐烧结高温，所以大多数使用无机金属颜料，如镉（Cd）、锰（Mn）、铅（Pb）、钛（Ti）、锑（Sb）、钡（Ba）、锡（Sn）、砷（As）等氧化物及其盐类，但它们多数是有毒有害物质。搪瓷的釉料配方复杂，为降低釉料的熔融温度，往往添加硼砂、氧化铅等物质。

（二） 卫生安全性

陶瓷和搪瓷对食品的卫生安全影响主要是由釉彩引起，瓷器表面的釉上色彩装饰材料是铅、镉、砷等有害物质溶出的主要来源，这些餐具盛放醋、酒、果蔬汁等有机酸含量高的食品时，餐具中的铅等有毒金属就会溶出并随食品进入人体，久而久之就会引起蓄积性中毒。因此，在选购陶瓷餐具时不要选择色彩非常鲜艳及内壁带有彩饰的餐具。使用陶瓷和搪瓷食品用具时，要注意以下几个方面：①使用新的彩色陶瓷和搪瓷制品前，应用食醋浸泡一段时间或加热煮沸，以使陶瓷和搪瓷制品颜料中的铅和镉溶于酸性溶液，再用清水反复冲洗，可去掉部分铅和镉等有毒元素。②不宜长时间用彩色陶瓷和搪瓷制品盛放牛奶、咖啡、啤酒、果汁以及其他各种酸性食物。③不宜用彩色陶瓷和搪瓷制品盛装食品在高温下蒸煮。④婴幼儿慎用彩色陶瓷和搪瓷制品。婴幼儿处于生长发育期，对毒物最为敏感，尤以铅、镉和砷等对儿童的神经系统、造血系统、肾脏和肝脏等的损害极为明显。

（三） 安全标准

GB 4806.4—2016《食品安全国家标准　陶瓷制品》适用于以黏土为主，加入长石、石英调节其工艺性能并挂上釉彩后经高温烧成的粗陶、精陶和瓷的各种食具、容器。感官要求上釉制品釉彩均匀，装饰无脱落现象。GB 4806.3—2016《食品安全国家标准　搪瓷制品》适用于以钛白、锑白混合涂搪原料加工成的各种食具、容器的搪瓷成型品。

四、 其他容器和包装材料卫生问题

（一） 玻璃食具容器

1. 一般性能

玻璃主要由石英石（硅酸盐）和碱性成分（碳酸钠、碳酸钾、碳酸钙、碳酸镁等）组成，加金属氧化物在 1400~1600℃ 高温下熔融制成。主要辅料有氧化锌、氧化铝、硼酸或硼砂及铬、铁、镍、锑、砷等。使用的玻璃着色剂有氧化铜、氧化钴、氧化铅（红丹粉）、三氧化二砷等，在高档玻璃制品中需要添加铅化合物。玻璃的种类很多，主要有氧化铝硅酸盐玻璃、钠钙玻璃、硼硅酸玻璃及铅晶体玻璃等。

玻璃是一种惰性材料，玻璃包装容器的主要优点是耐酸碱，绝大多数与内容物不发生化学反应，化学稳定性极好，无毒无味，卫生清洁和耐气候性好。现代玻璃制造工艺中各种先进技术的应用，使玻璃制品花样百出，一些玻璃制品着色剂、表面涂层强化剂、高分子材料表面强化技术等的应用在给玻璃制品带来繁荣的同时，也对用作食品包装和食具的玻璃材料的安全性评价提出了新的课题。

2. 卫生安全性

生产玻璃制品的原料硅酸盐毒性较小，但玻璃着色剂含有重金属，例如，蓝色需要用氧化钴，竹青色、绿色需要用氧化铜和重铬酸钾，红色和黄色需要用氧化铅等，这些重金属易迁移至食品中而造成危害。

在高档玻璃器皿中，由于水晶制品中的氧化铅含量高达 20%~30%，因而是具有威胁的铅污染源，用它来盛水，一般还不至于引起铅中毒；但若用来盛酒，则水晶制品中的铅就会迁移到酒中；而且酒对铅元素的溶解量与时间成正比。

由于玻璃易碎，因此在防范食品异物对人体造成伤害的措施中，玻璃碎片是重点防范的食品异物之一。对于循环使用的玻璃容器，由于清洁不彻底，瓶内可能存在异物和消毒剂残留。此外，禁止再生玻璃用于食品包装容器和食具。

（二）金属食具容器

金属是一种具有光泽、富有延展性、容易导电、导热等性质的物质。金属材料用于食品包装已有200多年的历史，由于具有良好的包装特性和包装效果，使金属材料特别是铝质和不锈钢材料在食品包装上的应用越来越广泛。

1. 铝质包装材料

（1）一般性能　铝制食具在制作时应选用精铝，不得采用废旧回收铝作原料，因为回收铝中杂质和其他有毒元素难以控制，容易造成食品污染。

（2）卫生安全性　铝可对肝、骨、造血和细胞等产生毒性。铝还可在神经细胞中大量滞留引起神经递质缺乏症，若铝在人体内积累过多，可引起智力下降、记忆力减弱，导致老年性痴呆。用铁锅配铝铲、铝勺，会使食品中铝含量增加，这不仅因为两者易发生摩擦，还由于铝和铁是两种化学活性不同的金属，当它们以食物作为电解质时，铝和铁能形成一种化学电池，电池作用的结果使铝离子进入食品。此外，不宜用铝制餐具久存饭菜、长期盛放含盐食物及蒸煮牛奶等。例如，用铝锅100℃分别煮肉汤（pH5.0）和掺水牛奶（pH7.5）1h，结果牛奶中铝含量是肉汤中的一倍。

（3）安全标准　GB 4806.9—2016《食品安全国家标准　食品接触用金属材料及制品》适用于以铝为原料，冲压或浇铸成型的各种餐具及其他接触食品的容器和材料。感官要求接触食品的表面应清洁、镀层不应开裂、剥落、焊接部分应光洁，无气孔、裂缝、毛刺；迁移试验所得浸泡液不应有异臭。理化指标要求（迁移物指标，mg/kg）：砷（As）≤0.04；镉（Cd）≤0.02；铅（Pb）≤0.2。

2. 不锈钢食具容器

（1）一般性能　由于其金属性能良好，并具有极好的耐锈蚀性，制成的器具美观耐用易清洗。因此，被越来越多地用于食品容器和餐具的制造。

（2）卫生安全性　不锈钢材料中掺入的镍、钼、钛、钒等微量元素以及铬在食品中的溶出量可造成食品污染。由于不锈钢的型号不同，有害金属在食品中的溶出量也不同。将奥氏体型不锈钢和马氏不锈钢两种型号的不锈钢食具用4%乙酸浸泡煮沸30min，再在室温放置24h后，浸泡液中铅的溶出量均低于1mg/L；奥氏体型不锈钢在浸泡液中铬的溶出量为0～4.5mg/L，镍为0～9.76mg/L；而马氏不锈钢在浸泡液中铬的溶出量为0.003～370mg/L，镍低于1mg/L。使用不锈钢食具容器时要注意以下三个方面。

①不可长时间用不锈钢容器盛放盐、酱油、醋、菜汤等，因为这些食品中含有很多电解质，不锈钢容器与这些电解质起化学反应，导致有毒的金属元素溶出。

②不可用不锈钢锅煲中药，因为中药含有多种生物碱、有机酸等成分，特别是在加热条件下，易与不锈钢中的某些元素发生化学反应，而使药物失效，甚至生成某些毒性更大的络合物。

③不锈钢容器洗涤时不要用强碱性或强氧化性的化学物质如碱、次氯酸钠等。

（3）安全标准　GB 4806.9—2016《食品安全国家标准　食品接触用金属材料及制品》

规定各种存放食品的容器和加工机械应选用奥氏体型不锈钢，各种餐具应选用马氏不锈钢。与食品直接接触的不锈钢制品的迁移物指标（mg/kg）为：砷（As）≤0.04、镉（Cd）≤0.02、铅（Pb）≤0.05、铬（Cr）≤2.0，镍（Ni）≤0.5（马氏体型不锈钢材料及制品不检测铬指标）。

（三）　食品包装用纸

1. 一般性能

纸包装的优点主要有原料丰富、价格低廉，缓冲减震性能好，可较好地保护内容物，质量轻，易折叠，方便运输，卫生安全性好，可回收利用，利于环境保护。纸和纸制品包装占整个包装材料总量的40%~50%，应用十分广泛。食品包装用纸包括内包装纸、外包装纸、纸盒、纸箱、纸-塑复合纸和玻璃纸等。

2. 卫生安全性

纯净的原纸是无毒无害的，但由于原材料受到污染或经过加工处理，纸和纸板中通常会有一些杂质、细菌、真菌和某些化学残留物，如挥发性物质、农药残留、制浆用化学物残留、重金属、荧光物质等。一些特殊用途的纸，如拖蜡纸、彩色纸、荧光纸、玻璃纸以及油墨印刷纸等，还可能含有各种有毒有害物质，从而影响包装食品的卫生安全。包装纸卫生安全问题主要有荧光增白剂的毒性作用，废品纸的化学污染和微生物污染，浸蜡包装纸中的多环芳烃以及彩色或印图案油墨的污染，此外还有造纸过程中所使用的助剂残留，如亚硫酸钠、硫酸铝、防霉剂、氢氧化钠、次氯酸钠、松香、滑石粉及各种染色剂等。

（1）荧光增白剂　纸中添加的荧光增白剂是一种无色的荧光染料，在紫外光的照射下，可激发出蓝、紫光，与基质上的黄光互补而具有增白效果。荧光增白剂对大鼠经口LD_{50}为2~3g/kg·体重，是一种致癌物质，应禁止在食品包装纸中添加。

（2）化学污染和微生物污染　制纸原料草、棉浆由于作物在种植或贮存过程中使用高毒高残留农药，因此在稻草、麦秆、甘蔗渣等制纸原料中往往含有农药残留。另外，在制纸原料中加入回收纸，使铅、镉、多氯联苯等仍留在纸浆中，所以禁止用废旧回收纸再用于制作食品包装用纸。此外，一些造纸企业为了防止循环水中微生物繁殖而添加杀菌剂和防霉剂，导致纸制品中残留有杀菌剂和防霉剂。

（3）油墨等　食品包装印刷使用的油墨中含有铅、镉等有害金属及甲苯、二甲苯、多氯联苯等溶剂，会污染食品。食品包装用蜡纸，为避免普通石蜡含有多环芳烃，应选用食品包装级石蜡。油墨、颜料的印刷面不得直接与食品接触，在用印花玻璃纸包装糖果时必须用内衬糯米纸，以免有害物迁移。

3. 安全标准

由于包装用纸的不安全性，世界各国都规定了包装用纸材料有害物质的限量标准。GB 4806.8—2016《食品安全国家标准　食品接触用纸和纸板材料及制品》规定食品包装用纸的色泽正常，无异臭、霉斑或其他污物；迁移试验所得浸泡液不应有着色、异臭等感官性的劣变。食品包装用纸质地应光滑，无异味异臭，无荧光现象；印刷牢固，不脱落，并印在包装纸的正面，不与食品接触；食品包装纸在运输、贮存时应注意保洁，防止污染等问题。食品包装用原纸包括食品包装纸、糖果纸、冰棍纸等。

第八节　食品用洗涤剂和消毒剂的卫生

随着食品工业规模化与多样化的发展，安全卫生操作也成为食品生产全面质量控制的重要内容之一。对加工场所、加工原料、仪器设备等有效的清洗消毒以及保证工作人员的个人安全卫生是确保食品卫生质量的重要环节。对此，针对不同生产环节的需要，选择恰当的洗涤剂、消毒剂并采取适当的管理措施是非常重要的。

一、　食品用洗涤剂的卫生

（一）　洗涤剂的种类及作用

1. 洗涤剂的种类

洗涤剂是指用于生产区域、加工场所、加工机具与设备的卫生清洗，以及对果蔬原料进行洗涤时所使用的化学药品或试剂的统称。

在食品工业中使用的洗涤剂多属于混合物，即将多种成分混合后得到的具有一定特性和多种清洗功能的产品。食品生产中常用的洗涤剂的种类如下。

（1）碱性洗涤剂　碱性洗涤剂具有较强的脱脂洗涤能力，经济实用，又因毒性较弱，对人体健康无大危害，所以广泛应用于加工机器、设备等多方面的卫生洗涤。根据特性可将其分成以下三种。

①强碱性洗涤剂：如 NaOH 和硅酸盐等，具有很强的溶解能力、腐蚀性及浓烈的挥发性气味。硅酸盐的作用是为了减少 NaOH 的腐蚀性，并可提高渗透和漂洗效果。这类洗涤剂在肉品加工厂中常用于洗涤操作台的油污及除去烟熏室中的重型污物。

②重垢型碱性洗涤剂：具有一定的溶解能力和较强的除垢能力，一般有轻微的腐蚀性或者无腐蚀性。其组成成分为硅酸钠、六甲基磷酸钠、偏磷酸钠、碳酸钠和磷酸钠。

③中等碱性洗涤剂：用于手工清洗轻度的污染区，主要有重碳酸盐、倍半碳酸盐、焦磷酸四盐、磷酸调节剂和烷基芳香基磺酸盐（表面活性剂）。

（2）酸性洗涤剂　主要用于去除表面结垢的物质和溶解矿物质沉积物，此类洗涤剂在去除因使用碱性洗涤剂或其他洗涤剂而形成的矿物质沉积物时特别有效。根据特性可将其分成以下两种。

①强酸性洗涤剂：如盐酸、氢氟酸、氨基磺酸、硫酸、磷酸。不能用手工清洗。

②中等酸性洗涤剂：如乙酰丙酸、羟基乙酸、乙酸和葡萄酸，可加入润滑剂和腐蚀抑制剂。可用作水的软化剂使用。

（3）溶剂性洗涤剂　通常用于机械设备的维修过程中，以去除石油类污物和工业润滑油，一般情况下应严格控制其使用。根据特性可将其分成以下两种。

①活性氯洗涤剂：如次氯酸钠、次氯酸钾等，能有效地除去碳水化合物和蛋白质污物。

②表面活性洗涤剂：阴离子表面活性剂（如大多数肥皂、十二烷基苯磺酸钠等），具有洗涤力强、起泡性大、易吸附残留物的特性，具有良好的润湿性，但没有杀菌能力。阳离子表面活性剂有较强的杀菌作用，洗涤能力较弱，因其润湿效果差，一般将视为消毒剂。

2. 洗涤剂的作用

（1）减少微生物、有机农药、化学污染物残留量。

（2）保证生产区域、加工用具、设备和管道的清洁卫生，清除微生物赖以生存的营养源。

（3）增强杀菌效果。洗涤对于增强杀菌效果的最大益处在于减少了微生物的最初原始菌的数量，可以获得小剂量、高效率、短时间的杀菌效果。

（二） 洗涤剂的卫生要求

1. 洗涤剂的卫生问题

在保证食品加工中的安全卫生方面，洗涤剂起到了非常重要的作用。但在实际应用中，由于使用不当也会带来一系列卫生问题和潜在的危害。

（1）因洗涤剂的残留而导致食品的化学性污染，严重影响了食品的风味。

（2）由于洗涤剂的质量不高，配制不当，以及清洗不彻底等原因，未能取得理想的清洗效果，致使污染物残留、加工机具和设备不洁净，成为食品二次污染的潜在危害因素。

（3）使用时的安全意识不够，造成对人体的伤害。由于一些洗涤剂具有腐蚀性并有挥发性和刺激性的气味，在使用时如果不注重安全保护措施，如佩戴口罩、防腐性手套以及必备的通风设施等，都将会造成对人体的伤害，如腐蚀灼伤皮肤、刺激鼻、眼等。

2. 食品用洗涤剂应具备的条件

洗涤剂不仅要考虑到对食品原料、加工设备、管道、容器用具以及加工场所的洗涤效果，而且也必须考虑到生产人员的健康安全。理想的洗涤剂应具备以下条件。

（1）无毒、无腐蚀性。一方面不会对人体的健康构成威胁，另一方面要求对设备的腐蚀性降到最小。

（2）洗涤剂最好不吸附、不浸透、不残附到食品中，不会降低食品的营养特性，不影响食品特有的色、香、味，不会使食品变质。

（3）不结块、易于完全溶解，洗涤效率高。

（4）使用方便、经济，贮藏稳定性好。

（5）符合国家对食品用洗涤剂的安全标准。

3. 食品用洗涤剂的安全标准

洗涤剂必须完全符合我国 GB 14930.1—2015《食品安全国家标准　洗涤剂》的规定，需要达到标准中对于理化及微生物指标的要求。

二、 食品用消毒剂的安全卫生

常规的洗涤方法并不能杀灭残留于加工设备、管道内部和生产环境中的微生物，只有在彻底清洗的基础上，再结合有效的杀菌（消毒）处理，才能保证食品生产的卫生性和安全性。食品加工中常用的杀菌方法有加热杀菌、辐射杀菌及化学消毒剂杀菌等。化学消毒剂在食品生产和经营中的应用极为广泛。

（一） 化学消毒剂的特性和种类

1. 化学消毒剂的特性

在实际应用中首先必须充分了解和掌握各种消毒剂的杀菌特性，才能根据消毒工作的需要选择出最适合的消毒剂。理想的消毒剂一般具有以下特性。

（1）无毒、无味（或气味可以接受）、无刺激性。

（2）广谱、快速杀灭细菌、酵母菌和霉菌。

（3）对环境具有抵抗力（当存在有机物、清洁剂和肥皂残留物以及水的硬度和 pH 发生变化时仍然有效）。

（4）易溶解，且在浓或稀溶液中均稳定。

（5）易清洗、易使用、价格低廉。

（6）易于检测。

2. 化学消毒剂的种类

（1）氯化物类消毒剂　主要有液态氯、次氯酸盐、无机氯胺、有机氯胺、二氧化氯等。

次氯酸盐是活力最大、使用最广泛的氯化物消毒剂。其中次氯酸钠和次氯酸钙应用最为广泛，以之为主要成分的氯化物消毒剂产品也很多，如漂白粉，主要成分是次氯酸钙。三合二，主要有效成分是三次氯酸钙合二氢氧化钙。但其有效氯的含量各不相同。

在实际应用中，各种氯化物消毒剂均需配成含有效氯为 250mg/L 的消毒液以备使用。但由于消毒剂产品标示的有效氯含量因多方面的原因和实际有效氯含量不一致，需将商品消毒剂的实际有效氯含量测出后再进行较正：

校正浓度＝有效氯标准含量（％）×使用浓度（％）/实际测出有效氯含量（％）

氯化物消毒剂广泛应用于饮用水、餐具、食品容器、加工设备、生产管道以及蔬菜水果等的消毒处理，也是清洗管道、设备、大体积贮罐以及整个加工操作中绝大多数设备的标准清洗方法（cleaning in place，CIP）清洗中最常用的消毒剂。氯化合物消毒剂对细菌、真菌、病毒的消毒快速有效。但其也具有不稳定性，如在低 pH 溶液中将生成有毒性和腐蚀性的氯气，对不锈钢或其他金属的腐蚀性非常大，当溶液 pH 升高时会降低杀菌力，加热或受有机物污染时流失非常快，储存时见光或温度超过 60℃就会变质，浓的液态形式可能发生爆炸，所以在使用时应特别注意安全。

（2）酸型消毒剂　酸型消毒剂可以通过离子吸附，穿透细菌的细胞壁、细胞膜，继而酸化细胞内容物，破坏细胞功能，最后达到杀灭微生物的目的。

有机酸如乙酸、过氧乙酸、乳酸、丙酸及甲酸使用非常广泛，特别是过氧乙酸在乳品、饮料生产、啤酒以及 CIP 清洗中应用最为广泛。

酸型消毒剂在毒理学方面安全，具有作用稳定、快速、广谱的杀菌效果（可杀灭细菌、酵母和霉菌），而且比碘消毒剂和氯化物消毒剂的腐蚀性弱，从而减少了设备表面的坑点。再加之不受水硬度的影响，而且酸还可以中和清洗残留下的碱性物质，所以常用于 CIP 清洗中。但同时，酸型消毒剂也具有成本高，有气味和刺激性，存在有机物时杀菌效果减弱，对酵母和霉菌的杀灭效果不如其他杀菌剂等缺点。

（3）碘化物消毒剂　常用的碘化物消毒剂有碘伏、碘酒以及水溶性的碘溶液。

在酸性条件下，碘伏具有很强的杀菌能力，在非常低的 pH 条件下仍能保持稳定，当 pH2.5~3.5 时，消毒效果最好。对于病毒，碘化物比其他消毒剂更有效，而且当介质中存在有机物时，也比氯化物消毒剂更加稳定。但碘伏的价格比氯化物消毒剂高，在某些产品中会产生异味，大约在 50℃时就会发生升华而造成损失，对细菌芽孢和噬菌体的杀菌效果不及氯化物。

碘化物消毒剂不会刺激皮肤，常用于手部的浸泡消毒，碘伏也可作为设备表面的清洗剂、消毒剂。

（4）季铵化合物　季铵化合物是无毒、无色、无臭的天然湿润剂，具有很好的表面活性与穿透力，可作用于多孔表面。能有效地杀死李斯特单胞菌，又能有效地抑制霉菌的生长。但对大多数革兰阴性菌无效（沙门氏菌和大肠杆菌除外），而且易在食品操作台和加工设备的表面上形成薄膜。

季铵化合物常用于地板、墙壁、排水管和加工设备的消毒处理，也可与除垢剂配合为"清洁——抑菌剂"，应用于洗手间、更衣室和其他非食品接触表面的清洗消毒。

（二）化学消毒剂的安全卫生

1. 化学消毒剂的主要卫生问题

消毒剂的主要卫生问题与洗涤剂类似。应当特别注意的凡经消毒剂处理过的食用器具、加工设备，必须彻底清除残留的药物，以避免对食品造成不必要的污染；再者就是工作人员在使用消毒剂时的人身安全问题。

2. 化学消毒剂使用时的安全标准

化学消毒剂必须完全符合 GB 14930.2—2012《食品安全国家标准　消毒剂》的规定。除了常规的感官指标以外，还需达到理化及微生物指标的要求。

三、洗涤剂和消毒剂的应用实例

在食品生产和经营的实际应用中，对操作台、加工机具与设备的洗涤和消毒往往是结合进行的。并严格执行科学合理的清洗消毒制度及操作规程。根据不同食品生产的工艺特点及污物类型，选择适当的洗涤剂，是保证清洗效果的关键。现以乳品厂为例简单介绍。

乳制品厂的污垢主要是附着于加工设备上的乳垢和水垢。乳垢是一种多孔性沉淀物，能够造成微生物污染并降低杀菌效果。加工设备或管道如果不及时清洗或清洗不彻底，将会造成乳垢的积累而成为卫生隐患，不但影响乳制品的卫生质量，而且还会导致中毒事件的发生。2000 年 6 月发生在日本的"雪印"牌低脂鲜乳中毒事件，就是因为没有很好地对设备进行清洗，在牛奶输送管道的阀门内壁形成了乳垢，从而造成了由金黄色葡萄球菌导致的14000 人中毒的恶性事件。

乳品厂 CIP 清洗程序主要包括以下三个阶段：

第一阶段：预清洗。用冷水或温水冲洗并除去重污垢。

第二阶段：中间冲洗。用含氯碱性洗涤剂循环清洗 10～20min，以除去预冲洗阶段中未能除去的污垢，再用酸性洗涤剂中和清洗。

第三阶段：最后冲洗。用 37～38℃的清水清洗所有残留的污垢和洗涤剂。

［应用实例 1］：水洗（冷水或 50℃温水，清洗 10min）→

洗涤剂洗涤（60～80℃的 0.5%强碱洗涤剂，20min）→中间水冲洗（15min）→

杀菌剂杀菌（含有效氯浓度为 150～200mg/kg 的次氯酸钠溶液，20min）→ 最终水冲洗（5min）。
洗涤时间总计 70min。

［应用实例 2］：水洗（10min）→碱性洗涤剂洗涤（20min）→水冲洗（10min）→

酸中和与洗涤（15min）→水冲洗（10min）→杀菌剂杀菌（15min）→最终水冲洗（5min）。
清洗时间总计 85min。

实践证明，CIP 清洗、消毒的效果比人工清洗的任何方式更可靠。CIP 清洗后的检测结果表明：容器内取样检查，洗涤前 80000~130000 个细菌，洗涤后细菌减少到 10~2000 个，杀菌后细菌没有检出。

第九节 食品添加剂的卫生

食品添加剂大大促进了食品工业的发展，并被誉为现代食品工业的灵魂。但是，滥用添加剂以及超量、超范围使用添加剂却给消费者健康带来巨大的损害。加之随着毒理学研究方法的不断改进和发展，原来认为无害的食品添加剂，近年来又发现可能存在慢性毒性、致癌作用、致畸作用及致突变作用等各种潜在的危害，所以，应重视食品添加剂的规范使用及安全卫生问题。

一、 食品添加剂的概念

食品法典委员会将其定义如下："食品添加剂是指其本身不作为食品消费，也不是食品特有成分的任何物质，而且不管其有无营养价值，在食品制造、加工、调制、处理、装填、包装、运输或保藏过程中，由于技术的目的，有意加入食品中的物质，但不包括污染物或者为提高食品营养价值而加入食品中的物质"。

《中华人民共和国食品安全法》中食品添加剂的定义是为改善食品品质和色、香、味及防腐和加工工艺的需要加入食品中的化学合成物质或天然物质。

二、 食品添加剂分类

进入 20 世纪，食品添加剂工业得到迅猛发展，其品种也显著增多，目前全世界批准使用的食品添加剂有 25000 种。在我国 GB 2760—2014《食品安全国家标准 食品添加剂使用标准》中允许使用的共 2400 个品种，其中常用的各类别食品添加剂 300 余种、食品用香料约 1800 种、加工助剂 150 余种。涉及 16 大类食品、22 个功能类别。

食品添加剂一般是按其来源、使用功能和安全卫生评价的不同进行分类。

（一） 按来源分类

（1）天然提取物，如姜黄素、辣椒红素等；

（2）用发酵等方法制取的物质，如柠檬酸、红曲米和红曲色素等；

（3）纯化学合成物，如苯甲酸钠、山梨酸钾、苋菜红和胭脂红等。

（二） 按使用功能分类

按使用功能分类共分为 22 类，即酸度调节剂、抗结剂、消泡剂、抗氧化剂、漂白剂、膨松剂、胶基糖果基础剂、着色剂、护色剂、乳化剂、酶制剂、增味剂、面粉处理剂、被膜剂、水分保持剂、防腐剂、稳定和凝固剂、甜味剂、增稠剂、食品用香料、食品工业用加工助剂及其他。其中每类添加剂中所包含的种类不同，少则几种，多则千种。

（三） 按安全性分类

FAO/WHO 食品添加剂法规委员会（CCFA）根据安全评价资料，在食品添加剂联合专家委员会（JECFA）讨论的基础上，将食品添加剂分为以下四类。

第一类：即一般认为是安全的物质，可以按正常需要使用，不需建立人体每日容许摄入量（ADI）。

第二类：A类，又分为A（1）类和A（2）类。JECFA已经制定出ADI或暂定ADI者，其中：

A（1）类：经过JECFA评价认为毒理学资料清楚，可以使用并已经制定出ADI值；

A（2）类：JECFA已经制定暂定ADI值，但毒理学资料不够完善，暂时允许用于食品者。

第三类：B类，又分为B（1）类和B（2）类。JECFA曾经进行过安全评价，但因毒理学资料不足未建立ADI值，或者未进行过安全评价者，其中：

B（1）类：JECFA曾经进行过安全评价，但因毒理学资料不足未建立ADI值；

B（2）类：未进行过安全评价者。

第四类：为C类，又分为C（1）类和C（2）类。认为在食品中使用不安全或应该严格限制作为某些食品的特殊用途者，其中：

C（1）类：JECFA根据毒理学资料认为在食品中作用不安全者；

C（2）类：JECFA认为应该严格限制在某些食品中作为特殊应用者。

三、 食品添加剂的一般要求

食品添加剂最重要的条件是其使用的安全性，其次才是它在加工中的应用效果。

（1）食品添加剂本身应该经过充分的毒理学评价，证明在使用限量范围内对人体无害。

（2）食品添加剂在达到一定的工艺效果后，若能在以后的加工、烹调过程中消失或破坏，避免摄入人体，则更为安全。

（3）食品添加剂在进入人体后，不能在人体内分解或与食品作用形成对人体有害的物质。最好能参加人体的正常物质代谢；或能被正常解毒后全部排出体外；或因不被消化道所吸收而全部排出体外。

（4）食品添加剂要有助于食品的生产、加工和贮藏等过程，具有保持食品营养、防止腐败变质，增强感官性状、提高产品质量等作用，并应在较低使用量的条件下有显著效果。而不应对食品的营养成分有破坏作用，也不应影响食品的质量和风味。

（5）食品添加剂应有严格的质量标准及安全使用标准，添加于食品中后便于分析检测。

（6）价格低廉，来源充足，使用方便，易于运输和贮存。

（7）不得使用添加剂掩盖食品的缺陷或作为伪造手段。

四、 食品添加剂的安全卫生问题

目前，我国食品添加剂使用不规范的现象十分严重，具体表现在以下三个方面。

1. 超量使用添加剂

如饮料、蜜饯类食品甜味剂、防腐剂超标等。2011年，广州市工商局公布了市面上烘炒食品、凉果蜜饯、酱油等食品的抽检结果，除检出甜味剂（糖精钠）超标外，还超量使用甜味剂（甜蜜素）和着色剂（日落黄）；甘草榄超量使用防腐剂（苯甲酸）；丁香橄榄等2批次凉果蜜饯产品二氧化硫残留量超标。

2. 超范围使用添加剂或隐瞒使用添加剂

由于 GB2760 对合成色素的使用范围限制较严，有些食品中不允许使用，个别企业超范围使用合成色素。如柠檬黄是一种仅限于冷冻食品、配制酒、糖果等食品的着色剂，但是在食品的实际加工生产当中，有些不法商家为了盲目追求食品的色泽、口感效果，擅自扩大使用范围，在其他食品中添加。

3. 违禁使用添加剂

如在婴儿食品中使用国家禁止使用的糖精钠等添加剂，面粉中加"吊白块"。

五、 食品添加剂的安全使用

食品添加剂在使用时应注意以下几点：

（1）食品添加剂在生产、经营和使用过程中都必须严格遵守《中华人民共和国食品安全法》和《食品添加剂卫生管理办法》的有关法规和条例，它是保障食品安全、卫生的法律依据。

（2）提倡使用无毒副作用的天然食品添加剂，对于化学合成的添加剂则应严格控制使用范围和标准。

（3）鉴于有些食品添加剂具有毒性，应尽可能不用或少用，如必须使用时应按照食品添加剂使用卫生标准的规定，严格控制使用范围和使用量，不得超范围、超标准使用添加剂。

（4）食品中使用的添加剂必须在产品外包装上明确标识品种名称、使用量等，不得隐瞒使用添加剂。

（5）严禁使用违禁添加剂。特别在婴儿代乳食品中不得使用色素、香精和糖精。

（6）生产和使用新的食品添加剂时，应由生产和使用单位及其主管部门提出添加剂的理化性质、质量标准、毒性试验结果、使用效果、使用范围和使用量等有关资料。

（7）食品添加剂生产企业生产的添加剂，必须明确查明食品添加剂的品名、质量标准、产品规格、使用范围、使用剂量、生产厂名、批号及制造日期等，并应有"食品添加剂"字样。

六、 食品中易滥用的添加剂

《国务院办公厅关于严厉打击食品非法添加行为切实加强食品添加剂监管的通知》中规定：严禁使用非食用物质生产复配食品添加剂，不得购入标识不规范、来源不明的食品添加剂，严肃查处超范围、超限量等滥用食品添加剂的行为。

目前世界部分国家已禁止的添加剂有苏丹红、溴酸钾、甲醛、吊白块、β-萘酚、水杨酸、硼酸、硼砂、硫酸铜、黄樟素、香豆素等。

（一） 苏丹红

苏丹红，学名苏丹，是一种化学染色剂，其成分中含有一种称为萘的化合物，该物质具有偶氮结构能致癌，特别是对人体的肝肾器官具有明显的毒害作用。此外苏丹红还能诱发膀胱、脾脏等脏器的肿瘤。但它在某些产品加工中能发挥积极作用，如用于石油、机油等工业溶剂中可以增色，用于鞋、地板等可以起到增光的作用。但它不是食品添加剂，且具有致癌和致突变性，因此绝对不能用于食品加工行业。研究表明苏丹红分为Ⅰ、Ⅱ、Ⅲ和Ⅳ四种类型，是一种亲脂性偶氮化合物。其中苏丹红Ⅰ和Ⅳ已被国际癌症研究机构列为三类致癌物，即动物致癌物；而其初级代谢产物邻氨基偶氮甲苯和邻甲基苯胺已列为二类致癌物，即对人可能致癌。

（二） 溴酸钾

溴酸钾是一种无机盐，固体为白色结晶状粉末，易溶于水。其在发酵及焙烤工艺过程中起到氧化剂作用，能使面粉更白。此外溴酸钾还能与氨基酸作用，使制作的面包快速膨胀，更富弹性和韧性，曾被认为是焙烤业内最好的面粉改良剂之一。但从 1982 年以来世界各国及 JECFA 等研究并评价了溴酸钾的安全性，最终国际癌症研究机构将其列为致癌物质，现在许多国家包括中国已经禁用，但由于其良好的性能及低廉的价格仍有不法生产者加入食品中。

（三） 甲醛

甲醛是一种无色，有强烈刺激性气味的液体，是化学防腐剂的一种，易溶于水和乙醇，其 35%~40% 水溶液即称为福尔马林或蚁醛溶液。它是一种有刺激性的原浆毒物，能结合核酸的氨基及羟基，并能使蛋白质变性，杀死细菌和真菌以及繁殖体，从而达到消毒防腐的功效。正因为其具有良好的防腐性能，曾广泛作为防腐剂添加至酒类、肉制品、牛奶及其制品中。人体摄入高浓度甲醛后会刺激呼吸道，出现水肿、眼刺痛、头痛等症状，并可能诱发支气管哮喘。皮肤接触甲醛，可引发皮炎、色斑、坏死等。经常吸入少量甲醛，能引起慢性中毒，出现黏膜充血、皮肤刺激症、过敏性皮炎角化和脆弱、甲床指端疼痛等。但仍有不法商贩在食品制作过程中添加甲醛，甚至还使用具有双重毒性的工业甲醛（含甲醇）。2004 年 6 月 15 日世界卫生组织发布的致癌报告中，已将甲醛列为一类致癌物质，世界各国也已禁止其作为食品添加剂使用。日本曾报道牛奶中甲醛浓度达到万分之一浓度时，连续服用 20d 即可导致婴儿死亡；60~90mL 即可导致成年人死亡。此外，甲醛还对果蝇和微生物有致突变作用。

（四） 吊白块

吊白块又称雕白粉，化学名甲醛合次硫酸氢钠，还原性很强，常用于工业漂白剂、还原剂等。但现在多有不法分子用于食品如米粉、粉丝、腐竹等的增白，造成严重的危害。我国已于 1989 年禁用吊白块作为食品添加剂。吊白块的毒性主要来自于其分解产生的甲醛，对肝脏、肾脏等器官造成损害，并致癌。人在摄入含"吊白块"的食品后，会引起过敏、肠道刺激、食物中毒等症状，引发肾脏、肝脏等疾病，严重者导致癌症和畸形病变。一般，一次摄入剂量达 10g 就可致死，导致生命危险。

（五） 乙萘酚

乙萘酚（β-萘酚）是一种染料中间体，广泛应用于颜料、香料、杀菌剂、抗氧剂等行业产品中。β-萘酚曾作为防腐剂添加至酱油中，因为其对微生物如酵母、丝状菌等有抑制作用，但目前已经禁止使用。毒理学研究证明，β-萘酚的毒理作用与苯酚类似，具有刺激作用特别是对眼睛、皮肤、黏膜等部位毒性更强烈，还能引起出血性肾炎、膀胱疼痛、蛋白尿、血尿等，甚至导致神经萎靡、膀胱癌等。人若误服，不仅会出现呕吐等肠胃炎症状，还有可能表现出痉挛、贫血、虚脱等中毒现象。

（六） 水杨酸

水杨酸，即邻羟基苯甲酸，是医药、香料、染料、橡胶助剂等的重要原料，可广泛作为消毒、防腐剂等使用，但我国已经禁止应用于食品加工中。因为水杨酸具有凝固蛋白的作用，能与机体组织中的蛋白质反应，对人体肾脏显示出较大的毒性作用。摄入后会刺激食道、消化道的内膜、黏膜，并有腐蚀作用，大量服食会引起呕吐、腹痛、频促、酸中毒等症状，深度中毒者出现昏迷、休克甚至呼吸衰竭等，严重影响了人们的身体健康。

（七）　硼酸及硼砂

硼砂的主要成分是硼酸钠，具有增加食物韧性、脆度及改善食物保水性及保存度等功能，曾被当作防腐剂、膨松剂等广泛用于肉和人造奶油、饼干等的加工制作中。但硼砂经食物摄入后可在体内转化为硼酸，而硼酸具有蓄积性不易排出体外，若连续摄入会抑制消化作用，造成食欲减退、消化不良，并妨碍营养素吸收、促进脂肪分解，造成体重下降。严重者出现"硼酸症"，即造成人体循环系统障碍，出现休克、昏迷等急性中毒症状。成人食用 1~3g 硼砂即可引起中毒，致死量为成人 20g，幼儿 5g，因而目前世界各国规定严禁使用硼砂。

（八）　黄樟素

食用天然香精如黄樟精油、八角精油及樟脑油中都含有黄樟素成分。黄樟精油作为啤酒及其他酒类的风味添加剂，其黄樟素含量高达 80%。另外在由肉豆蔻、日本野姜、加州月桂树等制成的香精中也有少量存在。黄樟素具有致癌性，其作用机理是先在小鼠体内代谢生成苯乙醇，后被激活转化为乙酸盐或硫酸盐，成为最终致癌物。其中后者双键具有强亲电性可与遗传物质 DNA 发生反应，从而致癌，因此我国禁止在香精中添加黄樟精。

（九）　一氧化碳

一氧化碳是无色、无臭、无味的气体，故易于忽略而致中毒。2008 年 12 月 12 日，卫生部发布的《食品中可能违法添加的非食用物质和易滥用的食品添加剂品种名单（第一批）》中明确规定一氧化碳属于违法添加的非食用物质，目前除美国和墨西哥等少数国家外，欧盟、日本、澳大利亚等国家和地区均明令禁止一氧化碳发色剂在水环保产品中的应用。部分违规生产企业在水环保产品前期加工环节，将其分割冷冻后放入塑料袋内，并充装一氧化碳，当一氧化碳与肌红蛋白结合后，可使肉色呈现鲜艳的粉红色，看起来与新鲜鱼一样。经常生吃此类 CO 鱼，或有损健康，严重的会危及肾脏功能，甚至引发食物中毒。

第十节　食品的放射性污染及其预防

在各种使用放射性物质的生产活动和科学实验中，沉降灰（fallout）、放射性废物的排放和意外事故中放射性核素（radionuclides）的泄漏均可通过食物链污染食物。环境中排放的放射性核素虽然可以通过稀释或扩散，使其在环境中的浓度不断降低，但却可在食物链各个环节中浓集，使食品中有较高的含量。特别是有些水生生物如水藻、牡蛎、鱼类等对某些放射性核素有较大的浓集作用，浓集系数可达数十万，以致含量超过允许量标准，威胁人类健康。

一、　食品中放射性物质的来源

（一）　食品中的天然放射性

由于生物体与其所生存的环境之间固有的物质交换过程，在绝大多数动植物性食品中都不同程度含有天然放射性物质，即食品的天然放射性本底。但由于不同地区环境的放射性本底值不同，不同动植物以及生物体内不同组织对某些放射性物质的亲和力有较大差异，因此不同食品中的天然放射性本底值有很大差异。

食品中的天然放射性核素主要是^{40}K 和少量的^{226}Ra、^{228}Ra、^{210}Po（钋）及天然钍和天然铀等。在食品中具有卫生学意义的天然放射性核素有：

1. ^{40}K

^{40}K 是食品中含量最多的天然放射性核素，其半衰期为 1.28×10^{9}年。^{40}K 在环境和食品总钾含量中所占比例是比较恒定的，约为 0.0119%，其放射活性为每克天然钾中含 32.2Bq^{40}K，故可根据食品的总钾含量估算^{40}K 的含量及其放射活性。食品中^{40}K 含量以果类为最多，豆类和叶菜类次之，谷类和乳类较低，肉类也有一定的含量。根据我国的调查资料，成年男女体内的^{40}K 含量分别为 69.9 和 51.4Bq/kg 体重，其内照射剂量分别为 0.212×10^{-3}Sv/年和 10.156×10^{-3}Sv/年（1Sv=1J/kg）。

2. ^{226}Ra

^{226}Ra 的半衰期为 1.6×10^{3}年。主要通过饮水和食物进入人体并积于骨骼中，大部分随粪便排出，尿和乳中排出较少。人骨中^{226}Ra 的浓度与摄入量有密切关系。不同食物中的^{226}Ra 含量差异较大，如谷类含 0.037~5.44Bq/kg，水果、蔬菜 0.037~0.093Bq/kg，牛奶 0.037~11.1Bq/kg。

（二）食品的放射性污染

食品可吸附或吸收外来的（人为的）放射性核素，使其放射性高于自然放射性本底时称为食品的放射性污染。

1. 食品的放射性污染来源

（1）核爆炸　原子弹和氢弹爆炸时可产生大量的放射性物质，尤其是空中核爆炸对环境可造成严重的放射性核素污染。一次空中核爆炸可产生数百万种放射性物质，包括核爆炸时的核裂变产物、未起反应的核原料以及弹体材料和环境元素受中子流的作用形成的感生放射性核素等，统称为放射性尘埃。大气中的放射性尘埃以不同速率、在不同范围内向地面沉降。颗粒较大者受重力作用可在短期内沉降于爆炸区附近地面，形成局部污染；而颗粒较小者可进入对流层和平流层大范围扩散，数月或数年后逐渐降落于地面，产生全球性的污染。产生数量大、半衰期长、摄取量大和能在体内蓄积的放射性核素具有更大的危险性，如^{90}Sr 和^{137}Cs，其次是^{89}Sr、^{95}Zr（锆）、^{131}I、^{95}Nb（铌）、^{103}Ru（钌）、^{141}Ba（钡）、^{140}La（镧）等。

（2）核废物的排放　核工业生产中采矿、冶炼、燃料精制、浓缩、反应堆组件生产和核燃料再处理等过程均可通过三废排放污染环境，进而污染食品。有报告核工厂附近地区和水域生产的鱼虾、牡蛎、农作物和牛奶等食品含^{137}Cs、^{65}Zn、^{51}Cr、^{32}P 等都很高。此外，使用人工放射性同位素的科研、生产和医疗单位排放的废水中含有^{125}I、^{131}I、^{32}P、^{3}H、^{14}C 等，也可造成水和食品的污染。

（3）意外事故　意外事故造成的放射性核素泄露主要引起局部性污染，导致食品中含有很高的放射性。如英国温茨盖尔原子反应堆事故向大气中排放的放射性物质的总放射性约相当于 11.1×10^{14}Bq，由于附近牧草受到污染，当地生产的牛奶中放射性活性也相当高。前苏联切尔诺贝利的核事故还造成环境及食品的严重污染，克罗地亚地区羊肉中^{131}I 含量达

$62.7Bq/kg$、^{137}Cs 达 $39.4Bq/kg$。

2. 食品中具有卫生学意义的人为放射性核素

（1）^{131}I　是核爆炸早期及核反应堆运转过程中产生的主要裂变物。进入消化道可完全被吸收，并浓集于甲状腺内。膳食中稳定性碘的摄入量可影响放射性碘在甲状腺的浓集量。^{131}I 可通过污染牧草进而使牛奶受到污染，故在食用乳类较多的地区，牛奶是 ^{131}I 的主要来源。^{131}I 半衰期约 8d，对食品的长期污染较轻，但对蔬菜的污染有较大意义，人可通过摄入新鲜蔬菜摄入较大量的 ^{131}I。

（2）^{90}Sr　在核爆炸中大量产生，因其半衰期长（约 29 年），故可在环境中长期存在，造成全球性沉降。^{90}Sr 广泛存在于土壤中，是食品放射性的主要来源。污染区的牛羊乳中含有较大量的放射性锶，据欧美国家调查，通过膳食每年摄入的 ^{90}Sr 可达 0.148~0.185Bq，其中主要为乳制品，其次是蔬菜水果、谷类和面制品。^{90}Sr 进入人体后大部分沉积于骨骼中，其代谢与钙相似。

（3）^{89}Sr　也是核爆炸的产物，其产量比 ^{90}Sr 更高。^{89}Sr 的半衰期约 50d，故对食品的污染与 ^{90}Sr 比较相对较轻。

（4）^{137}Cs　半衰期长达 30 年，化学性质与钾相似，易被机体充分吸收并可参与钾的代谢过程，主要通过肾脏排出，部分通过粪便排出。^{137}Cs 也可通过地衣–驯鹿–人的特殊食物链进入人体。

二、　食品中放射性物质污染和对人体的危害

环境中的放射性核素通过食物链进入人体，并在人体内潴留，造成多方面的危害。食品放射性污染对人体的危害主要是对体内各种组织、器官和细胞产生的低剂量长期内照射效应。主要表现为对免疫系统、生殖系统的损伤和致癌、致畸、致突变作用。

致癌、致畸、致突变作用是低剂量长期内照射产生的主要生物效应。0.2~0.3Sv（$1Sv=1J/kg$）的照射即可引起动物和人体细胞染色体畸变的发生率明显增高，尤其双着丝粒和着丝粒环是辐射造成染色体损伤的特征性指标。辐射可引起白血病、甲状腺癌、乳腺癌、肺癌、肝癌、骨肉瘤等，如肝中潴留的 ^{134}Te（碲）和 ^{60}Co（钴）主要引起肝硬化和肝癌；嗜骨性的 ^{90}Sr、^{226}Ra、^{239}Pu（钚）等主要引起骨肉瘤；均匀分布于组织的 ^{137}Cs 及 ^{210}Po 主要引起软组织的肿瘤。低剂量长期内照射还可致胎仔减少、死胎、胎儿畸形和智力发育障碍等。

三、　控制食品放射性污染的措施

1. 控制污染源

使用放射性物质时应严格操作规程，在食品生产过程中，有时采用电离辐射检查食品中异物，测定脂肪含量，以及保藏食品和促进蔬菜水果和酒类成熟，均应严格控制照射剂量。

2. 加强对污染源的经常性卫生监督

定期进行食品安全监测，严格执行国家标准，使放射性元素对食品的污染量控制在限制浓度范围内，各类食品几种放射性同位素的限制浓度如表 2-13 所示 ［参照 GB 14882—94《中华人民共和国国家标准　食品中放射性限制浓度标准》］。

表 2-13　　　　　　　　　　　　各类食品中放射性核素限制浓度　　　　　单位：Bq/kg（或 L）

品种	^{226}Ra	^{131}I	^{90}Sr	^{89}Sr	^{137}Cs
粮食	1.4×10	1.9×10^2	9.6×10^2	1.2×10^3	2.6×10^2
薯类	4.7	8.9×10	3.3×10	5.4×10^2	9.0×10
蔬菜及水果	1.1×10	1.6×10^2	7.7×10	9.7×10^2	2.1×10^2
肉鱼虾类	3.8×10	4.7×10^2	2.9×10^2	2.9×10^3	8.0×10^2
鲜奶	3.7	3.3×10	4.0×10	2.4×10^2	3.3×10^2

🔍 复习思考题

1. 食品污染概念及分类。
2. 评价食品卫生质量的细菌污染指标及卫生意义。
3. 食品被霉菌污染后产生的危害及常见的霉菌毒素。
4. 减少食品中农药残留量的措施。
5. 控制食品中兽药残留的措施。
6. 防止有害重金属和有害化合物对食品污染的措施。
7. 食品包装材料应注意的主要食品卫生安全问题。
8. 食品添加剂的使用原则。
9. 食品用消毒剂的安全卫生问题。
10. 控制食品中放射性物质污染的措施。

第三章

食品生产企业的卫生管理

学习目标

1. 掌握食品生产企业的卫生管理措施和方法，包括食品企业厂址选择的原则、工厂设计卫生要求、食品贮运销卫生管理、企业员工个人卫生管理等；
2. 了解 HACCP 控制体系在食品卫生管理中的应用。

第一节　概述

食品是人类赖以生存的重要物质，人每天约消耗 1.2kg 的食物，随食物摄入的有毒有害物质可引起人类的许多疾病，因此，保证食品的卫生质量，保护消费者健康是每一个食品工作者的责任和义务。食品卫生管理工作不仅是卫生行政部门的责任，也是食品企业的重要工作内容之一。

一、食品卫生管理的意义

随着工农业生产的发展和食品生产经营业务的不断扩大，食品污染的因素和机会也在增加。有的食品生产经营企业和个体生产经营者，由于法制观念淡薄，为了单纯追求经济效益，忽视食品卫生质量，或者由于缺乏食品卫生知识，致使一些不符合安全标准的食品流入市场，损害了消费者的利益。食品的安全状况，直接关系到人民的身体健康和生命安全。为了保证食品质量安全，防止食品污染，预防食物中毒和其他食源性疾病，确保人民身体健康，就必须加强食品卫生管理。

食品生产企业卫生管理的主要意义包括七个方面。

（1）延长产品货架期。

（2）改善产品形象，增进产品的公众可接受性。

（3）改善企业与顾客的关系。

（4）减少公众健康的危险。

（5）增加媒介和检查人员对产品合格的信任。

（6）降低产品的回收率。

（7）提高产品的组织纪律性。

二、 食品生产企业卫生管理机构及工作内容

食品生产企业应建立相应的食品卫生管理机构，如质量科、品控科（部）或质检科（部）等，对本单位的食品卫生工作进行全面管理。人员由经过专业培训的专职或兼职人员组成，负责宣传和贯彻食品卫生相关的法规和规章制度，监督、检查在本单位的执行情况，定期向食品安全监督管理部门报告；制订和修改本单位的各项卫生管理制度和规划；组织卫生宣传教育工作，培训食品从业人员；定期进行本单位从业人员的健康检查，并做好善后处理工作。

此外，其他工作内容还包括：原材料的卫生管理；工厂设计的卫生管理；企业卫生标准的制定及食品质量控制体系的建立；生产过程的卫生管理；原材料及成品的卫生检验；企业员工个人卫生的管理；成品储存、运输和销售的卫生管理；虫害和鼠害的控制。

第二节　食品良好操作规范（GMP）

一、 概述

食品的良好操作规范（good manufacture practice，GMP）一般是由政府制定颁布的主要用于食品生产加工企业的一种质量保证制度或质量保证体系。它对包括食品生产、加工、贮存、包装、运输等在内的食品生产加工企业的生产加工环境、厂房结构与设施、卫生设施、设备与工具、人员的卫生要求与培训、仓储与运输、生产管理制度等方面的卫生质量管理和控制做了详细的规定，是食品生产加工企业应满足的基本标准。

食品良好操作规范体系主要有三种类型：①针对一般食品的良好操作规范，即良好操作规范通用要求，这种类型的良好操作规范体系是一个适用于各类食品制造的框架性法规；②保健食品的良好操作规范，该规范参照了药品良好操作规范的一些条款要求，但相对低于药品良好操作规范的标准要求；③针对不同类别产品的良好操作规范，该规范考虑到了不同产品的差异性和特殊性要求，是一种针对性很强的适合于一类或一种产品的良好操作规范。

现行的《食品生产通用卫生规范》和《出口食品生产企业卫生要求》是我国食品生产加工企业实施良好操作规范的重要法规，也是我国食品生产企业实施良好操作规范的主要内容。

GB 14881—2013《食品生产通用卫生规范》规定了对食品生产加工企业的7个基本卫生要点：①原材料采购的卫生要求；②工厂选址、布局、车间内部建筑设计及食品仓库的卫生要求；③工厂的卫生管理；④生产过程的卫生管理；⑤卫生和质量检验的管理；⑥产品贮存、运输和销售的卫生管理。⑦企业员工个人卫生管理。

二、 主要内容

（一） 原材料采购的卫生要求

采购原材料应按该种原材料质量安全标准或要求进行，购入的原料不含有毒有害物质，也不应受到污染。

（二） 食品工厂选址、 布局、 车间内部建筑设计及食品仓库的卫生要求

1. 选址的原则

食品工厂的建设厂址选择是关键，厂址条件选择是项目建设条件分析的核心内容。食品工厂的厂址选择合理与否，不但与投资规模、建设进度、配套设施完善程度及投产后能否正常生产有关，而且与企业的食品安全、生产环境、卫生条件和生产成本关系密切。由于不同地区环境状况和"三废"治理水平不尽相同，其周围的土壤、大气和水资源受污染程度不同，因此，在选址时既要考虑来自外部环境的有毒有害因素对工厂的污染，又要避免生产过程中产生的"三废"对区域环境造成不良影响。

为保证食品安全，选址工作应遵循以下原则。

（1）原料供应方便 原料供应的保证程度是选址的重要依据，例如油脂加工厂，最好应建在大豆主产区，如果采用进口大豆为原料，则最好应建在航运条件较好的港口城市。

（2）厂区具有良好的自然条件 如通风、日照条件良好，空气清新，地势高燥，排水方便，自然地面坡度不宜过大。对丘陵地区，宜用山坡地、土质坚实。尽可能的远离可能或潜在的污染源，不建在水库下游和防洪堤坝附近。

（3）水源充足，水质好 水质符合或接近 GB 5749—2006《生活饮用水卫生标准》。如利用城市自来水，宜尽量靠近自来水主干管网，供水量、水压应满足全厂生产、生活要求。如以地下水、水库等作为水源时，须事先进行水质全分析，为选址和水处理提供科学的依据。

（4）厂址附近有良好的卫生条件 区域周围不得有粉尘、烟雾、灰沙、有害气体、放射性物质及其他扩散性污染源；不得有垃圾场、废渣场、粪场以及昆虫大量滋生的场所。

（5）厂区要远离有害场所 生产性建筑物与厂外公路或道路应有防护地带，其距离可根据各类食品厂的特点参照卫生规范执行。同时，应采取必要的绿化措施，以改善区域小气候，减少扬尘，降低外来噪声，美化环境，防治污染。

（6）交通运输条件方便 可以采用公路、铁路、水路等多种运输方式，但无论采用何种交通工具，原则是方便、快捷、经济合理、节约运输成本。

（7）选择的地点必须具有发展余地，供发展之用 过分拥挤的厂区不但使生产效率降低，而且还会使卫生管理工作变得困难重重。

2. 布局的要求

要合理布局，划分生产区和生活区；生活区应在生产区的上风向。

建筑物、设备布局与工艺流程三者衔接合理，建筑结构完善，并能满足生产工艺和质量卫生要求。

原料与半成品和成品、生原料与熟食品均应杜绝交叉污染。

厂区道路应通畅，便于机动车通行。

厂房之间，厂房与外线公路或道路间应保持一定距离，中间设绿化带。厂区内务车间的

裸露地面应进行绿化。

给排水系统应能适应生产需要，设施应合理有效，经常保持畅通，有防止污染水源和鼠类、昆虫通过排水管道潜入车间的有效措施。生产用水必须符合 GB 5749—2006 的规定。

污水排放必须符合国家相关标准的规定。生产厂污物（加工后的废弃物）存放应远离生产车间，且不得位于生产车间上风向，存放设施应密闭或带盖，要便于清洗消毒。

锅炉烟囱高度和排放粉尘量应符合 GB 13271—2014 的规定，烟道出口处的排烟除尘装置应设置在主导风向的下风向。

洗手设施应分别设置在车间进口处和车间内适当的地点。要配备冷热水混合器，其开关应采用非手动式。龙头设置，每班人数在 200 人以内者，按每 10 人 1 个，200 人以上者每增加 20 人增设 1 个。生产车间进口，必要时还应设有靴鞋消毒池，消毒池壁内侧与墙体呈 45°坡形。更衣室应设储衣柜或衣架、鞋箱（架），衣柜之间要保持一定距离，离地面 20cm 以上，如采用衣架应另设个人物品存放柜。淋浴室可分散或集中设置，淋浴器按每班工作人员计，每 20~25 人设置 1 个。厕所设置应有利于生产和卫生，其数量和便池坑位应根据生产需要和人员情况适当设置。生产车间的厕所应设置在车间外侧，并一律为水冲式，备有洗手设施和排臭装置，其出入口不得正对车间门，要避开通道；其排污管道应与车间排水管道分设。

3. 车间内部建筑设计的卫生要求

（1）防止污染　建筑物及各项设施应根据生产工艺卫生要求和原材料贮存等特点，设置有效的防鼠、防蝇、防尘、防虫等设施，防止受其危害和污染。

防鼠：车间门窗结构要紧密，缝隙不能大于 1cm，所有出入口包括排水沟出入口，下水道出入口都应安装金属网罩（规格为 1.0cm）。地基的深度应深入底下 0.5~0.8m，地面上 60cm 之下部分均应用坚固砖、石等的鼠类不能进入的材料砌成。墙身光滑，墙角有一定的弧形，可防止老鼠上屋顶活动。

防蝇、防虫：所有门、窗及其他与外界的开口通道均应安装纱门、纱窗、塑料门窗等防虫设施（防护网规格为 0.5mm）。在通道口安装风幕，以防止害虫进入。如果安装灭蝇灯，安装位置必须离开有暴露产品、设备或包装材料 10m，无暴露情况下应保证 3m。

防尘：在北方冬季应加强防风措施，可设二重门、二层窗或加设防风、门斗、热空气幕、外室等。厂区进行硬化和绿化。

（2）便于消毒　地面：生产车间地面应平整、无裂隙、略高于道路路面，便于清扫和消毒。应使用不渗水、不吸水、无毒、防滑材料（如耐酸砖、水磨石、混凝土等）铺砌，应有适当坡度，在地面最低点设置地漏，以保证不积水。其他厂房也要根据卫生要求进行。

屋顶：屋顶和天花板应选用不吸水、表面光洁、耐腐蚀、耐温、浅色的材料涂覆或装修，要有适当的坡度，在结构上减少凝结水滴落，防止虫害和霉菌滋生，以便于洗刷、消毒。

墙壁：生产车间墙壁要用浅色、不吸水、不渗水、无毒材料涂覆，并用白瓷砖或其他防腐蚀材料装修高度不低于 1.50m 的墙裙。墙壁表面应平整光滑，其四壁和地面交界面要呈漫弯形，防止污垢积存，并便宜于清洗、消毒。

门窗：门、窗、天窗要严密不变形，防护门要能两面开，设置位置适当，并便于卫生防护设施的设置。窗台要设于地面 1m 以上，内侧要下斜 45°。非全年使用空调的车间、门、窗应防蝇、防尘设施，纱门应便于拆下洗刷。

通道：通道要宽畅，便于运输和卫生防护设施的设置。楼梯、电梯传送设备等要便于维护和清扫、洗刷和消毒。

（3）保证采光照明要求 食品生产车间或工作地方应有充足的自然采光或人工照明。车间的亮度不仅影响产品的卫生质量，更重要的是光对人体的心理情绪也有很大影响，在光亮不足或光质不良的环境中工作，可使视觉机能降低，容易引起全身疲劳，特别是目测验质时，照度不够易产生视力疲劳影响验质工作的正常进行。因此，在建筑设计上必须保证采光照明方面的需要。一般生产车间的采光系数不低于1∶5（窗户玻璃面积与地板面积之比），检验场所工作面混合照度不应低于540lx，加工场所工作面不应低于220lx，其他场所一般不应低于110lx。

位于工作台、食品和原料上方的照明设备应加防护罩。

（4）搞好通风换气 生产车间、仓库应有良好通风，用自然通风时通风面积与地面积之比不应小于1∶16；采用机械通风时换气量不应小于每小时换气3次。机械通风管道进风口要距地面2m以上，并远离污染源和排风口，开口处应设防护罩。饮料、熟食、成品包装等生产车间或工序必要时应增设水幕、风幕或空调设备。

4. 食品仓库的卫生要求

根据库内所需要温度，仓库可分为常温库、冷藏库和高温库。其仓库卫生要求如下：

（1）防鼠、防霉、防虫 三防的重要措施是垫离、通风、控制温、湿度。垫，是指原料离地，一般不低于25～30cm；离，是原料离墙，距墙壁不小于15cm，垫板最好是条式，便于通风，这一措施的作用可达到既防鼠又防潮的目的。其次是通风，通风是以对流自然通风最好，一侧门如无对流自然通风可增设鼓风机，加排风防止库房潮湿生霉。门口要设防鼠板，或使用粘鼠板，但不可放鼠药。

（2）库房应使采光小 仓库方向应向北，同时要装防光窗帘，因为直射光线能加速食品的腐败变质。

（3）仓库应设单间或隔离室 由于食品易吸收臭味而持久地保留在其中，因此不同种类的食品应分类存放，以做到食品与非食品、原料与半成品、卫生质量有问题的食品与正常食品、短期存放的食品与长期存放的食品以及有特殊气味的食品（如海产品、香辛料）与易于吸收气味的食品（如面粉、饼干）必须分别存放进隔离间。

（4）冷藏库应设预冷间 大块食品应先预冷，因其在冰点以下时，大块食物中心不能及时冷却，在夏季易发生腐败变质。

（5）高温库应控制温湿度 高温库多用于罐头食品厂的保温库，成品罐头要通过（37±2)℃的保温试验，在机械开罐后为减少热量的散失，与冷库一样，其建筑材料的隔热性能好，库内也必须装置调节温湿度的设备遥控检测。

（三） 工厂的卫生管理

（1）卫生管理机构 食品厂必须建立相应的卫生管理机构，配备经专业培训的专职或兼职的食品卫生管理人员。管理机构应制定和修改本单位的各项卫生管理制度和规划，组织卫生宣传教育工作，培训食品从业人员，定期进行本单位从业人员的健康检查，并做好善后处理工作.

（2）维修、保养工作 建筑物和各种机械设备应保持良好状态，确保正常运行。建立健全维修保养制度。

（3）清洗和消毒工作　应制定有效的清洗及消毒方法和制度，以确保所有场所清洁卫生，防止污染食品。

（4）除虫、灭害的管理　厂区应定期或在必要时进行除虫灭害工作，要采取有效措施防止鼠类、蚊、蝇、昆虫等的聚集和滋生。

（5）有毒有害物品的管理　清洗剂、消毒剂、杀虫剂以及其他有毒有害物品，均应有固定包装，并有明显标示，储存于专门库房或橱柜内，由专人负责保管，建立管理制度。各种药剂的使用品种和范围，须经省（自治区、直辖市）卫生监督部门同意。

（6）卫生设施的管理　洗手池、消毒池、靴鞋消毒池、更衣室、淋浴室、厕所等卫生设施应有专人管理，建立管理制度，应经常保持良好卫生状态。工作服包括淡色工作衣、裤、发帽、鞋靴等，某些工序（种）还应配备口罩、围裙等卫生防护用品。工作服应有清洗保洁制度，凡直接接触食品的工作人员必须每日更换。

（7）健康管理　食品厂全体工作人员，每年至少进行一次体检，没有取得卫生监督机构颁发的体检合格证者，一律不得从事食品生产工作。对直接接触食品的人员还须进行粪便培养和病毒性肝炎带毒试验。凡体检确认的病毒性肝炎患者和带毒者、活动性肺结核患者、肠伤寒患者和肠伤寒带菌者、细菌性痢疾患者和痢疾带菌者、化脓性或渗出性脱屑性皮肤病患者、其他有碍食品卫生的疾病或疾患的患者，均不得从事食品生产工作。

（四）　生产过程的卫生管理

（1）应按产品品种分别建立生产工艺和卫生管理制度。

（2）进厂的原材料应符合规定，经过检验、化验合格后方可使用，应严格区分不符合安全标准和要求的原料，防止混淆和污染食品。

（3）按生产工艺的先后次序和产品特点，将原材料处理、半成品处理和加工、包装材料和容器的清洗和消毒、成品包装和检验、成品储存等工序分开设置，防止前后工序相互交叉污染。

（4）记录保存期应比该产品的商品保存期延长6个月。

（5）包装上的标签应按照 GB 7781 的有关规定执行。

（五）　卫生和质量检验的管理

食品厂应设立与生产能力相适应的检验室，并配备经专业培训、考核合格的检验人员，从事卫生、质量的检验工作。有明确的检验制度和检验方法，应按国家安全标准和检验方法进行检验，检验设备应按期进行检查和校准。

（六）　食品贮存、运输和销售的卫生管理

1. 食品贮存过程的卫生管理

我国每年因粮食霉变，水果、蔬菜腐烂及水产品腐败变质而造成的经济损失相当可观。因此，食品贮存过程的卫生管理是食品卫生管理的重要环节，要做好食品贮存过程的卫生管理。

（1）根据不同规模和操作需要设置食品储存库房和存放设施，如冰箱、存放架（柜）等。

（2）食品仓库实行专间专用，不得存放有毒有害物品（如杀鼠杀虫剂、洗涤剂、消毒剂等），不得存放药品、杂品及个人生活用品等物品。食品成品、半成品及食品原料应分开

存放。

（3）库房应用无毒、坚固、易清扫材料建成。库房可分常温库和冷库，冷库又包括高温冷库（冷藏库）和低温冷库（冷冻库）。

（4）常温库应设置防鼠、防虫、防蝇、防潮、防霉的设施，并能正常使用；必须设置机械通风设施，并应经常开窗通风，定期清扫，保持干燥和整洁，清库时应做好清洁消毒工作。

（5）冷库（包括冰箱）应注意保持清洁、及时除霜；冰箱、冰柜和冷藏设备必须正常运转并标明生、熟用途，冷藏库、冰箱（柜）应设外显式温度（指示）计并正常显示。

（6）低温冷库（冷冻库）温度必须低于-18℃，高温冷库（冷藏库）温度必须保持在0~10℃；冷藏设备、设施不能有滴水，结霜厚度不能超过1cm。

（7）冷库内不可存放腐败变质食品和有异味食品。食品间应有一定的空隙，直接入口食品与原料应分库存放。

（8）食品要分类、分架、隔墙离地上架存放，各类食品有明显标志，有异味或易吸潮的食品应密封保存或分库存放，易腐食品要及时冷藏、冷冻保存。

（9）建立食品进出库专人验收登记制度。要详细记录入库食品的名称、数量、产地、进货日期、生产日期、保质期、包装情况、索证情况等，并按入库时间先后分类存放。

（10）食品储存要做到先进先出，尽量缩短储藏时间，定期清仓检查，防止食品过期、变质、霉变、生虫，及时清理不符合卫生要求的食品。

2. 食品运输过程的卫生管理

食品的运输对保证食品的卫生质量有很大关系，特别对易腐食品。食品在运输过程中，是否受到污染或腐败变质与运输时间长短、包装材料质量和完整性、运输工具的卫生情况以及食品种类有关。

（1）必须有专门采购食品的运输车辆。

（2）运输食品的车辆和船舱要严格执行清洁消毒制度。

（3）应备有防晒、防雨、防尘、加盖、垫等设施和安全包装材料。

（4）搬运时应轻拿轻放，防止破损造成污染；不得与有毒有害物质、有异味、易挥发的物质共同运输；直接入口食品与半成品或原料不得混放运输。

（5）随着运输条件的改善及根据食品类别，应尽量采用冷冻或冷藏运送食品，应定时检查温度与制冷设备是否处于良好的工作状态。

（6）防止食品在运输过程中腐败变质，应尽量缩短运送时间，控制适当的温度。

（7）运输人员应保持个人卫生，遵守运输规范性要求，讲究职业道德，发现可能对所运输食品造成污染的应当积极采取有效措施。

3. 食品销售过程的卫生管理

食品销售是食品生产、贮存、运输直到消费者手中的最后一个环节。由于食品销售点多面广的特点，污染机会较多，往往不易保证卫生，所以，食品销售的卫生管理也是食品卫生管理中不容忽视的重要方面。为了防止食品在销售过程中的污染，保证食品卫生质量，食品销售应符合下列卫生要求。

（1）食品销售单位必须取得卫生许可证，卫生许可证应悬挂于明显处，并按要求复核或延续。

（2）必须建立索证索票制度和进货台账。

（3）从业人员（包括临时参加工作的人员）须取得健康培训合格证后方可上岗，健康培训合格证应悬挂于明显处。直接接触散装直接入口食品的从业人员，须穿戴整洁的工作衣帽，操作时戴口罩、手套和帽子，不准佩戴戒指、手镯、手表等饰物，不得留长指甲、染指甲，工作服应盖住外衣，头发不得露于帽外，手部有外伤应临时调离岗位。

（4）配置有效的防尘、防蝇、防鼠设施。

（5）应设食品专区或专柜，食品不得与非食品混放。散装食品必须有防尘材料覆盖，并设有禁止消费者触摸标志。冷冻冷藏食品必须使用冷冻冷藏设施。

（6）食品库房不得存放杀虫剂等有毒有害物品，食品存放离地离墙，配有与库房相适应的通风设施。

（7）保持销售场所地面、柜台、货架等卫生清洁。

（七）企业员工个人卫生管理

良好的个人卫生对产品的安全也是至关重要的，因为有很多食物中毒的案例是由于员工的不良操作引起的。手是传播病原体到食品上的最常见的媒介，因此进行生产操作时，手应保持绝对清洁。

1. 个人健康要求

食品生产经营者应当建立并执行从业人员健康管理制度。患有痢疾、伤寒、病毒性肝炎等消化道传染病的人员，以及患有活动性肺结核、化脓性或者渗出性皮肤病等有碍食品安全的疾病的人员，不得从事接触直接入口食品的工作。食品生产经营人员每年应当进行健康检查，取得健康证明后方可参加工作。

2. 卫生知识培训

食品从业人员上岗前，要先经过卫生培训教育，并且考试合格取得合格证后方可上岗工作。对员工进行定期的不同层次的良好卫生操作规范的培训，使其了解卫生操作要求及规定。培训情况要记录在《员工培训》记录上。要求员工正确理解交叉污染存在的普遍性、危害性和复杂性。

3. 着装要求

（1）进车间前，必须穿戴整洁统一的工作服、帽、靴、鞋，工作服应盖住外衣，头发不得露于帽外。

（2）每天更换工作服，保持工作服的整洁。不得将与生产无关的个人用品、饰物带入加工车间。

（3）直接与原料、半成品和成品接触的人员不准戴耳环、戒指、手镯、手表，不准浓艳化妆、染指甲、喷洒香水进入车间。

（4）袖口、领口要扣严，发网要将头发完全罩住，防止头发等异物落入食品中。

（5）操作人员不得穿戴工作服到加工区外的地方，不准穿工作服、鞋进厕所。

4. 手的卫生要求

操作人员的手必须保持良好的卫生状态，在下列情况之一时，必须彻底洗手和消毒：

（1）开始工作前。

（2）上厕所后。

（3）处理操作任何生食品（尤其是肉、禽、水产品）后。

（4）处理被污染的原材料、废料、垃圾后。

（5）清洗设备、器具，接触不洁用具后。

（6）用手抠耳、擤鼻，用手捂嘴咳嗽后。

（7）接触其他有污染可能的器具或物品后。

（8）从事其他与生产无关的活动后。

（9）工作之中应勤洗手，频率根据具体工作而定。

5. 操作卫生要求

（1）在车间所有的入口处均设有完善的洗手消毒设施，如自动开启、肘触式或脚踏式等非手动式洗手器，并配有消毒洗手液和一次性擦手纸或烘手器。

（2）洗手池应张贴"工作前请洗手"的标识并在生产区域的洗手设备处张贴洗手消毒程序的图示说明。

（3）严禁一切人员在加工车间内吃食物、吸烟、随地吐痰和乱扔废弃物。

（4）生产车间进口，必要时应设有工作靴鞋消毒池。

（5）上班前不许酗酒，工作时不准吸烟、饮酒、吃食物及做其他有碍食品卫生的活动。

（6）操作人员手部受到外伤应及时处理，不得接触食品或原料，经过包扎治疗戴上防护手套后，方可参加不直接接触食品的工作。有化脓伤口时不得接触食品，非化脓伤口应用防水物包裹。

（7）生产车间不得带入或存放个人生活用品，如衣服、药品、化妆品等。

第三节　食品生产加工企业的卫生标准操作程序（SSOP）

卫生标准操作程序（sanitation standard operating procedure，SSOP）是由 GMP 指导扩展的，SSOP 是企业根据 GMP 要求和企业的具体情况，自己编写，没有统一的文本格式，关键在于使用和遵守。

SSOP 应包括但不仅限于以下八个方面的卫生控制。

（一）水（冰）的安全

食品加工中用水（冰）的卫生质量是影响食品卫生的关键因素，直接与食品接触或用于食品表面接触的水（冰）的来源及其处理应符合有关规定，并要考虑非生产用水与生产用水的交叉污染以及污水处理问题。

1. 水源

（1）供水系统　使用城市公共用水，要符合国家饮用水标准。

使用自备水源要考虑多种因素：

使用井水——考虑周围环境、井深度、污水等因素对水的污染。

使用海水——考虑周围环境、季节变化、污水排放等因素对水的污染。

（2）水的储存与处理　水的储存方式有水塔、蓄水池、储水罐等。

水的处理方式有加氯处理（自动加氯系统）、臭氧处理、紫外线消毒等。

一般水的处理是在水的储存过程中进行的，最直接、经济、有效的方法是采用加氯处理的方式。我国许多对欧盟注册的动物源食品加工企业都普遍采用二氧化氯水处理系统，其作用机理是用盐酸与亚氯酸钠进行反应制成二氧化氯，将生成的二氧化氯液体通过对电磁计量泵的频率控制添加到储水罐中与水综合反应 20min 以上后，输送到加工车间使用，生产用水的管网中的余氯含量由电磁计量泵自动控制和显示。

（3）标志　对两种供水系统并存的企业采用不同颜色管道，防止生产用水与非生产用水混淆。

2. 监控

无论是城市公用水还是用于食品加工的自备水源都必须充分有效地加以监控，经官方检验有合格的证明后方可使用。

（1）水质标准　生产用水必须符合或达到饮用水国家标准 GB 5749—2006《生活饮用水卫生标准》。细菌总数<100 个/mL（37℃培养）；大肠菌群<3 个/mL；致病菌不得检出；游离余氯：水管末端不应低于 0.05mg/kg。

（2）企业监测项目与方法　余氯——试纸、比色法。微生物——细菌总数、大肠菌群，参考《生活饮用水标准检验法》检验。

（3）监测频率

①企业对水余氯每天一次，一年对所有水龙都监测到。

②企业对水的微生物至少每月一次。

③当地卫生部门对城市公共用水全项目每年至少一次，并有报告正本。

④对自备水源监测频率要增加，一年至少两次。

3. 设施

供水设施要完好，一旦损坏后就能立即维修好，管道的设计要防止冷凝水集聚下滴污染裸露的加工食品，防止饮用水管、非饮用水管及污水管间交叉污染。

（1）防虹吸设备　水管离水面距离 2 倍于水管直径。

（2）防止水倒流　水源与水池或地上水之间形成空气割断，或安装真空排气阀。

（3）洗手消毒水龙头为非手动开关。

（4）加工案台等工具有将废水直接导入下水道的装置。

（5）备有高压水枪。

（6）使用软水管要求浅色不易发霉的材料制成。

（7）有蓄水池（塔）的工厂，水池要有完善的防尘、防虫鼠措施，并进行定期清洗消毒。

4. 操作

清洗、解冻用流动水，清洗时防止污水溢溅。软水管使用不能拖在地面上，不直接浸入水槽中。

5. 供水网络图

工厂保持详细供水网络图，以便日常对生产供水系统管理与维护。供水网络图是质量管理的基础资料。

6. 废水排放

（1）污水处理

①符合国家环保部门的规定。

②符合防疫的要求。

③处理池地点的选择应远离生产车间。

（2）废水排放设置

①地面处理坡度：一般为 1%～1.5% 斜坡。

②案台等及下脚料盒：直接入沟。

③清洗消毒槽废水排放：直接入沟。

④废水流向：清洁区向非清洁区。

⑤地沟：明沟加不锈篦子，与外界接口有水封防虫装置。

7. 生产用冰

直接与产品接触的冰必须采用符合生活饮用水标准的水制造，制冰设备和盛装冰块的器具，必须保持良好的清洁卫生状况，冰的存放、粉碎、运输、盛装贮存等都必须在卫生条件下进行，防止与地面接触造成污染。

8. 纠偏

监控时发现加工用水存在问题或管道有交叉连接时应终止使用这种水源和终止加工，直到问题得到解决。

9. 记录

水的监控、维护及其他问题处理都要记录，包括当地卫生部门的水质检验报告、储水设备清洗消毒计划和控制记录、微生物指标和余氯检验记录、冰的生产或购买记录、根据国外注册要求的监控记录、工厂供水网络图和管道检查记录。

（二）　与食品接触的表面的清洁度

1. 与食品接触的表面

食品接触表面是食品可与之接触的任意表面，包括直接和间接接触面。直接接触的有：加工设备、工器具、操作台案、传送带、内包装材料、加工人员的手或手套、工作服（包括围裙）等；间接接触的有：车间和卫生间的门把手、操作设备的按钮、车间内电灯开关等。

2. 监控

为保持接触面的清洁卫生，必须对接触面的设计、制作工艺和用材事先进行考虑，并有计划地进行清洁、消毒。

监控的项目：①食品接触面的条件；②清洁和消毒；③消毒剂类型和浓度；④手套、工作服的清洁状况。

监控的方法：视觉检查、化学检测（消毒剂浓度）、表面微生物检查（细菌总数、沙门氏菌及金黄色葡萄球菌）。

监控频率视使用条件而定。

3. 材料和制作

（1）耐腐蚀、不生锈，表面光滑易清洗的无毒材料（不锈钢、无毒塑料、不含铅的瓷砖）。

（2）不用木制品、纤维制品（考虑到微生物污染）、含铁金属（不耐腐蚀）、镀锌金属（考虑到腐蚀和化学渗出问题）、黄铜（考虑到不耐腐蚀和产生质量问题）等。

（3）制作精细，无粗糙焊缝、凹陷、破裂等。

（4）始终保持完好的维修状态。

4. 清洗消毒

（1）加工设备与工器具的清洗消毒

程序：①首先彻底清洗；②消毒（82℃热水、碱性清洁剂、含氯碱、酸、酶、消毒剂、

余氯浓度 200mg/kg、紫外线、臭氧）；③再冲洗；④设有隔离的工器具洗涤消毒间（不同清洁度工器具分开）

（2）工作服、手套的清洗消毒

①集中由洗衣房清洗消毒（专用洗衣房，设施与生产能力相适应）。

②不同清洁区域的工作服分别清洗消毒，清洁工作服与脏工作服分区域放置。

③存放工作服的房间设有臭氧、紫外线等设备，且干净、干燥和清洁。

（3）频率

①大型设备，每班加工结束后。

②工器具根据不同产品而定，如畜禽屠宰线上用的刀具，每用一次消毒一次（每个岗位至少 2 把刀，交替使用）。

③被污染后立即进行。

④手套一般在一个班次结束或中间休息时更换，工作服每天必须清洗消毒。

（4）空气消毒

①紫外线照射法：每 10~15m² 安装一支 30W 紫外线灯，消毒时间不少于 30min，低于 20℃，高于 40℃，相对湿度大于 60% 时，要延长消毒时间。适用于更衣室、厕所等。

②臭氧消毒法：一般消毒 1h。适用于加工车间、更衣室等。

③药物熏蒸法：用过氧乙酸，每平方米 10mL，适用于冷库，保温车等。

5. 纠偏

在检查发现问题时应采取适当的方法及时纠正，如再清洁、消毒、检查消毒剂浓度、培训员工等。

6. 记录

目的是提供证据，证实企业 SSOP 计划的充分性，并且在顺利执行当中。对发现的问题也要记录，便于及时纠正，并为以后提供经验教训。

（1）每日卫生监控记录　与食品接触面清洗消毒记录、工作服手套等清洗消毒记录、消毒剂种类及其浓度温度记录、与食品接触表面的检测记录。

（2）检查、纠偏记录。

（三）　防止发生交叉污染

交叉污染是通过生的食品、食品加工者或食品加工环境把生物或化学的污染物转移到食品的过程。

当致病菌或毒素被转移到即食食品上时，通常意味着导致食源性疾病的发生。

1. 造成交叉污染的来源

（1）工厂选址、设计、车间工艺布局不合理　由于选址、设计上的失误，将食品厂建在有污染源（如化工厂、医院附近）的地方，或车间工艺布局不合理，使清洁区和非清洁区的界限不明确，造成产品交叉污染。

（2）加工人员个人卫生不良　事实上人类是食品污染的主要来源，经常通过手、呼吸、头发和汗液污染食品，不留神时咳嗽和打喷嚏也能传播致病性微生物。员工的不良卫生习惯，如随地吐痰，在车间进食，进车间、如厕后不按规定程序洗手、消毒，接触生产品的手又去摸熟的产品，清洁区与非清洁区的人员来回串岗等，都可能对产品造成交叉污染。

（3）清洁消毒不当。

（4）卫生操作不当。

（5）生、熟产品未分开。

（6）原料和成品未隔离。

2. 对交叉污染的控制

（1）预防

①工厂选址、设计和布局尽量合理，车间的布局既要便于各生产环节的相互衔接，又要便于加工过程的卫生控制。

②周围环境不造成污染。

③厂区内不造成污染。

食品厂应选择在环境卫生状况比较好的区域建厂，注意远离粉尘、有害气体、放射性物质和其它扩散性污染源，也不宜建在闹市区或人口稠密的居民区；厂区的道路应该为水泥或沥青铺制的硬质路面，路面平坦、不积水、无尘土飞扬，厂区要植树种草进行立体绿化；锅炉房设在厂区下风处，厕所垃圾箱远离车间；按照规定提前让有关部门审核设计图纸。

车间地面一般为 $1° \sim 1.5°$ 的斜坡以便于废水排放；案台、下脚料盒和清洗消毒的废水直接排放入沟；废水应由清洁区向非清洁区流动，明地沟加不锈钢箅子，地沟与外界接口处应有水封防虫装置。排出的生产污水应符合国家环保部门和卫生防疫部门的要求，污水处理池地点的选择应远离生产车间。

（2）车间布局

①工艺流程布局合理。

②初加工、精加工、成品包装分开。

③生、熟加工分开。

④清洗消毒与加工车间分开。

⑤所用材料易于清洗消毒。

食品加工过程基本上都是从原料到半成品到成品的过程，即从非清洁区到清洁区的过程，因此，加工车间的生产原则上应该按照产品的加工进程顺序进行布局，不允许在加工流程中出现交叉和倒流；清洁区与非清洁区之间要采取相应的隔离措施，以便控制彼此间的人流和物流，从而避免产生交叉污染；加工品的传递通过传递窗或专用滑道进行。

人流——从高清洁区到低清洁区。

物流——不造成交叉污染，可用时间、空间分隔。

水流——从高清洁区到低清洁区。

气流——入气控制、正压排气。

（3）加工人员卫生操作

①洗手、首饰、化装、饮食等的控制。

②培训。

3. 监控

（1）定期请环保部门和卫生防疫部门对厂区环境进行监测，确保空气、水源无污染情况。

（2）生产时连续监控确保无人流、物流、水流和气流的交叉污染情况，包括从事生产的加工人员不得随意去或移动设备到加工熟制或即食食品的区域。

（3）在开工时、交班时、餐后继续加工时进入生产车间前，指定人员检查员工的卫生情况，包括衣着整洁、戴工作帽，严格手部和靴的清洗消毒过程，不准穿工作服、工作靴用卫生间或离开生产加工场所等。

（4）每日检查产品贮存区域（如冷库）每日检查。

4. 纠偏

（1）发生交叉污染，采取步骤防止再发生。

（2）必要时停产，直到有改进。

（3）如有必要，评估产品的安全性。

（4）增加培训程序。

5. 记录

（1）消毒控制记录。

（2）改正措施记录。

（四）　手的清洗和消毒、　厕所设备的维护与卫生保持

1. 洗手消毒和卫生间设施要求

（1）洗手消毒设施

①洗手龙头必须为非手动开关的水龙头。

②有温水供应，在冬季洗手消毒效果好。

③合适、满足需要的洗手消毒设施。每 10~15 人设一水龙头为宜，200 人以上每增加 20 人增设 1 个。

④流动消毒车。以便工人在生产操作过程中弄脏手后能及时和方便的洗手。

（2）卫生间设施与要求

位置：与车间建筑连为一体，门不能直接朝向车间，有更衣、鞋设施。

数量：与加工人员相适应，每 15~20 人设一个为宜。

卫生：手纸和纸篓保持清洁卫生，设有洗手和消毒设施，有防蚊蝇设施，通风良好，地面干燥，保持清洁卫生。

使用要求：进入厕所前要脱下工作服和换鞋，方便之后要洗手和消毒。

（3）设备的维护与卫生保持

①设备保持正常运转状态。

②卫生保持良好不造成污染。

2. 洗手消毒方法、频率

（1）方法　清水洗手→用皂液或无菌皂洗手→冲净皂液→于 50mg/kg（余氯）消毒液浸泡 30s→清水冲洗→干手

（2）频率　每次进入加工间时、手接触了污染物后及根据不同加工产品规定确定消毒频率。

3. 监测

（1）每天至少检查一次设施的清洁与完好，一般在开工之前检查。

（2）卫生监控人员巡回监督：如厕后的洗手消毒情况。

（3）化验室定期做表面样品微生物检验：确定无交叉污染情况的发生。

（4）检测消毒液的浓度：每小时检查一次。

4. 纠偏

检查发现问题立即纠正。

5. 记录

（1）洗手间或洗手池和卫生间设施状况的记录。

（2）消毒液温度和浓度记录。

（3）纠正措施记录。

（五）　防止食品被外部污染物污染

食品加工企业经常使用一些化学物质，如清洁剂、润滑油、燃料、杀虫剂和灭鼠药等，生产过程中还会产生一些污物和冷废弃物，如冷凝物、地板污物和下脚料等。在生产过程中要加以控制，保证食品、食品包装材料和食品所有接触表面不被微生物、化学品及物理的污染物污染。

1. 外部污染物的来源

（1）有毒化合物的污染　润滑剂、清洁剂、杀虫剂等，空气中的灰尘、颗粒。

（2）不清洁水带来的污染　不清洁水的飞溅，不洁净的冷凝水滴入。

（3）其他物质带来的污染　无保护装置的照明设备破损，不卫生的包装材料。

2. 外部污染物的防止与控制

（1）包装材料的控制　包装材料存放库要保持干燥清洁、通风、防霉，内外包装分别存放，上有盖布下有垫板，并设有防虫鼠设施。

每批内包装进厂后要进行微生物检验，必要时进行消毒。

（2）冷凝水控制　车间保持良好的通风，车间的温度稳定在0~4℃，在冬天应将送进车间的空气升温；车间的顶棚设计成圆弧形，各种管道、管线尽可能集中走向，冷水管不宜在生产线、设备和包装台上方通过；将热源如蒸柜、烫漂锅、杀菌器等单独设房间集中排气；如果天花板上有冷凝水，应该及时用真空装置或消毒过的海绵拖把加以消除。

（3）化学品的正确使用和妥善保管　食品加工机械要使用食品级润滑剂，要按照有关规定使用食品厂专用的清洗剂、消毒剂和杀虫剂，对工器具清洗消毒后要用清水冲洗干净，以防化学品残留。车间内使用的清洗剂、消毒剂和杀虫剂要专柜存放，专人保管并做好标示。

（4）食品的贮存库保持卫生，不同产品、原料、成品分别存放，设有防鼠设施。

（5）其他污染物的控制

车间对外要相对封闭，正压排气，车间内定期清除生产废弃物并擦洗地面，定期消毒，防止灰尘和不洁污染物对食品的污染；车间使用防爆灯，对外的门设挡鼠板，地面保持无积水，如果在准备生产时，清洗后的地板还没有干燥，就需要采用真空装置将其吸干或用拖把擦干。

3. 监控

任何可能污染食品或食品接触面的掺杂物，如潜在的有毒化合物、不卫生的水（包括不流动的水）和不卫生的表面所形成的冷凝物。建议在生产开始时及工作时间每4h检查一次。

4. 纠偏

（1）除去不卫生表面的冷凝物，调节空气流通和车间温度以减少水的凝结。

（2）用遮盖防止冷凝物落到食品、包装材料及食品接触面上。

（3）清除地面积水、污物、清洗化合物残留。

（4）评估被污染的食品。

（5）对员工培训正确使用化合物。

（6）丢弃没有标签的化合物。

（六）有毒化学物质的标记，存放和使用

食品加工企业不可避免使用各类化学物质，使用时必须小心谨慎，按照产品说明书使用，做到正确标记、安全贮存，否则可能会导致企业加工的食品被污染。

1. 食品加工厂有毒化学物质的种类

大多数食品加工厂有可能使用的化学物质包括洗涤剂、消毒剂、杀虫剂、润滑剂、食品添加剂、化学实验试剂等。

2. 有毒化学物质的贮存和使用

（1）编写有毒有害化学物质一览表。

（2）所使用的化合物有主管部门批准生产、销售证明。

（3）原包装容器的标签应标明试剂名称、制造商、批准文号和使用说明。

（4）配制好的化学药品应正确加以标示，标示应注明主要成分、毒性、浓度、使用剂量、正确使用的方法和注意事项等，并标明有效期。

（5）应设在单独的区域贮存，用带锁的柜子，防止随便乱拿，设有警告标示。

（6）有毒化学物质在使用时应有使用登记记录。

（7）由经过培训的人员管理。

3. 监控

（1）经常检查确保符合要求。

（2）建议一天至少检查一次。

（3）全天都应注意观察实施情况。

4. 纠偏

（1）将标签不清楚的有毒化学物品拒收或退回给供货商。

（2）对于工作容器上不清晰的标示，应重新进行标记。

（3）转移存放错误的化学物质。

（4）对保管、使用人员培训。

（5）评估不正确使用有毒化学物质对食品造成的影响，必要时要销毁食品。

5. 记录与证明

设有进货、领用、配制记录以及有毒化学物品批准使用证明、产品合格证。

（七）雇员的健康与卫生控制

食品企业的生产人员（包括检验人员）是直接接触食品的人，其身体健康及卫生状况直接影响食品卫生质量。根据食品安全法规定，凡从事食品生产的人员必须经过体检合格，获有健康证者方能上岗。

1. 食品加工人员的健康卫生要求

（1）检查

①员工的上岗前健康检查。

②定期健康检查，每年进行一次体检。

（2）体检计划　食品生产企业应制订有体验计划，并设有体验档案，凡患有有碍食品安

全的疾病，例如：病毒性肝炎、活动性肺结核、肠伤寒及其带菌者、细菌性痢疾及其带菌者、化脓性或渗出性脱屑皮肤病患者、手外伤未愈合者，不得参加直接接触食品加工，痊愈后经体验合格后可重新上岗。

（3）个人良好卫生习惯　生产人员要养成良好的个人卫生习惯，按照卫生规定从事食品加工，进入加工车间更换清洁的工作服、帽、口罩、鞋等，不得化妆、戴首饰、手表等。

（4）卫生培训计划　食品生产企业应制订有卫生培训计划，定期对加工人员进行培训，并记录存档。

2. 监督

目的是控制可能导致食品、食品包装材料和食品接触面的微生物污染。

3. 纠偏

调离生产岗位直至痊愈。

4. 记录

①健康检查记录。

②每日卫生检查记录。

（八）　虫害、鼠害的防治

苍蝇、蟑螂、鸟类和啮齿类动物带一定种类病原菌，例如沙门氏菌、葡萄球菌、肉毒梭菌、李斯特菌和寄生虫等。通过害虫、老鼠传播的食源性疾病的数量巨大，因此虫害、鼠害的防治对食品加工厂是至关重要的。

1. 防治计划

为达到对有害动物的控制，工厂必须制定出一套关于有害动物的预防和灭除计划。

（1）主要内容

①灭鼠分布图、清扫消毒执行规定。

②全厂范围生活区甚至包括厂周围。

③重点：厕所、下脚料出口、垃圾箱周围、食堂。

（2）防治措施

①清除滋生地。

②预防进入车间：采用风幕、水幕、纱窗、黄色门帘、暗道、挡鼠板、翻水弯等。

③杀灭：产区用杀虫剂，车间入口用灭蝇灯、粘鼠胶、鼠笼，不能用灭鼠药。

2. 监控

监控频率根据情况而定，严格时需列入 HACCP 计划中。

3. 纠偏

发现问题，立即进行纠偏。

4. 记录

（1）灭虫灭鼠及检查、纠偏记录（包括生活区）。

（2）厂区的清扫及纠偏记录（包括生活区）。

（3）车间、更衣室、消毒间、厕所等清扫、消毒及检查和纠偏记录。

第四节　HACCP 在食品卫生管理中的应用

HACCP（hazard analysis and critical control point）是由美国提出的以危害分析与关键控制点原则为基础的食品安全卫生控制体系。20 世纪 60 年代，美国在制造太空食品时，发现原有的产品抽样检验方法具有局限性，必须做大量的检验，费用昂贵，常用的品质控制手段不能保证产品的绝对安全。由于食品的质量安全不仅涉及食品成分和卫生指标，而且需要从原料生产、贮藏运输、生产环境、加工过程和食品消费的整个过程进行控制，所以有必要建立一个新的综合性和预防性的质量控制体系。由此美国开始着手研究，创立了这个预防性质量控制体系，逐渐成熟后命名为"危害分析与关键控制点"（HACCP）。1995 年美国食品与药物管理局公布了 HACCP 规范，并将其纳入联邦法规，该规范规定无论国内外水产品，从 1997 年 12 月 18 日起必须强制性实行该规范，并对出口水产品的国外企业要求应用 HACCP 管理并出具按照 HACCP 标准加工生产的证明书。随后人们在实施过程中体会到了 HACCP 体系在保证食品质量方面发挥的巨大作用，该体系便陆续在多个国家发展和完善起来，欧共体、加拿大、日本等主要水产品进口国，也参照美国的 HACCP 规范，制定了各自相应的质量管理规范或质量管理指导性导则。经过多年的推广应用，目前 HACCP 规范已成为全球水产品检验和质量控制的共同标准，成为水产品质量认证工作中质量体系检查的标准之一，受到了各国政府的高度重视，WTO 和 FAO 也正式认可并推荐其在全球实行。

HACCP 是对食品安全至关重要的危害予以识别、评估和控制的预防性的系统化方法。主要是一个理论的概念，是一种食品安全保障的管理理念。

HACCP 计划是在 HACCP 原理基础上制定的列出了操作程序的书面文件。

HACCP 体系是企业经过危害分析找出关键控制点，制定科学合理的 HACCP 计划在食品加工过程中有效地运行并能保证达到预期目的，保证食品安全的体系。

HACCP 体系不是孤立的，需要以 GMP/SSOP 为基础而建立。

一、HACCP 的原理

HACCP 由食品的危害分析（hazard analysis）和关键控制点（critical control point）两部分组成，对原料、生产工序和影响产品安全的因素进行分析，确定加工过程中的关键环节，建立、完善监控程序和监控标准，采取规范的纠正措施，其目的就是将可能发生的和食品安全的危害消除在生产过程中，而不是以往那样靠事后检验来保证食品的安全性。简要地说，HACCP 包括了 7 个基本原理：①进行危害分析和确定控制措施；②确定关键控制点；③建立关键限值；④监控每个关键控制点；⑤建立当发生关键限值偏离时可采取的纠偏行动；⑥建立验证程序；⑦建立完整的记录和档案。

1. 进行危害分析和确定控制措施

危害分析与控制措施是 HACCP 原理的基础，也是建立 HACCP 计划的第一步。根据食品中存在的危害以及相应的控制措施，结合工艺特点，进行详细分析。但 HACCP 是针对产品、工序或工厂特异性，进行危害分析时应具体问题具体分析。不同的产品有不同的危害，同一产品不同的加工方式存在不同危害，同一产品、同一加工工序而在不同的工厂仍然存在着不同的危害。请专家咨询以及参考有关资料，根据流行病学调查和风险分析、经验、客户投诉等一切信息，做出自己的且准确的分析判断。所提供的模型范例不一定全部适合实际情况。经过分析后可能没有显著危害，可以不用建立 HACCP 计划。

（1）相关定义

①危害（hazard）：是所有可以引起食品不安全消费的生物、化学或物理的因素。

②生物性危害：包括有害的细菌、病毒或寄生虫。如肉毒梭状芽孢杆菌、蜡状芽孢杆菌、布鲁菌、空肠弯曲杆菌、致病性大肠杆菌、单核细胞增生李斯特菌、沙门氏菌、志贺菌、金黄色葡萄球菌、小肠结肠炎耶尔森菌等有害细菌；甲型肝炎和诺奥克（Norwalk）等病毒；圆行蠕虫、带形蠕虫、吸虫、痢疾阿米巴和肠兰伯氏鞭毛虫等寄生虫。

③化学的危害：包括天然的化学物质、有意添加的化学物和无意地或偶然加入的化合物。天然化学危害包括霉菌毒素、组胺、贝类毒素等；有意添加的化学物是在食品的生产和销售过程中有意加入食品中的，加入量如超过安全使用水平时就是危险的，如防腐剂（亚硝酸盐和亚硫酸盐）、营养性添加剂（如 Niacin）和色素添加剂等；无意地或偶然加入的化合物包括农药（杀虫剂、杀真菌剂、除草剂、肥料、抗生素和生长激素），禁用物质、有毒元素和其他化合物（铅、砷、汞、氰化物），第二次直接和间接污染的化学物（如工厂中使用的润滑剂、清洁化合物、消毒剂、油漆等）。

④物理的危害：包括任何食品中发现的不正常的潜在的有害外来物，如玻璃、金属异物、塑料绳等。

⑤潜在危害：如不加以预防，将有根据预期发生的危害。

⑥显著危害：如不加以控制，将极可能发生并引起疾病或伤害的潜在危害。

⑦安全危害：如不加以防范，将发生的显著危害。

⑧危害分析：是一个过程，是收集和评估与食品相关的危害信息，从而确定显著危害的过程。

（2）危害的识别　按照工艺流程的步骤对危害进行识别，识别危害建议从以下方面进行：

①原料：原料中哪些因素容易引起生物危害、化学危害和物理危害。

②食品的内因：加工前、加工中、加工的后续程序、储藏、销售过程，食品自身是否为病菌和（或）毒素的存在和繁殖提供了条件。

③加工操作过程：是否包括可以杀死病菌和消除毒素的可操作步骤；加工阶段到包装阶段，食品是否会被交叉污染。

④食品中的微生物：食品是否经过高温杀菌；食品中是否有可能含产芽孢或不产芽孢的致病菌；食品在正常的储藏条件下微生物的数量变化，变化是否影响食品的安全。

⑤设施的设计：布局是否使原料与即食食品充分隔离；库房、包装区适宜的空气流通；人流和物流是否会带来潜在污染。

⑥设备的设计：是否可通过时间、温度等参数的控制以确保食品安全；加工量是否恰当；当设备的性能改变时是否有有效地控制，保证食品的安全生产；设备性能是否稳定；设备的清洗消毒；是否会污染食品。

⑦包装：包装方式是否影响病菌的繁殖、毒素的形成；材料是否可以防止病菌的污染；

需要冷藏的，是否有标明；是否需要消费者对食品作安全处理和准备的说明；是否每一个包装都明了、准确地编码；标签说明是否符合要求。

⑧卫生：雇员的卫生习惯对食品安全的影响；食品接触表面的清洁（直接接触、间接接触）；加工环境的卫生状况。

⑨雇员的健康、卫生和教育：雇员是否了解食品加工工艺以及为了确保食品安全他们应操作的控制措施；员工是否具备对影响食品安全的问题向管理者汇报的素质。

⑩使用前的储存条件：食品的贮藏温度发生改变的原因及条件；贮存不当是否会对食品产生危害。

⑪预期用途：消费者是否对食品进行加热；食品的剩余情况。

⑫目标消费者：消费群体是否为特殊人群。

（3）风险评估显著危害　要对各个潜在危害的严重性和发生的可能性予以评价。危害严重性是指消费有该危害的产品（危害暴露）后产生后果的严重程度，如后遗症、疾病和伤害的程度和持续时间。对危害发生可能性的评价要建立在经验、流行病学数据和技术文献的基础上。在危害评价时要考虑如该危害在未予以控制条件下发生的可能性和潜在后果的严重性，包括潜在危害的短期效应和长期效应。

（4）预防措施　预防措施是用来防止或消除食品安全危害或使其降低到可接受水平的行为和活动。在完成危害分析的基础上，列出各加工工序相关联的危害和用于控制危害的措施。控制某一特定危害可能需要一个以上的控制措施，相应地，某个控制措施也可能控制一个以上的危害。

①生物性危害控制措施举例：时间与温度控制、冷却和冷冻、pH 控制、盐或其他防腐剂、干燥脱水、原料来源等控制细菌性危害；蒸煮控制病毒的危害；去除或冷冻失活控制寄生虫的危害。

②化学性危害控制措施举例：来源控制（销售证明和原料检测），生产控制（食品添加剂合理地使用和应用），标识控制（成品合理标出配料和已知过敏物质）。

③物理性危害控制措施举例：来源控制（销售证明和原料检测），生产控制（磁铁、金属探测器、筛网、除粒机、澄清器、空气干燥机、X 光机的使用）。

（5）危害分析工作单　危害分析工作单对于准确记录确定食品安全危害是很有用途的，由表头、表格组成，表格有 6 栏，如表 3-1 所示。危害分析要有记录，可按工作表的顺序进行。书面的 HACCP 危害分析可以为企业 CCP 的确立提供有力而又简明的证据，同时也为官方验证和第三方认证提供便利。

表 3-1　　　　　　　　　　　危害分析工作单

（1）加工步骤	（2）确定本步引入、控制或增加的危害	（3）潜在的食品安全危害显著吗？	（4）说明对第 3 栏的判断依据	（5）应用什么预防措施来防止危害？	（6）本步骤是关键控制点吗？
第 X 步骤	生物性：？ 化学性：？ 物理性：？				

2. 确定关键控制点

（1）关键控制点的定义　是指能够实施控制，从而对食品安全的危害加以预防、消除或把其降低到可接受水平的加工点、步骤或工序。

可使危害得到预防的 CCP 举例：供应商的声明可防止病原体或用药残留物的污染；pH 调节或加入防腐剂可防止成品中病原体的生长；冷冻或冷却可控制病原体的生长。

可使危害得到消除的 CCP 举例：蒸煮可以杀死病原体；用金属探测器检查出金属屑，可由加工线上去除出受污染的产品；冷冻可杀死寄生虫。

可使危害降低到可接受程度的 CCP 举例：自动分级设备可以把混杂在食品内的异物减少到最低限度。

（2）CCP 判断树

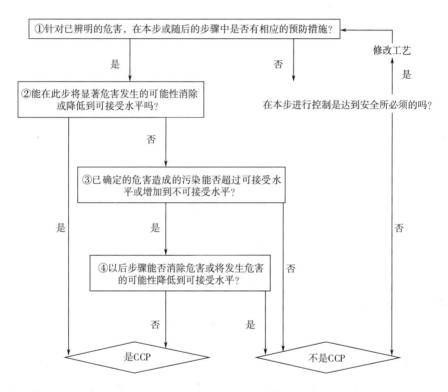

实践证明，在正确设置 CCP 时，判断树是非常有用的工具。在判断树中包括了加工过程中的每一种危害，并针对每一种危害设计了一系列逻辑问题。只要 HACCP 小组按序回答判断树中的问题，便能决定某一步骤是否是 CCP。判断树的应用是灵活的，它应用于生产、屠宰、加工、贮藏、销售等的操作，确定 CCP 时应使用判断树作为指南。但判断树也并不能适用于一切情况，也可采用其他方法。

（3）关键点与控制方法　一个关键控制点可以控制多种危害。例如：冷冻作为关键控制点的控制措施，可以控制致病菌的生长繁殖，同时也可杀死寄生虫。

一种危害可以由多个关键控制点控制。例如，速冻汤圆的中心温度，可以通过直径、冷冻时间、环境温度三个共存的控制措施来控制。

3. 建立关键限值

（1）关键限值的定义　关键限值（critical limits，CL）：用来保证产品安全的参数，是CCP的"控制标准"。每个CCP必须有一个或几个关键控制限值。偏离了关键限值时必须采取纠正措施来确保食品的安全。

（2）关键限值的来源　关键限值的选择要有科学性。必须掌握有关潜在危害的详细知识，充分了解各项预防或控制措施的影响因素。关键限值并不一定要和现有的加工参数相同。为了设定关键限值，必须弄清与CCP相关的所有因素，每一个因素中区分受控与不受控的标准构成了关键限值。最重要的是关键限值必须是一个可测量的因素，以便于进行常规控制。常用于关键限值的一些因素有温度、时间、pH、相对湿度或水分活度、某些证件的有无。

关键限值确立人员应具有关于危害及其在加工中的控制机理等方面的知识，对食品安全界限有深刻的理解。然而，在许多情况下这些要求超出了企业内部人力资源的知识水平，因此，就需要从外界获取信息。可能的信息资源如下：

①公布的数据：科学文献中公布的数据，公司和供应商的记录，工业和法规指南。

②专家建议：来自咨询机构、研究机构、工厂和设备生产商、化学清洁剂供应商、微生物专家、病理专家和生产工程师等。

③实验数据：可能用于证实有关微生物危害的关键限值。实验数据来源于对产品被污染过程的研究或有关产品及其成分的特别微生物检验。

（3）关键限值的类型　关键限值的选择要具有可操作性。构成关键限值的因素或指标可以是化学、物理或微生物方面的，这取决于将要在CCP实施控制的危害类型。

①化学指标：该指标与产品原材料的化学危害或者与试图通过产品配方和内部因素来控制微生物危害的过程有关。关于化学指标的因素有真菌毒素、pH、盐和水分活度的最高允许水平，或是否存在致过敏物质等。

②物理指标：该指标与对物理或异物的承受能力有关，也会涉及对微生物危害的控制，如用物理参数控制微生物的生存及死亡。常见的物理指标有金属、筛子（筛孔大小和截流率）、温度和时间。物理指标也可能与其他因素有关，例如在需要采取预防措施以确保无特殊危害时，物理指标可确定成一种持续安全状态。

③微生物指标：除了用于控制原料无腐败外，应避免将微生物指标作为HACCP体系的一部分，因为微生物的检测必须在实验室中经培养后才能得到有关结果。一个过程往往需要几天时间。因此，如果加工过程中出现问题，不能根据微生物指标的检验结果采取及时措施，相反，也许需要停产数天来等待结果。使情况更复杂的微生物并不是均匀分布于某批产品中，因此极有可能漏检。只有在原料均匀、抽样具有代表性的情况下，微生物指标才可用于决定原料的取舍。

微生物因素最适用于验证。例如，可以做些额外的试验来证明HACCP体系的有效性，在这种情况下，时间不会带来操作上的麻烦。当然，也有例外，如果是快速微生物检测法的实施，如ATP生物发光法，它既能显示清洁过程的有效性，又能用于估计原料中的微生物水平。

当HACCP小组为所有的CCP都制定了切实可行的关键限值后，就可将它们逐项填入HACCP计划表中，如表3-2所示。

表 3-2   **HACCP 计划表**

关键控制点	危害	关键限值	监控				纠正措施	记录	验证
			对象	方法	频率	人员			

（4）操作限值（operating limits，OL）

操作限值是由操作者操作来减少偏离关键限值风险，比关键限值更严格的判定标准。

为了防止控制措施失控我们可以在关键限值的基础上设定比关键限值更严格的操作限值，操作限值便于操作者发现控制措施失控的趋势，使操作者在超过关键限值之前采取措施，避免失控。

加工调整：为使加工过程恢复到操作控制限度（OL）范围以内而采取的措施。

4. 关键控制点的监控

（1）监控的定义   监控是指实施一个有计划的连续观察和测量以评估一个 CCP 是否在受控状态下，并且产生一个在将来可用于验证的准确记录。

（2）监控的目的

①跟踪加工过程，查明和注意可能偏离关键控制限度的趋势并及时采取措施进行加工调整。

②查明何时失控。

③为加工控制系统提供书面材料。

监控是操作人员赖以保持对一个 CCP 控制而进行的工作。精确的监控显示着一个 CCP 在何时失控，当一个关键限值受影响时，就要采取一个纠偏行动，来确定问题需要纠正的范围。

（3）监控的四个要素

①监控对象：监控可以指测量产品或加工过程的特性，以确定其是否符合关键限值。如以测量冷冻贮藏温度来监控温度敏感的成分，以测量 pH 来监控酸化食物的生产。监控也可以包括观察对一个 CCP 预防措施是否实施，例如检查原料供应商的许可证，检查装载生软贝类容器印记的捕捞海域，以保证是从被许可的水域捕获的。

②监测的方法：即如何监控关键限值和控制措施。监控必须要用快速的方法提供真实的结果，冗长的分析实验方法不能被采用，因为关键限值的偏差必须快速地判定以确保产品在销售之前已采取适当的纠偏行动。因此物理和化学测量是很好的监控方法，而微生物试验很少是有效的手段，包括有温度、时间、pH、水分、盐分及感官检验，监控设备包括有温度计（自动或人工）、钟表、pH 计、水分活度计、盐量计、传感器以及分析仪器。测量仪器的精度，相应的环境以及校验，都必须符合相应的要求或被监控的要求。测量仪器的误差，在制定 CL 值应加以充分考虑。

③监控的频率：监控可以是连续的，可以是非连续的。当然连续监控最好，如自动温度记录仪、时间记录仪、金属探测仪等，因为一旦出现偏离或异常，偏离操作界限就采取加工调整，一旦偏离关键限值就采取纠正措施。

如果不能进行连续监控，那么有必要确定监控的周期，以便能发现可能出现的偏离 CL 或 OL。应充分考虑到产品生产加工是否稳定或变异有多大？产品的正常值与关键限值是否相近？加工出现危害后受影响的产品量有多少？

④监控的人员：一般是生产线上的操作员、设备操作者、监督人员、质量控制保证人员和维修人员。不论是谁进行监控，当然最好是方便、有责任心以及有能力进行的人员来完成。

对监控人员的要求包括：接受有关 CCP 监控技术的培训；完全理解 CCP 监控的重要性；能及时进行监控活动；准确报告每次监控工作；随时报告违反关键限制的情况，以便及时采取纠偏活动。

值得注意的是，所有的记录都应由每个操作者签字或署名。

5. 纠偏行动

（1）纠偏行动的定义　纠偏行动是当关键控制点的监控结果表明发生偏离时所采取的行动。如有可能，纠偏行动一般应是在 HACCP 计划中提前决定的。有些情况，在 HACCP 计划中则没有预先决定的纠偏行动。纠偏行动一般包括两步，即：第一步，纠正或消除发生偏离 CL 的原因，重新进行加工控制；第二步，确定在偏离期间生产的产品，并决定如何处理。采取纠偏行动包括产品处理时应加以记录。必要时采取纠偏行动后还应验证是否有效，如果连续出现偏离时，需要对 HACCP 计划进行重新验证。

（2）采取纠偏行动

①纠正、消除产生偏离的原因，将 CCP 重新回到受控状态下。一旦发生偏离 CL，应立即报告，并立即采取纠正措施，所需时间越短则就使加工偏离 CL 的时间越短，这样就能尽快恢复正常生产，重新将 CCP 处于受控之下，而且受到影响的不合格产品（不一定是不安全）就越少，经济损失就越小。纠正措施可以包括在 HACCP 计划中，而且使工厂的员工能正确地进行操作。应分析产生偏离的原因并予以改正或消除，以防止再次发生。如偏离关键限值不在事先考虑的范围之内（即无已制定好的纠正措施），一旦有可能再次发生偏离 CL 时，要进行调整加工过程或产品，或者要重新评审 HACCP 计划。

②隔离、评估和处理在偏离期间生产的产品。当监控得到关键限值出现偏离的信息时，立即对该条件下生产出的产品进行隔离、标识，防止与受控条件下生产的产品混淆。组织人员对该产品的安全性进行评估，决定相应的处理方法。措施如下：a. 重新加工：如果再加工过程能有效控制产品中的危害，那么，就可采取这一措施。但必须确保返工过程中不能产生新的危害，而且在质量上返工产品要与未返工产品一致。b. 为他用：直接将废次品制成要求较低的产品或加工成另一种产品（新产品的加工过程必须能有效控制危害）。c. 销毁。d. 放行。取样检测后决定上述 a、b、c、d。

（3）纠偏行动书写的格式　纠偏行动通常以"如果…然后…"的格式书写，"如果…"部分是描述偏离关键限值时的情况，而"然后…"部分则说明应采取的措施。

以下几个例子说明书写的格式：

①如果偏离：巴氏消毒装置中牛奶的温度低于关键限值。

然后纠偏行动：a. 牛奶重复流回消毒装置中直到温度恢复。

b. 检查加热/冷却装置的运转确定由温度偏离引起的牛奶重复流动的原因。

　　　　　　　c. 如有必要，则需进行修护工作，重建控制和恢复生产。

②如果偏离：产品（如油榨牛肉饼）在要求时间达不到要求的内部温度。

然后纠偏行动：再油炸或销毁产品。

③如果偏离：鱼在高温下存放过久，因温度腾升而可能组胺生成量升高时。

然后纠偏行动：a. 把产品藏在冰中，固定，并进行感官分析和组胺测定。

　　　　　　　b. 确定加工延误的原因，防止以后类似问题的发生。

（4）纠偏行动的记录　当关键限值偏离并且采取纠偏行动时，应将采取的行动加以记录。记录的内容包括：受影响产品的识别；偏离的描述；所采取得纠正措施；采取纠正措施的负责人；对纠正措施的效果评估。

HACCP 计划应该包含一份独立的文件，其中所有的偏离和相应的纠偏行动，以一定的格式有记录地存档。

6. 建立验证程序

验证是 HACCP 七大计划中较复杂的，但验证原理的正确制定和执行乃是 HACCP 计划被成功执行的基础。HACCP 计划的宗旨是防止食品安全的危害，而验证的目的是提供一个置信水准，也就是 HACCP 乃建立在严谨的科学基础上，它足以控制产品和加工过程中出现的危害，而这种控制措施正被贯彻执行着。

（1）验证的定义　验证是通过提供客观证据，包括应用监控以外的审核、确认、监视、测量、检验和其他评价手段，对食品安全管理体系运行的符合性和有效性的认定。

（2）验证的要素

①确认：

确认是验证的必要内容，确认的目的是提供证明 HACCP 计划的所有要素（危害分析、CCP 确定、CL 建立、监控程序、纠偏措施、记录等）都有科学依据的客观证明，从而有根据地证实只要有效实施 HACCP 计划，就可控制能影响食品安全的危害。

确认方法：结合基本的科学原则，运用科学的数据、依靠专家的意见、生产中进行观察或检测等进行确认。

确认对象：HACCP 计划的各个组成部分的背后所依据的基本原理，由危害分析到每一个 CCP 验证的对策作一个科学及技术上的复查。

确认的频率：A. 最初的确认：在 HACCP 计划执行之前。B. 当有下列情况发生时，再次确认：a. 原料的改变；b. 产品或加工形式的改变；c. 验证与预期结果相反；d. 反复出现偏差；e. 获得危害或控制的新信息；f. 根据现场观察到的结果，必要时；g. 当分销方式和消费方式发生变化时。

确认的人员：HACCP 小组或受过适当培训或经验丰富的人员。

②CCP 的验证：

必须对 CCP 制定相应的验证程序，只有这样，才能保证所有控制措施的有效性以及 HACCP 计划的实际实施过程与 HACCP 计划的一致性。CCP 验证包括对 CCP 监控设备设施的校准、监控和纠偏措施记录的监督复查、针对性的采样检测以及 CCP 记录的复查。

A. CCP 监控设备设施的校准：校准是为了验证监控结果的准确性。所以，CCP 验证活动通常均包括对监控设备的校准，以确保测量方法的准确度。CCP 监控设备的校准是成功实施 HACCP 计划的基础。如果监控设备没有经过校准，那么，监控过程就不可靠。一旦发生这种情况，就意味着从记录中最后一次可接受的校准开始，CCP 便失去了控制。所以，在决定校准频率时，应充分考虑这种情况。另外，校准频率也受设备灵敏度的影响。

B. 监控和纠正措施记录的监督复查：每 1 个 CCP 的监控必须记录，当采取纠正措施时必须记录——纠正记录。监控记录为 CCP 始终处于控制之中，在安全参数范围内运行提供了证据；纠正记录为企业以安全、合适的方式处理发生的偏离提供了文字资料。因此，这两种记录都是十分有用的管理工具，必须定期复查它们，才能达到验证 HACCP 计划是否被有效实施的目的。

C. 针对性的采样检测：CCP 验证也包括针对性的取样检测。如果原料接受是 CCP，相应的控制限值是供应商证明，这时就需要监控供应商提供的证明。为了检查供应商是否言行一致，常通过针对性的取样检测来检查。

D. CCP 记录的复查：每 1 个 CCP 至少有 2 种记录——监控记录和纠偏记录。监控记录为 CCP 始终处于控制之中，在安全参数范围内运行提供了证据；纠偏记录为企业以安全、合适的方式处理发生的偏差提供了文字资料。因此，这两种记录都是十分有用的管理工具，但是，仅仅记录是毫无意义的，必须有一位管理人员定期复查它们，才能达到验证 HACCP 计划是否被有效实施的目的。

③HACCP 系统的验证：

HACCP 体系的验证就是检查 HACCP 计划所规定的各种控制措施是否被有效贯彻实施。这种验证活动通常每年进行 1 次，或者当系统发生故障、产品及加工过程发生变化后进行。验证活动的频率常随时间的推移而变。如果历次检查发现生产始终在控制之中，能确保产品的安全性，就能减少验证频率；反之，就需增加验证频率。

审核是收集验证所需信息的一种有组织的过程，它对验证对象进行系统的评价，该评价过程包括现场观察和记录复查。审核通常由一位无偏见、不承担监控任务的人员来完成。

审核的频率以确保 HACCP 计划能被持续有效执行为基准。该频率依赖若干条件，如工艺过程和产品的变化程度。

审核 HACCP 体系的验证活动应包括下述内容：

A. 检查产品说明和生产流程图的准确性；

B. 检查是否按 HACCP 计划的要求监控 CCP；

C. 检查工艺过程是否在规定的关键限值内操作；

D. 检查是否按规定的时间间隔如实记录监控结果。

审核记录复查过程通常包括下述内容：

A. 监控活动是否在 HACCP 计划规定的位置上执行；

B. 监控活动是否按 HACCP 计划规定的频率执行；

C. 当监控结果表明 CCP 发生了偏离时，是否即时执行了纠偏措施；

D. 设备是否按 HACCP 计划规定的频率进行校准。

④执法机构对 HACCP 体系的验证：

执法机构主要验证 HACCP 计划是否有效以及是否得到有效实施。执法机构的验证包括：

A. 复查 HACCP 计划以及对 HACCP 计划所进行的任何修改；

B. 复查 CCP 监控记录；

C. 复查纠偏记录；

D. 复查验证记录；

E. 现场检查 HACCP 计划的实施情况以及记录保存情况；

F. 随机抽样分析。

验证活动通常分成两类：一类是内部验证，由企业内部的 HACCP 小组进行，可视为内审；另一类是外部验证，由政府检验机构或有资格的第三方进行，可视为审核。

7. 建立记录程序

HACCP 需要建立有效的记录管理程序，以便使 HACCP 体系文件化。

记录是采取措施的书面证据，包含了 CCP 在监控、偏离、纠偏措施等过程中发生的历史性信息，不但可用来确证企业是按既定的 HACCP 计划执行的，而且可利用这些信息建立产品流程档案，一旦发生问题，能从中查询产生问题的实际生产过程。此外，记录还提供了一个有效的监控手段，使企业及时发现并调整加工过程中偏离 CCP 的趋势，防止生产过程失去控制。所以，企业拥有正确填写、准确记录、系统归档的最新记录是必要的。

（1）记录的要求

①总的要求：所有 HACCP 记录均应包含以下信息：表格抬头；公司名称；时间和日期；产品确认；实际观察或测量的情况；关键限值；操作者的签名；复检的日期。

②记录的保存期限：对于冷藏产品，一般至少保存一年，对于冷冻或货架稳定的商品应至少保存两年。对于其他说明加工设备、加工工艺等方面的研究报告，科学评估的结果应至少保存两年。

③可以采用计算机保存记录，但要求保证数据完整和统一。

（2）记录的存放　记录应有序地存放在安全、固定的场所，便于内审和外审取阅，并方便人们利用记录研讨问题和进行趋势分析。

（3）需要保存的记录　HACCP 计划和支持性文件，包括：HACCP 计划的研究目的和范围；产品描述和识别；生产流程图；危害分析；HACCP 审核表；确定关键限值的依据；验证关键限值；监控记录，包括关键限值的偏离；纠正措施；验证活动的结果；校准记录；产品的标识和可追溯记录；清洁记录；害虫控制记录；培训记录；供应商认可记录；产品回收记录；审核记录；HACCP 体系的修改记录。

（4）记录审核　作为验证程序的一部分，在建立和实施 HACCP 时，加工企业经过培训合格的人员应对所有 CCP 监控记录、采取纠正措施记录、加工控制检验设备的校正记录和中间产品最终产品的检验记录，进行定期审核。

二、　HACCP 计划的实施步骤及应用实例

（一）　HACCP 计划的实施步骤

1. 组建 HACCP 小组

HACCP 不是由一个人就能完成的，必须由许多部门的成员一起——即 HACCP 小组共同努力才能完成。HACCP 小组的职责是制定 HACCP 计划；修改、验证 HACCP 计划；监督实施 HACCP 计划；书写 SSOP；对企业人员的培训等。所以，组建一个能力强、水平高的 HACCP 小组是有效实施 HACCP 计划的先决条件之一。

（1）HACCP 小组的组成成员　HACCP 小组应由真正具备各领域实践知识的专家组成，这样能更有效地处理复杂的、需要交叉学科知识的生产过程中的问题。

①质量保证/技术：能提供有关微生物、化学和物理危害的专业知识，了解各类危害所导致的危险，掌握防止危害发生应采取的技术措施。

②操作和生产：具有责任心以及日常生产所需的详细知识。

③工程：具有卫生、设计、生产设备、生产和环境等方面的实践经验和知识。

④其他专业知识：可由公司内部和外来顾问提供。

（2）HACCP 小组成员的职责

①将 HACCP 研究结果整理并形成文件。

②审核关键限值的偏差。

③执行 HACCP 计划的内部审核。

④交流 HACCP 计划的执行情况。

（3）HACCP 小组组长的职责　HACCP 体系成功的关键在于领导，因此，必须在 HACCP 小组中选一位组长。组长的职责如下：

①掌握 HACCP 计划的研究范围。

②负责 HACCP 计划的设计和实施。

③安排和主持 HACCP 小组会议。

④确定 HACCP 体系是否符合法典指南以及法规的要求，是否有效。

⑤保存所有文件的记录。

⑥维持/执行内部审核计划。

⑦对能否从公司内部得到 HACCP 体系所需的所有技术、资源、知识和信息做出正确评价。

⑧有责任确保组内所有成员都具有广博的知识与专业知识，能够考虑各组员在工作中的作用，为他们制定个人培训和发展计划。

毫无疑问，HACCP 小组组长最好是 HACCP 方面的专家，具备良好的沟通和领导能力，能够组织、调动全体成员，安排时间让大家总结过去的成绩和经验以便于提高，并在企业中有一定的威信，受到大家的尊敬。HACCP 小组组长通常是质量保证经理，但在实际工作中必须仔细考虑其所具备的素质。

HACCP 小组必须是一个相互支持、相互鼓励的整体。所有的成员都有责任为维持一个有效的 HACCP 体系而努力。

HACCP 小组也需要进行一些正规的培训，如 HACCP 原理及应用、HACCP 体系的文件化、HACCP 的内部审核、HACCP 体系的监控与纠偏措施的实施等方面的培训。

2. 产品描述

在这一阶段，HACCP 小组必须正确说明产品的性能、用途以及使用方法（即食或加热后食用），其中包括相关的安全信息，如成分、物理/化学结构（包括 A_w、pH 等）、加工方式（如热处理、冷冻、盐渍、烟熏等）、包装（产品直接接触的，包括如散装、1L 纸箱、桶、筒仓以及包装条件，如二氧化碳气调、真空包装）、保质期、储存条件（产品应怎么贮藏才能最大限度地减少危害、降低风险，如贮藏的温度、湿度、环境条件）和装运方式（各种用于减少危害影响和风险的特殊要求，如冷藏车的温度、必须在干燥的运输工具中运输；具体运输方式，如罐式货车、火车、轮船）。因为不同的产品、不同的生产方式，其存在的危害及预防措施也不同，对产品进行描述可帮助识别在产品形成过程中使用的原料成分，包括包装材料中可能存在的危害，便于考虑和决定人群中敏感个体能否消费该产品。

HACCP 计划中产品的描述可直接描述，也可用表格形式。

3. 确定预期用途

产品的预期用途应以用户和消费者为基础，HACCP 小组应详细说明产品的销售地点、目标群体，特别是能否供敏感人群使用。产品预期用途如表 3-3 所示。

之所以要确定预期用途和消费者，是因为对不同用途和不同消费者而言，对食品安全的要求不同。例如，对即食食品而言，某些病原体的存在可能是显著危害；但对食用前需要加热处理的食品而言，这些病原体就不是显著危害了。又如，有的消费者对二氧化硫（SO_2）有过敏反应，有的则没有这种过敏反应，因此，如果食品中含有 SO_2，就需要注明，以免具有过敏反应的消费者误食。

有 5 种敏感或易受伤害的人群：老人、婴儿、孕妇、病人以及免疫缺陷者，这些群体中的人对某些危害特别敏感，例如，李斯特菌可导致流产，如果产品中可能带有李斯特菌，就应在产品标签上注明："孕妇不宜食用"。

4. 绘制生产流程图

生产流程图是一张按序描述整个生产过程的流程图，它简单、明了地描绘了从原料到终产品的整个过程的详细情况。因此，生产流程图是 HACCP 计划的基本组成部分，有助于 HACCP 小组了解生产过程，进行危害分析。生产流程图包括生产过程中所有的要素以及从生产到消费者整个过程的细节。根据 HACCP 小组确定的研究范围，消费者的行为也应归纳于生产流程图中。

HACCP 研究的最后一步就是在生产流程图上重点强调所有已识别的 CCP，并将其与 HACCP 控制图结合起来。生产商在向消费者和食品卫生与质量监测员们阐述其食品安全控制时，生产流程图也是非常有用的。

（1）主要内容

生产流程图是危害分析的基础，因此必须能详细反映各个技术环节，以便进一步研究。根据 HACCP 计划的研究范围，生产流程图应由 HACCP 小组的成员认真绘制，必须能准确反映生产过程，包括从原料到终产品整个过程中的每一步骤。生产流程图应包括下列几项内容：

①所有原料、产品包装的详细资料，包括配方的组成、必需的储存条件及微生物、化学和物理数据。

②生产过程中一切活动的详细资料，包括生产中可能被耽搁的加工步骤。

③整个生产过程中的温度-时间图，这对分析微生物危害尤为重要，因为它直接影响我们对产品中致病菌繁殖情况的评估结果。

④设备类型和设计特点。是否存在导致产品堆积或难以清洗的死角。

⑤返工或再循环产品的详细情况。

⑥隔离区域和职员行走路线图。此图的内容可在生产流程图上说明，但是，在 HACCP 计划中将它们分成 2 张图更加便于工作。所以，在加拿大食品安全促进计划中，不但要求列出工艺流程图，而且还要求列出工厂人流物流图。

⑦储存条件，包括地点、时间和温度。

⑧流通/消费者意见（如果这两点被列入研究范围）。

（2）格式

生产流程图的格式由各企业自己确定，没有统一的要求。但简洁的词语和线条可以使生产流程图更容易绘制，也更便于使用。

无论选择哪种表达格式，关键在于要保证生产流程图必须按正确的顺序将每一步骤都表示出来。对长而复杂的生产过程，常用的最简单的方法就是绘制每一操作单元的生产流程图，然后将其组合起来，但 HACCP 小组必须确保在组合过程中没有遗漏任何步骤。

5. 现场确证生产流程图

流程图的精确性影响到危害分析结果的准确性，因此，生产流程图绘制完毕后，必须由 HACCP 小组确证。各成员必须亲自观察生产过程（包括夜班和周末班），以保证生产流程图确实无误地反映实际生产过程。危害分析结果必须纳入生产流程图内，有关 CCP 的所有决定都必须以危害分析数据为基础。

6. 进行危害分析，建立预防措施（HACCP 原理 1）

7. 确定关键控制点（HACCP 原理 2）

8. 建立关键限值（HACCP 原理 3）

9. 建立合适的监控程序（HACCP 原理 4）

10. 建立纠偏措施（HACCP 原理 5）

11. 建立验证程序（HACCP 原理 6）

12. 建立记录管理程序（HACCP 原理 7）

（二）　HACCP 应用实例——浓缩苹果汁生产 HACCP 计划

HACCP 是一种简便易行、合理、高效的食品安全保证体系。它最大的特点是通过对 CCP 的控制而保证终产品合格，将危害因素消灭在生产过程之中，从而避免了依靠最终产品检验的弊端，消除了最终产品污染的隐患。依据浓缩苹果汁国家标准，结合 HACCP 的严格程序，建立以预防为主的浓缩苹果汁生产 HACCP 计划，确保食品安全。

1. 产品描述

产品描述如表 3-3 所示。

表 3-3　　　　　　　　　　　　　　　　产品描述

项目	内　容
产品名称	浓缩苹果清汁
产品定义	由新鲜、健康、成熟度适中的苹果经水流输送、拣果、破碎、压榨、预巴氏杀菌、酶解、超滤、树脂吸附、浓缩、巴氏杀菌、无菌灌装等工艺制成一定糖度的制品
产品特性	糖度≥70.0~70.15°Bx、T625nm≥96.0%、T440nm≥50%、浊度≤2.0NTU pH3.6~4.2，病原体在该 pH 下不能繁殖，果汁原料中可能发生的植物病原体可通过高温杀菌达到消减
预期用途	稀释后饮用或作为原料再加工
包装形式	内包装为无菌袋外衬塑料袋，外包装为开口钢桶或依客户要求决定
预期消费者	果汁或果汁饮料生产者、一般大众

续表

项目	内　　　容
贮存方法	温度 0~5℃冷藏，保质期 24 个月
产品标签	无特殊要求
销售区域	国内外销售
特殊运输要求	使用卫生清洁的运输工具

2. 工艺流程图的建立

工艺流程图如图 3-1 所示。

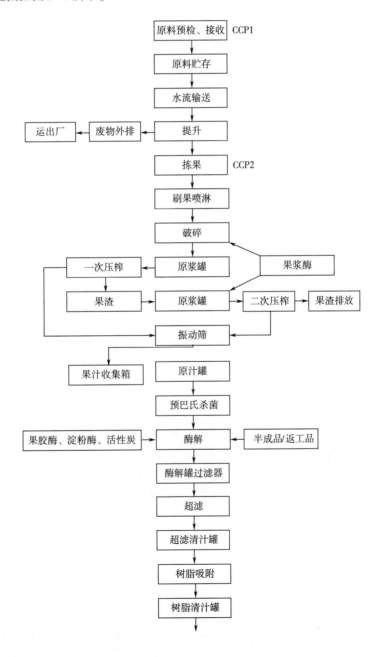

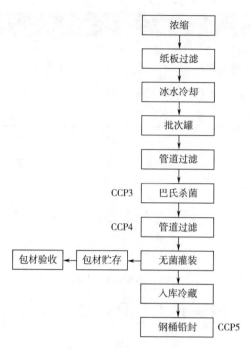

图3-1　工艺流程图

3. 进行危害分析，确定关键控制点

浓缩苹果汁生产过程中可能产生的不安全因素有：生物危害：致病菌（大肠杆菌、沙门氏菌）、寄生虫（隐孢子虫），病毒等生物危害；油污、重金属、农药残留、棒曲霉毒素等霉菌毒素、清洗剂、消毒剂残留等化学危害；外来异物、生产过程中混入的玻璃、金属碎片、板片橡胶垫脱落碎片等物理危害。危害分析工作单如表3-4所示。

表3-4　　　　　　　　　　　危害分析工作单

产品描述：浓缩苹果清汁

预期用途和消费者：原料、果汁或果汁饮料加工者

贮存方法：0~5℃

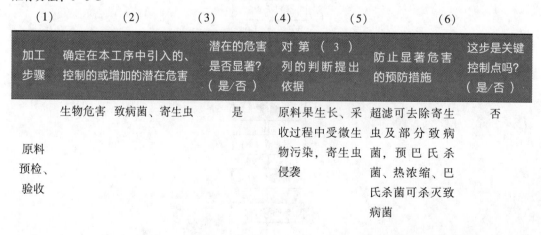

(1) 加工步骤	(2) 确定在本工序中引入的、控制的或增加的潜在危害	(3) 潜在的危害是否显著？（是/否）	(4) 对第（3）列的判断提出依据	(5) 防止显著危害的预防措施	(6) 这步是关键控制点吗？（是/否）
原料预检、验收	生物危害 致病菌、寄生虫	是	原料果生长、采收过程中受微生物污染，寄生虫侵袭	超滤可去除寄生虫及部分致病菌，预巴氏杀菌、热浓缩、巴氏杀菌可杀灭致病菌	否

续表

加工步骤	确定在本工序中引入的、控制的或增加的潜在危害		潜在的危害是否显著？（是/否）	对第（3）列的判断提出依据	防止显著危害的预防措施	这步是关键控制点吗？（是/否）
原料预检、验收	化学危害	农残、棒曲霉毒素、重金属	是	农药使用不当或土壤中重金属超标；原料果霉烂变质	拒收无供需保证协议的原料　原料霉烂率≤5%	是 CCP1
	物理危害	外来异物（金属、石头、玻璃碎片）	否	原料果中可能存在外来异物	及时挑出，拣果可除去	否
原料贮存	生物危害	致病菌	是	在贮存环境中存在污染	清洗可以控制	否
	化学危害	无				否
	物理危害	外来异物（金属、石头、玻璃碎片）	否	原料果中可能存在	及时拣出，拣果可除去	否
水流输送	生物危害	致病菌	是	冲洗水及果槽污染	巴氏杀菌可以杀灭致病菌	否
	化学危害	无				否
	物理危害	外来异物（金属、石头、玻璃碎片）	是	原料果中存在	经提升、拣果除去	否
提升	生物危害	致病菌		冲洗水污染或设备清洗不彻底	巴氏杀菌可以杀灭致病菌	否
	化学危害	无				否
	物理危害	外来异物（金属、石头、玻璃碎片）		原料果中存在	经提升、拣果除去	否
拣果	生物危害	致病菌、寄生虫	是	清洗用水可能污染致病菌，烂果挑除不彻底	超滤、巴氏杀菌、热浓缩等可控制致病菌	否
	化学危害	霉菌毒素	是	烂果挑拣不彻底，烂果率≥3%	烂果率≤3%	是 CCP2
	物理危害	外来异物（金属、石头、玻璃碎片）	否	原料果中可能存在外来异物	通过 SSOP 控制	否

续表

加工步骤	确定在本工序中引入的、控制的或增加的潜在危害		潜在的危害是否显著？（是/否）	对第（3）列的判断提出依据	防止显著危害的预防措施	这步是关键控制点吗？（是/否）
刷果喷淋	生物危害	致病菌	是	清洗时间短或不彻底或清洗水污染	通过SSOP控制	否
	化学危害	无				否
	物理危害	无				否
破碎	生物危害	致病菌污染	是	破碎设备污染	巴氏杀菌可以杀灭致病菌	否
	化学危害	清洗剂、消毒剂残留	否	清洗不彻底	通过SSOP控制	否
	物理危害	金属碎片	是	机械磨损	压榨、粗滤和超滤可除去金属碎片	否
原浆罐	生物危害	致病菌	是	清洗水污染	超滤、热浓缩、巴氏杀菌可以杀灭致病菌	否
	化学危害	清洗剂、消毒剂残留	否	清洗不彻底	通过SSOP控制	否
	物理危害	无				否
一次压榨	生物危害	致病菌污染	是	榨机设备受微生物污染	超滤、预巴氏杀菌、热浓缩、巴氏杀菌可杀灭致病菌	否
	化学危害	润滑油	是	设备维护保养不当，可能造成污染	通过SSOP控制；使用食品级润滑油	否
	物理危害	无				否
果渣	生物危害	致病菌污染	是	在输送环境中存在污染	巴氏杀菌可以杀灭致病菌	否
	化学危害	无				
	物理危害	金属碎片	否	机械磨损可能存在	压榨、粗滤和超滤可除去金属碎片	否
原浆罐	生物危害	致病菌	是	清洗水污染	超滤、热浓缩、巴氏杀菌可以杀灭致病菌	否
	化学危害	清洗剂、消毒剂残留	否	清洗不彻底	通过SSOP控制	否
	物理危害	无				

续表

加工步骤	确定在本工序中引入的、控制的或增加的潜在危害		潜在的危害是否显著?（是/否）	对第（3）列的判断提出依据	防止显著危害的预防措施	这步是关键控制点吗?（是/否）
二次压榨	生物危害	致病菌	是	清洗水污染或设备清洗不彻底	巴氏杀菌可以杀灭致病菌	否
	化学危害	润滑油	是	设备维护保养不当，可能造成污染	通过SSOP控制；使用食品级润滑油	否
	物理危害	无				否
振动筛	生物危害	致病菌	是	清洗不彻底	通过SSOP控制	否
	化学危害	清洗剂、消毒剂残留	否	清洗不彻底	通过SSOP控制	否
	物理危害	外来异物（金属）	否	设备部件意外掉入	通过SSOP控制	否
原汁罐	生物危害	无				否
	化学危害	清洗剂、消毒剂残留	否	清洗不彻底	通过SSOP控制	否
	物理危害	无				否
预巴杀	生物危害	致病菌	是	杀菌不彻底造成残留	超滤、热浓缩、巴氏杀菌控制	否
	化学危害	清洗剂、消毒剂残留	否	清洗不彻底	通过SSOP控制	否
	物理危害	无				否
酶解	生物危害	致病菌	是	预巴氏杀菌不彻底，致病菌生长；酶制剂加入可能引入致病菌	控制杀菌温度；超滤、热浓缩、巴氏杀菌控制致病菌	否
	化学危害	酶制剂残留、清洗剂等残留	否	供应商提供安全性证明；SSOP控制；超滤可控制		否
	物理危害	无				否
半成品	生物危害	致病菌生长污染	否	半成品自身含有	巴氏杀菌杀灭致病菌	否
	化学危害	棒曲霉毒素	否	半成品自身含有	通过SSOP控制	否
	物理危害	无	否			否

续表

加工步骤	确定在本工序中引入的、控制的或增加的潜在危害		潜在的危害是否显著？（是/否）	对第（3）列的判断提出依据	防止显著危害的预防措施	这步是关键控制点吗？（是/否）
酶解过滤器	生物危害	无				否
	化学危害	清洗剂残留	否	清洗不彻底	通过 SSOP 控制	否
	物理危害	无				否
超滤	生物危害	致病菌	是	滤膜遭到破坏可造成过滤设备故障	巴氏杀菌可以杀灭致病菌	否
	化学危害	清洗剂残留	否	清洗不彻底	通过 SSOP 控制	否
	物理危害	无				否
超滤清汁罐	生物危害	无				否
	化学危害	清洗剂、消毒剂残留	否	清洗不彻底	通过 SSOP 控制	否
	物理危害	无				否
树脂吸附	生物危害	致病菌	是	清洗时间短或不彻底	巴氏杀菌杀灭致病菌	否
	化学危害	清洗剂、消毒剂残留	否	清洗不彻底	通过 SSOP 控制	否
	物理危害	树脂	否	定期检查可避免过滤装置破损，而引起树脂进入果汁		否
树脂清汁罐	生物危害	无				否
	化学危害	清洗剂、消毒剂残留	否	清洗不彻底	通过 SSOP 控制	否
	物理危害	无				否
浓缩	生物危害	无				否
	化学危害	清洗剂残留	否	清洗不彻底	通过 SSOP 控制	否
	物理危害	无				否
纸板过滤	生物危害	无				否
	化学危害	清洗剂残留	否	清洗不彻底	通过 SSOP 控制	否
	物理危害	纸板材质脱落	否	操作使用不当	定期检查	否
冰水冷却	生物危害	无				否
	化学危害	清洗剂残留	否	清洗不彻底	通过 SSOP 控制	否
	物理危害	无				否

续表

加工步骤	确定在本工序中引入的、控制的或增加的潜在危害		潜在的危害是否显著？（是/否）	对第（3）列的判断提出依据	防止显著危害的预防措施	这步是关键控制点吗?（是/否）
批次罐	生物危害	致病菌	是	前工序遗留	巴氏杀菌杀灭致病菌	否
	化学危害	清洗剂残留	否	清洗不彻底	通过 SSOP 控制	否
	物理危害	无				否
巴氏杀菌	生物危害	致病菌生长	是	杀菌不彻底	控制杀菌温度和时间	是 CCP3
	化学危害	清洗剂残留	否	清洗不彻底	SSOP 控制	否
	物理危害	无				否
管道过滤	生物危害	无				否
	化学危害	清洗剂残留	否	清洗不彻底	通过 SSOP 控制	否
	物理危害	金属或其他碎片	是	设备磨损造成的碎片或橡胶碎片	通过每批灌装前/后检查滤网控制	是 CCP4
包材验收	生物危害	无				否
	化学危害	辐射物残留、化学残留	是	无菌袋用 Co60 照射杀菌，包装成分侵入	包装供应商提供合格产品	否
	物理危害	无				否
包材贮存	生物危害	致病菌污染	是	包装袋污染	通过 GMP 控制	否
	化学危害	无				否
	物理危害	无				否
无菌灌装	生物危害	无				否
	化学危害	清洗剂残留	否	清洗不彻底	通过 SSOP 控制	否
	物理危害	无				否
入库冷藏	生物危害	无				否
	化学危害	无				否
	物理危害	无				否
钢桶铅封	生物危害	致病菌污染	是	运输过程可能发生污染	通过铅封控制	否
	化学危害	外来化学品污染	是	运输过程可能发生污染	通过钢桶铅封控制	是 CCP5
	物理危害	无				否

4. 编制 HACCP 计划表

确定关键限值，建立监控、纠偏、记录和验证程序，如表3-5所示。

表3-5   HACCP 计划表

产品描述： 浓缩苹果清汁；销售和贮存方法： 0~5℃贮存；预期用途和消费者：原料、果汁或果汁饮料加工者

1	2	3	4	5	6	7
关键控制点 CCP	危害	关键限值	监控及频率	纠正措施	记录	验证
原料预检及原料验收 CCP1	存在化学危害（农药残留和重金属残留）	收购原料是否在合格区域	①原料采购人员实地核查，质检部门检测，共同确定合格收购区域 ②检测频率：每年开榨前对收购区域进行农残与重金属残留普查。确定合格区域。并每隔半月对采购区域进行抽样检测 ③逐车检查供应商的合格区域通知单以确定其原料是否在合格区域。检测频率：每车进行检验核对	拒收无合格区域通知单的和非安全区域的原料	①原料预检记录（原料收购） ②纠偏记录（原料收购） ③合格区域供应商名单（原料收购） ④原料农残、重金属检验报告（质量技术部） ⑤成品农残、重金属检验报告（质量技术部）	①原料主管负责每日复查预检记录 ②一周内复核所有的检测记录 ③对不同时期、不同采购区域原料果分别进行部分农残、重金属的检测 ④对不同时期、不同采购区域原料果制得的成品果汁进行部分农残、重金属的检测
拣果 CCP2	存在化学危害（棒曲霉毒素）	①关键限值腐烂率控制在 ≤3% ②操作限值腐烂率控制在 ≤2%	①拣果工序操作工。 ②检测频率：每2h一次	①腐烂率>3%时应立即采取措施：增加拣果人员；放慢进果速度 ②向原料部门进行腐烂情况反馈，加强预检力度 ③确定腐烂率超标时间段及生产成品所在的批次，通知质量技术部检测棒曲霉素超标情况 ④对拣果人员进行培训	①拣果工序监控记录 CCP2（拣果工序） ②棒曲霉素检测记录（质量技术部） ③纠偏记录（拣果工序）	①拣果工序抽样负责人每2h检测腐烂率一次 ②值班长每天对 CCP2 记录进行审核 ③对不同时期的原料加工的成品进行棒曲霉素检测 ④对不同时期拣选后的原料进行棒曲霉素检测

续表

1 关键控制点 CCP	2 危害	3 关键限值	4 监控及频率	5 纠正措施	6 记录	7 验证
巴氏杀菌 CCP3	生物危害（致病菌、小隐孢子虫）	①杀菌温度≥85℃ ②保持管延时30s ③灌装量1#灌装机≤9t/h；2#灌装机≤14t/h	①通过自动记录仪监控。监控频率：每个批次一次记录 ②通过操作人员观察杀菌温度记录监控。监控频率：每小时一次记录 ③检查温度计显示温度。监控频率：每天一次记录 ④保持管检验程序。 ⑤操作人员目测灌装量记录。监控频率：每小时一次记录	①温度若低于设置值，回流装置启动，产品返回重新杀菌。每批灌装前进行回流测试 ②操作工调整蒸汽量以确保杀菌温度 ③调整流量以确保杀菌温度 ④隔离并保存产品，以便重新加工 ⑤清洗、消毒巴氏杀菌及灌装设备	①巴氏杀菌监控记录CCP3（灌装工序） ②检测报告（灌装工序） ③纠偏记录（灌装工序）	①值班班长每天复查记录。 ②每天用温度计校准温度记录装置 ③每年对温度计进行校验 ④每周对大肠杆菌、细菌总数进行抽检，若超标加大检测频率
管道过滤 CCP4	物理危害（异物）	①使产品完全通过完好的200目的U形过滤网 ②保证过滤网的完整性 ③通过感观检查有无金属、玻璃、塑料及橡胶等脱落碎片	①灌装操作工进行检查 ②每批灌装前/后检查过滤网的完整性	①如果检查发现过滤网有破损或缺失应对上批次的产品进行单独标识，单独存放，以待单独处理 ②如果在产品中发现危害异物，则应将隔离上升到一级隔离，通知负责部门决定对产品的处置	①管道过滤器监控记录CCP4（灌装工序） ②检测报告（灌装工序）	①值班班长每班复查管道过滤监控记录 ②对通过过滤器的产品进行抽检 ③主要通过感观检测有无金属或玻璃及橡胶脱落碎片等
钢桶铅封 CCP5	控制外来生物危害（主要是大肠杆菌） 化学危害（外来化学品）	检查包装物的完整性及铅封的完整性	①目测包装物和铅封的完整性并记录 ②检测频率：每次发货时	①出现包装物及铅封损坏，储运部发货员对该产品进行单独标识，单独存放，重新评估 ②由质量技术部对该产品重新检查后，储运部重新铅封	①发货外包装监控记录CCP5（储运部） ②检测报告（储运部） ③纠偏记录（储运部）	①储运部经理复查发货外包装、铅封监控记录 ②质量技术部对被扣留的产品与该批次样品指标比较进行验证

复习思考题

1. 简述食品厂厂址选择所遵循的原则。
2. 简述食品厂车间内部建筑设计的卫生要求。
3. 食品厂仓库的卫生要求有哪些？
4. 试述食品贮藏、运输与销售的卫生要求。
5. 食品生产过程中如何保证食品卫生质量？
6. 试述 HACCP 体系原理。
7. 食品企业如何实施 HACCP 计划？

第四章

各类食品的卫生

第一节　粮豆与粮豆制品的卫生

粮豆类是我国人民的主食，在膳食中占有重要的地位，是蛋白质和热能的主要来源，也是一些矿物质和 B 族维生素的重要来源。粮谷类主要包括原粮（小麦、稻谷、玉米、高粱、大麦、燕麦、小米、荞麦等）和成品粮（面粉、大米等）。豆类主要有富含优质蛋白质和亚油酸的黄豆、黑豆和青豆等，不含优质蛋白质的豌豆、绿豆、红豆、芸豆等。影响粮豆质量变化的主要因素有温度、水分、氧气、地理位置、仓库结构、粮堆的物理化学和生物特性，还有微生物、农药、有害物质、仓虫及其他因素。

一、　粮豆的卫生

（一）　粮豆存在的主要卫生问题

1. 微生物对粮豆的污染

粮豆的表面常受真菌、细菌和酵母菌的污染。

污染粮豆常见的真菌有曲霉菌、青霉菌、镰刀菌、分枝孢子菌和毛霉菌等。粮豆在农田生长期、收获及贮存过程中的各个环节均可受到霉菌的污染，当贮存环境湿度较大、温度增高时，霉菌极易在粮豆中生长繁殖并分解其营养成分，有些可以形成毒素，如黄曲霉毒素、黄变米毒素、岛青霉毒素、杂色曲霉毒素等，危害人体健康。

污染粮豆常见的细菌有马铃薯杆菌、谷草杆菌、乳酸杆菌、大肠杆菌等，在粮食发热时还可以发现蜡状芽孢杆菌和普通变形杆菌，还有人从小麦和面粉上分离出链球菌属的菌株。

此外，粮食还可受到酵母菌污染，有人曾报道，在一粒小麦上分离出酵母菌落 6400～64000 个。一般认为酵母菌对粮食损害不大，但严重时可使粮食出现发酵气味，仍可用来喂养家畜。

2. 仓库害虫对粮豆的污染

世界上已发现的粮食仓储害虫有 300 多种，我国有 50 余种，对粮食侵害最严重的有谷象、米象、黑粉虫、谷蠹、螨类、铁嘴、螟蛾等。当贮存温度 18～21℃、相对湿度 65% 以上时，均易繁殖。仓储害虫在原粮、半成品粮上都能生长，并使其发生变质，失去或降低食用价值。每年世界粮谷损失于病虫害达 5%～30%，应予以积极防治。

3. 农药对粮豆的污染

粮豆中的农药残留来自于直接农药污染和间接农药污染，直接农药污染主要是用于控制病虫害、杀菌和除草的农药污染，间接农药污染主要来源于粮豆作物对环境中空气、水和土壤中农药的吸收，其次还有农药用量过大，用药次数过频，没有达到休药期，粮仓使用熏蒸剂后通风不彻底，盛装粮豆的容器和运输工具污染等，均会使粮豆中农药残留增高，这应引起足够重视。

4. 重金属和有害物质对粮豆的污染

粮豆的重金属污染主要有汞、镉、砷、铅，有害物质主要有酚和氰化物等，其原因主要是用未经处理或处理不彻底的工业废水和生活污水对农田、菜地进行灌溉，其次某些地区自然环境中本底含量过高，还有可能来源于加工过程和包装材料造成的污染。一般情况下，污染中的有害有机成分经过生物、物理和化学方法处理后可减少甚至消除，但以金属毒物为主的无机有害成分或中间产物难以去除。长期食用被污染的粮豆作物会引起慢性中毒。

5. 粮豆中有毒植物种子混入

粮豆中有毒植物种子是收割时在田间混入而又未去除的。主要有麦角、毒麦、麦仙翁籽、槐籽、毛果洋茉莉籽、曼陀罗籽、苍耳籽等。这些种子都含有有毒成分，误食后对机体产生一定的毒性作用。

6. 无机夹杂物对粮豆的污染

金属和泥土、砂石是粮食中主要无机夹杂物。金属是以铁屑为主，来自粮食的加工机械；泥土、砂石来自田间晾晒场地。如食用前未清除，不但影响感官性质，且有损伤牙齿和胃肠组织的可能。我国规定米和面中不许有泥土、沙石、煤渣、金属等无机夹杂物存在。

7. 粮豆的掺伪问题

粮豆的掺伪现象时有发生，如在大米中掺入霉变米、陈米，将陈小米洗后染色冒充新米，在米粉和粉丝中加入有毒的荧光增白剂，在面粉中掺入滑石粉、石膏，在大豆粉中掺玉米粉，在糯米粉中掺入大米粉，在面制品中掺入禁用的吊白块，以低质量的货物冒充高质量的货物等。

8. 粮豆的转基因问题

粮豆转基因食品卫生安全问题也越来越引起大家的注意，转基因粮豆对人体有没有危害及危害多大也成为争议的焦点。

（二） 卫生要求

1. 感官要求

具有正常粮食的色泽、气味，并应符合表 4-1 的要求。

表 4-1　　　　　　　　　　　　　　　　粮食的感官要求

项目	指标	项目	指标
热损伤粒/%		大豆	≤1.0
小麦	≤0.5	除大豆外的其他粮食	≤2.0
霉变粒/%			

注：热损伤粒：由于微生物或其他原因产热及受热而改变了正常颜色或受到损伤的籽粒。

霉变粒：粒面明显生霉并伤及胚或胚乳或子叶、无食用价值的颗粒。

2. 理化指标

理化指标应符合表 4-2 的要求。

表 4-2　　　　　　　　　　　　　　　　粮食的理化指标

项目	指标	项目	指标
总氢氰酸/（mg/kg）		单宁（以干基计）/%	
木薯粉	≤10	高粱米、高粱粉	≤0.3

3. 有毒有害菌类、植物种子限量

有毒有害菌类、植物种子限量应符合表 4-3 的要求。

表 4-3　　　　　　　　　　　有毒有害菌类、植物种子限量指标

项目	指标	项目	指标
麦角/%		小麦、大麦	≤1
大米、玉米、豆类	不得检出	曼陀罗属（*Datura* spp.）及其他有毒植物的种子[①]/（粒/kg）	
小麦、燕麦、莜麦、大麦、米大麦	≤0.01	玉米、高粱米、豆类、小麦、燕麦、莜麦、大麦、米大麦	≤1
毒麦/（粒/kg）			

注：①猪屎豆属（*Crotalaria* spp.）、麦仙翁（*Agrostemma githago* L.）、蓖麻籽（*Ricinus communis* L.）和其他公认的对健康有害的种子。

4. 污染物限量和真菌毒素限量

（1）污染物限量指标　应符合表 4-4 的要求。

表 4-4　　　　　　　　　　　　　　　　污染物限量指标

项　　目	限量/（mg/kg）
铅	
谷物[①]（麦片除外）、豆类	≤0.2
麦片	≤0.5
镉	
谷物（稻谷[①]除外）	≤0.1

续表

项 目	限量/（mg/kg）
谷物碾磨加工品（糙米、大米除外）	≤0.1
稻谷[①]、糙米、大米	≤0.2
汞	
稻谷[①]、糙米、大米、玉米、玉米面（渣、片）	
小麦、小麦粉（总汞）	≤0.02
砷	
谷物（稻谷[①]除外）、谷物碾磨加工品（糙米、大米除外）（总砷）	≤0.5
稻谷[①]、糙米、大米（无机砷）[②]	≤0.2
铬	
谷物[①]	≤1.0
谷物碾磨加工品	≤1.0
苯并（a）芘	
稻谷[①]、糙米、大米、小麦、小麦粉、玉米、玉米面（渣、片）	≤5.0μg/kg

注：①稻谷以糙米计。

　　②对于制定无机砷限量的食品可先测定其总砷，当总砷水平不超过无机砷限量值时，不必测定无机砷；否则，需再测定无机砷。

（2）真菌毒素限量指标　应符合表4-5的要求。

表4-5　　　　　　　　　　　真菌毒素限量指标

项 目	限量/（μg/kg）	项 目	限量/（μg/kg）
黄曲霉毒素 B_1		玉米、玉米面（渣、片）	≤1000
玉米、玉米面（渣、片）及玉米制品	≤20	大麦、小麦、麦片、小麦粉	≤1000
		玉米赤霉烯酮	
稻谷[①]、糙米、大米	≤10	小麦、小麦粉	≤60
小麦、大麦、其他谷物	≤5	玉米、玉米面（渣、片）	≤60
小麦粉、麦片、其他去壳谷物	≤5	赭曲霉毒素A	
脱氧雪腐镰刀菌烯醇（DON）		谷物[*]及谷物碾磨加工品	≤5

注：*稻谷以糙米计。

5. 农药最大残留限量

农药最大残留限量应符合如表4-6所示的规定。

表 4-6 农药最大残留限量

项　目	最大残留限量/（mg/kg）
磷化物（以 PH$_3$ 计）	≤0. 05
溴甲烷	≤5
马拉硫磷	
大米	≤0. 1
甲基毒死蜱	≤5（临时限量）
甲基嘧啶磷	
小麦、稻谷	≤5
溴氰菊酯	
稻谷、麦类、旱粮类（鲜食玉米除外）、杂粮类	
（豌豆、小扁豆除外）、成品粮（小麦粉除外）	≤0. 5
鲜食玉米、小麦粉	≤0. 2
豌豆、小扁豆	≤1
六六六	≤0. 05
林丹	
小麦	≤0. 05
滴滴涕（DDT）	
稻谷、麦类、旱粮类	≤0. 1
杂粮类、成品粮	≤0. 05
氯化苦	
稻谷、麦类、旱粮类、杂粮类	≤0. 1
七氯	≤0. 02
艾氏剂	≤0. 02
狄氏剂	≤0. 02
其他农药	按 GB 2763—2016 的规定执行

二、 粮豆的卫生管理

1. 控制粮豆的水分

粮豆含水量的高低与其贮藏的时间长短和加工密切相关。在贮藏期间，粮豆的水分含量过高时，因其代谢活动增强而发热，使霉菌、仓虫易生长繁殖，致使发生霉变和变质。另外，水分含量高的原粮也不利于加工。因此应将粮谷水分控制在安全水分以下。粮豆的安全水分是指在一定温度条件下，粮食在贮存期间能使其自身生命活动下降到最低限度以及能抑制微生物等生物性污染因素的生长所含水分。一般粮谷的安全水分为 12% ~ 14%，豆类为10% ~ 13%，花生为 8%，粮谷籽粒饱满、成熟度高、外壳完整，其贮藏性更好，因此应加强入库前的质量检查，与此同时还应控制粮谷贮存环境的温度和湿度。

2. 搞好仓库的卫生

为使粮豆在贮藏期不受霉菌和昆虫的侵害，保持原有的质量，应严格执行粮库的卫生管理要求：

（1）仓库建筑应坚固、不漏、不潮，能防潮、防鼠、防雀；

（2）保持粮库的清洁卫生，定期清扫消毒；

（3）控制仓库内温度、湿度，一般温度控制在 10℃ 以下，相对湿度控制在 70% 左右，经常通风、翻仓、晾晒，降低粮温，实时掌握地方气象信息及时开门窗；

（4）监测粮谷温度、湿度和水分含量的变化，加强粮谷的质量检查，发现问题，立即采取措施；

（5）如果仓库使用熏蒸剂防治虫害时，要注意使用范围、控制用量，熏蒸后粮食中的药剂残留量必须符合国家卫生标准才能出库、加工和销售。

3. 粮谷运输、销售的卫生要求

粮豆运输时，铁路、交通和粮食部门要认真执行安全运输的各项规章制度，搞好粮食运输和包装的卫生管理。运粮应有清洁卫生的专用车，防止意外污染。对装过毒品、农药或有异味的车船，未经彻底清洗消毒的，不准装运。粮食包装袋必须专用，不得染毒或有异味，包装袋使用的原材料应符合卫生要求，袋上油墨应无毒或低毒，不得向内容物渗透。

销售单位应按食品卫生经营企业的要求，设置各种经营房舍，搞好环境卫生。加强成品粮卫生管理，做到不加工、不销售不符合卫生标准的粮谷。

4. 防止农药及有害金属的污染

为控制食品中农药的残留，必须合理使用农药，严格遵守《农药安全使用规定》等条例的要求，采取的措施是：

（1）针对农药毒性和在人体内的蓄积性，不同作物及条件，选用不同的农药和剂量；

（2）确定农药的安全使用期；

（3）确定合适的施药方式；

（4）制定农药在食品中的最大残留限量标准。

使用污水灌溉应采用的措施是：

（1）废水应经过活性炭吸附、化学沉淀、离子交换等方法处理，使灌溉水质必须符合 GB 5084—2005《农田灌溉水质标准》，根据作物品种，掌握灌溉时期及灌溉量；

（2）定期检测农田污染程度及农作物的毒物残留水平，防止污水中有害化学物质对粮食的污染。

5. 防止无机夹杂物和有毒种子的污染

粮豆中混入的泥土、沙石、金属屑及有毒种子对粮豆的保管、加工和食用均有很大的影响。为防止无机夹杂物和有毒种子污染，应做好以下工作：

（1）加强选种、农田管理及收获后的清理措施，加强田间除草；

（2）在粮豆加工过程中安装过筛、吸铁和风车筛选等设备可有效去除无机夹杂物和有毒种子；

（3）制定粮谷中各种有毒种子的限量标准并进行监督。

三、 粮豆制品的加工卫生及管理

因我国地域辽阔，东西南北饮食习俗差异，而形成品种繁多、风味各异的粮豆制品。尽管粮豆加工制品的品种因地域不同而不同，因加工工艺不同而各异，但均是以面粉、米粉、豆粉等粮食为基本原料，以油、糖、蛋、奶、果仁等为辅料，添加适量甜味剂、香味剂、膨松剂等食品添加剂，经配制、成型、熟制等工艺生产而成。因此，其原料选择、生产加工、运输、贮存及销售等各个环节的卫生要求是相同的。

下面以糕点为例。

（一）糕点制品的加工卫生及管理

1. 原料的卫生及管理

（1）面粉　粮食尤其是含水量较高（>15%）的粮食，极易被霉菌及其毒素污染；霉变的粮食不仅影响糕点的口感，更重要的是引起食源性疾病。因此，糕点用粮食原料（如面粉类）的采购要求无杂质、无霉变、无粉螨，并向售方索取该批原、辅料检验合格证书，粮食原料运输时应配备专用运输车辆；生产糕点的工厂还应有通风良好，具有防潮、防鼠及防虫设施的原料储库，以防粮食霉变，霉变的粮食不得用于制作糕点。

面粉类及其他粉状原料使用前必须过筛，过筛装置中必须增设磁铁装置，以去除金属杂质。

（2）油脂　按 GB 2716—2018《食品安全国家标准　植物油》采购油脂，防止矿物油、桐油混入；油脂和果仁中的不饱和脂肪酸极易因紫外线和空气中氧的作用而酸败变质，贮存油脂最好加入适量抗氧化剂。

油炸类糕点制作时，油脂经反复高温加热，可形成油脂聚合物而影响健康，煎炸油最高温不得超过250℃，有条件可安装自动控制器，每次煎炸后的油需过滤除渣并添加新油后方可再用。用于生产需较长时间存放糕点（如压缩饼干）的油脂，需使用抗氧化剂。

（3）奶、蛋　生产糕点制品中所使用的奶、蛋等必须符合相应的国家卫生标准。

生产糕点的乳制品极易受葡萄球菌的污染而导致糕点的细菌性食物中毒，因此，用于制作糕点的乳和乳制品应经巴消毒，并冷藏，临用前从冰箱或冷库取出。生产糕点使用的蛋及蛋制品极易受沙门氏菌的污染，因此，糕点用蛋需经选蛋，即挑出变质蛋及破损蛋；洗蛋，将挑选合格的蛋用水浸泡并洗去污物；消毒，即采用4g/L的氢氧化钠或30~50g/L的漂白粉溶液浸泡3~5min，然后用清水漂尽碱或漂白粉；打蛋前操作人员应洗手。此外，消毒蛋壳及打蛋不应在糕点加工车间进行，如采用冰蛋，应在使用前从冷库取出，将冰蛋箱置水浴中溶化后使用。

（4）饴糖　生产糕点时要用饴糖，饴糖的生产包括用麦芽水解淀粉糖化和用盐酸水解淀粉糖化两种，前者为麦芽饴糖，后者为化学饴糖。化学饴糖因使用盐酸水解淀粉，并用碳酸钙中和过多的盐酸，如盐酸、碳酸钙的纯度不高，其中的重金属杂质可能污染饴糖，给糕点带来卫生问题，故尽可能采购麦芽饴糖。

（5）食品添加剂　必需采购国家允许使用的，定点厂生产的食用添加剂。不能用添加剂掩盖原料的缺陷，制造假冒伪劣食品。

（6）生产用水　必须符合 GB 5749—2006《生活饮用水卫生标准》的规定。

2. 加工过程的卫生要求

（1）生产场所的卫生管理　GB 8957—2016《食品安全国家标准　糕点、面包卫生规范》对生产糕点的工厂的设计及设施的卫生有详尽的规定。糕点类食品生产企业应设有与产品品种、数量相适应的原料处理、加工、包装等车间，并具有防蝇、防尘、防鼠设施，包装箱洗刷消毒、流动水洗手消毒、更衣等卫生设施。直接接触食品的操作台、机器设备、工具容器等应用硬质木材或对人体无毒无害的其他材料组成，表面光滑，使用前必须清洁消毒。

（2）操作人员的卫生管理

①从业人员健康检查及卫生要求：糕点加工人员每年至少进行一次健康检查，并建立健康档案。传染性肝炎、活动性肺结核、肠道传染病患者及肠道传染病带菌者、化脓性或渗出性皮肤病等不得在糕点加工车间工作。

②从业人员的个人卫生：糕点加工人员应自觉遵守各项卫生制度，养成良好的卫生习惯；操作前必须洗手消毒，穿戴统一的工作服、工作帽，头发不得外露，冷藏车间的操作人员必须戴口罩，以避免不洁的双手、唾沫及其他呼吸道和消化道分泌物中的微生物污染糕点。

3. 包装、运输、贮存及销售的卫生及管理

（1）包装　生产的糕点宜迅速、充分冷却后才能进行包装，包装纸、塑料薄膜、纸箱必须符合 GB 7718—2011《食品安全国家标准　预包装食品标签通则》的规定，标出品名、产地、厂名、生产日期、保质期、规格、配方或主要成分及食用方法等。

（2）运输　糕点运输车辆应专用，并做到定期冲洗，运输时应严密遮盖、防雨、防尘、防晒，以避免污染。

（3）贮存　糕点成品贮存库应专用，库内必须通风良好，定期消毒，并有防止污染的各种设施及控温设施。散装糕点需放在专用塑料箱内，盖严贮存；奶油裱花蛋糕需冷藏。

（4）销售　销售场所应具有防蝇、防尘等设施；销售散装糕点需用清洁、消毒的专用夹子、钳子；使用符合卫生标准的包装纸；售货员不得用手直接接触糕点等。

（二）　糕点制品的卫生要求

1. 感官要求

具有产品应有的正常色泽，具有产品应有的气味和滋味、无异味，无霉变、无生虫及其他正常视力可见的外来异物。

2. 理化指标要求

理化指标应符合表4-7的规定。

表 4-7　　　　　　　　　　　　　　　理化指标

项　目	指　标
酸价（以脂肪计）（KOH）／（mg/g）	≤5
过氧化值（以脂肪计）／（g/100g）	≤0.25

注：酸价和过氧化值指标仅适用于配料中添加油脂的产品。

3. 污染物限量

糕点中铅的限量应≤0.5mg/kg。

4. 微生物指标

微生物指标应符合表4-8所示的规定。

表 4-8 微生物指标

项 目		采样方案[1]及限量			
		n	c	m	M
菌落总数[2]/（CFU/g）		5	2	10^4	10^5
大肠菌群[3]/（CFU/g）		5	2	10	10^2
霉菌[4]/（CFU/g）		≤150			
致病菌/（若非指定，均以/25g 或 25mL 表示）	沙门氏菌	5	0	0	—
	金黄色葡萄球菌	5	1	100CFU/g	1000CFU/g

注：n：同一批次产品应采集的样品件数；c：最大可允许超出 m 值的样品数；m：微生物指标可接
受水平的限量值；M：微生物指标的最高安全限量值。
①样品的采集及处理按 GB4789.1 执行。
②③菌落总数和大肠菌群的要求不适用于现制销售的产品，以及含有未熟制的发酵配料或新鲜
水果蔬菜的产品。
④不适用于添加了霉菌成熟干酪的产品。

第二节 蔬菜和水果的卫生

蔬菜和水果属于鲜活商品，呼吸作用是蔬菜和水果采后最主要的代谢过程，是维持果蔬
生命活动能量的来源，分有氧呼吸和无氧呼吸两种，其中以有氧呼吸为主。果蔬含水量大，
营养丰富，富含人体必需的维生素、矿物质、糖、膳食纤维等，尤其维生素 C 含量丰富。我
国是蔬菜和水果的生产大国，但不是强国，主要因为我国每年由于果蔬采后贮藏不当造成腐
烂变质的损失巨大，农残超标等卫生安全问题频繁，因此我国更应注意蔬菜和水果的卫生及
卫生管理工作。

一、 蔬菜和水果的卫生

（一） 蔬菜和水果存在的主要卫生问题

1. 微生物和寄生虫卵的污染

蔬菜、水果极易受到肠道致病菌、酵母菌、乳酸菌和寄生虫卵等生物性污染，一方面引
起新鲜蔬菜和水果的腐烂变质，另一方面引起人体的肠道疾病。使用人畜粪便和生活污水灌
溉菜地，导致蔬菜被肠道致病菌和寄生虫卵污染的情况较严重，水果采摘后的运输、贮存和
销售过程中也可受到肠道致病菌的污染，污染程度与水果表皮破损有关。据调查有的地区大
肠杆菌在蔬菜中的阳性检出率为 67%～95%，蛔虫卵检出率为 89%，流行病学调查也证实黄
瓜和番茄在痢疾的传播途径占主要地位。水生植物如红菱、茭白、荸荠等都可污染姜片虫囊
蚴，如生吃可导致姜片虫病。

2. 农药污染

蔬菜和水果使用农药较多，其在蔬菜、水果上残留较严重，检出率在 95% 以上。我国规

定甲胺磷、对硫磷等高毒农药严禁在蔬菜和水果上使用，但部分蔬菜中仍可检出，且甲胺磷含量较其他农药检出量高，这些都是因为滥用和不合理使用农药所致。

3. 工业废水中有害化学物的污染

工业废水中含有许多有毒有害物质，如酚、镉、铬、氰化物等，若不经处理直接灌溉菜地，毒物可通过蔬菜进入人体产生危害。据调查，我国平均每人每天摄入铅 86.3μg，其中 23.7% 来自蔬菜；平均每人每天摄入镉 13.8μg，其中 23.9% 来自蔬菜。用含砷废水灌溉菜地，可使小白菜含砷高达 60~70mg/kg（一般蔬菜中平均含量在 <0.5mg/kg）。也有些地区蔬菜受工业废水中酚和铬的污染严重。

4. 腐烂变质

蔬菜和水果极易腐烂变质，这主要由蔬菜和水果自身的特性决定，一是蔬菜和水果含水量高，营养丰富，为细菌、霉菌等微生物的生长繁殖提供了有利条件；二是由于其组织脆弱，易受机械损伤；三是由于蔬菜和水果贮藏条件不适宜引起的，因为蔬菜和水果采摘后，生命活动仍然存在，会产热、生水，这就要求贮藏场所要适时通风换气，控制好冷库的温湿度。

5. 硝酸盐和亚硝酸盐

正常情况下，蔬菜和水果中硝酸盐和亚硝酸盐的含量很少，不会对人体造成严重危害。但在土壤中过量使用氮肥、生长期遇到干旱、收获后贮存条件不适或腌制时，硝酸盐和亚硝酸的含量会有所增加。尤其蔬菜中硝酸盐和亚硝酸盐的含量增加，可引起蔬菜凋谢枯萎，严重时引起人畜食物中毒。

6. 天然有毒有害物质

一些蔬菜水果中本身含有有毒有害物质，食用后会对人体健康产生危害。

蔬菜中的有毒物质有生物碱、龙葵碱、皂素、秋水仙碱等。未成熟的青番茄含生物碱，食用后可导致中毒，引起恶心、呕吐等中毒症状。龙葵碱广泛存在于马铃薯、番茄及茄子等茄科植物中，马铃薯中龙葵碱的含量随品种和季节的不同而有所不同，一般为 0.005%~0.01%，在贮藏过程中含量逐渐增加，马铃薯发芽后，其幼芽和芽眼部分的龙葵碱含量高达 0.3%~0.5%，即可引起中毒。龙葵碱并不是影响发芽马铃薯安全性的唯一因素，引起中毒可能是与其他成分共同作用的结果。豆角含有皂素和红细胞凝集素等对人有害的物质，完全煮熟毒素才被破坏。新鲜的黄花菜（又称金针菜）含有秋水仙碱，它本身并无毒，但是当它进入人体并在组织间被氧化后会迅速生成二秋水仙碱，这是一种剧毒物质，这种物质进入人体后会使人嗓子发干、口渴、胃产生灼热感，并出现恶心、呕吐、腹痛、腹泻等症状。

水果中的有毒物质有氰苷、酚类物质等。与中毒有关的氰苷化合物主要是苦杏仁苷和亚麻苦苷，苦杏仁苷主要存在于苦杏、苦扁桃、枇杷、李子、苹果、黑樱桃等果仁和叶子中。白果二酚、白果酚是白果中所含的有毒成分，尤以白果二酚毒性较大。

（二） 蔬菜和水果质量鉴别与卫生处理

1. 蔬菜的质量鉴别与卫生处理

优质菜：新鲜、无黄叶、无刀伤、无病无虫、无烂斑。可食。

次质菜：梗硬、叶较老、枯萎、有少量病虫害、烂斑、空心。挑剔后可食。

劣质菜：严重腐烂、严重虫蛀、空心。不可食。

2. 水果的质量鉴别与卫生处理

优质水果：表面色泽光亮，肉质鲜嫩，清脆，有固有的清香味，熟透后水分饱满。可供食用。

次质水果：表皮较干，不够光泽丰富，肉质新鲜度较差，清香味减退，略有烂斑小点，少量虫，营养减少，除去烂斑和虫蛀部分仍可食用。

劣质水果：严重污烂，虫蛀，发苦等。不可食。

二、 蔬菜和水果的卫生管理

1. 防止肠道致病菌及寄生虫卵的污染

应采取的措施如下。

（1）人畜粪便作肥料时应经无害化处理再施用，如采用粪尿混合封存、发酵沉卵、堆肥、沼气发酵等方法及厌氧处理后，杀灭粪便中的寄生虫和病原体，经卫生鉴定要求杀灭全部血吸虫卵，钩虫卵及蛔虫卵要减少95%以上，大肠菌群值在$10^{-4} \sim 10^{-3}$内。高温堆肥要求最高堆温达$50 \sim 55$℃，持续$5 \sim 7d$蛔虫卵死亡率达到90%～100%；大肠菌群值在$10^{-2} \sim 10^{-1}$内。

（2）用生活污水灌溉时，应先沉淀去除寄生虫卵，未经处理的污水禁止使用。

（3）水果和生食的蔬菜，在食用前清洗干净，有的应采用漂烫或化学法消毒。

（4）蔬菜水果在运输、销售时，应剔除残叶、烂根及腐败变质部分和破损的水果，清洗干净，推行小包装上市。

（5）蔬菜和水果运输、销售过程中也应剔除腐烂变质部分。

2. 施用农药的卫生要求

蔬菜的特点是生长期短，植株的大部分或全部均可食用，而且无明显成熟期，有的蔬菜自幼苗即可食用；一部分水果食前也无法去皮，因此对蔬菜水果中农药残留的规定更应严格一些，措施是：应严格遵守并执行有关农药安全使用规定；严禁使用甲胺磷、对硫磷等高毒农药，限制使用残效期长的农药；限制农药的使用剂量，根据农药的毒性和残效期，确定对作物使用的次数、剂量和安全间隔期（即最后一次施药距收获的天数），如我国规定乐果40%的乳剂，以每亩100g 800倍稀释液喷雾大白菜和黄瓜时，其安全间隔期分别不少于10d和2d；制定农药在蔬菜和水果中最大残留限量标准，如我国GB 2763—2016《食品安全国家标准 食品中农药最大残留限量》规定敌敌畏在蔬菜（结球甘蓝、大白菜、萝卜除外）、水果（苹果、桃除外）中最大残留量为0.2mg/kg。对激素类农药应慎重使用。

3. 工业废水灌溉卫生要求

利用工业废水灌溉菜地，应经无害化处理，并符合国家工业废水排放标准方可使用；应尽量使用地下水灌溉，避免污水与蔬菜直接接触。

4. 蔬菜、水果贮藏的卫生

蔬菜、水果因含水分多，组织嫩脆，易损伤和腐败变质，贮藏的关键是保持蔬菜水果的新鲜度。贮藏的条件应根据蔬菜、水果不同种类和品种的特点而异。采收后的蔬菜、水果应贮藏在较低的温度下，尽量保持新鲜度，剔除有机械伤、病虫害的蔬菜、水果，防止腐烂变质。

5. 蔬菜和水果的加工卫生

蔬菜和水果加工时应剔除腐败变质及不可食部分。有些果蔬在加工前要进行分选、洗涤、去皮、修整、热烫等工艺处理。分选的目的在于剔除腐烂变质的原料，并按质分级。洗涤的目的是为除去果蔬表面的尘土、泥沙、部分微生物、可能残留的化学药品。原料的去皮和修整能保证良好的卫生品质，因为果蔬是农药污染最严重的食品类，其不同部位农药残留量不一，一般来说农药，特别是有机氯和有机磷农药，多集中于果皮。去皮的果蔬除了防止农药污染外，还可以防止食物中毒。热烫可破坏酶的活性，防止加工过程中发生褐变，还可杀灭微生物。另外，果蔬加工过程中，应注意设备的清洗与消毒，防止设备对产品造成污染。

第三节　肉及肉制品的卫生

肉广义上指适合人类食用的畜禽机体的所有构成部分。在肉品工业和商品学中，肉是指畜禽放血后除去毛、内脏、头、蹄、尾的带皮或不带皮的肉体部分，又称胴体或白条肉，主要由肌肉组织、脂肪组织、结缔组织和骨髓组成。内脏、头、蹄、尾、皮、毛和骨等称副产品，内脏俗称下水。畜禽肉类通常包括畜禽肉的肌肉、内脏及其制品，但一般所说的肉类是指生肉类，肉制品是指加工后的肉类产品。

一、畜禽肉类的卫生问题

畜禽肉类的污染主要是畜禽在饲养、屠宰、加工过程中造成的，污染的原因、途径是多方面的，包括细菌污染、寄生虫及虫卵的污染、人畜共患传染病病原体的污染、农药残留、兽药残留等。

1. 细菌污染

肉类食品的细菌污染有腐败菌和致病菌两大类。腐败菌能引起肉品感官性状的改变，严重时不能食用；沙门氏菌、致病性大肠杆菌、志贺菌、李斯特菌、空肠弯曲杆菌、变形杆菌、葡萄球菌、肉毒梭状芽孢杆菌等致病菌会引进细菌性食物中毒。

2. 寄生虫及虫卵的污染

许多人畜共患寄生虫病，如囊虫病、绦虫病、旋毛虫病等，可通过食用受到寄生虫及虫卵污染的畜禽肉品，引起人体感染寄生虫病。据统计，全世界旋毛虫病例总数为 2700 万，绦虫病例总数为 4200 万。

3. 人畜共患传染病病原体的污染

人畜共患传染病的病原体包括致病菌和病毒，如炭疽杆菌、鼻疽杆菌、结核杆菌、布鲁杆菌以及口蹄疫、丹毒、牛海绵状脑病、水泡病和猪瘟等病毒。全世界已证实的人畜共患传染病有 200 多种，在许多国家流行的主要人畜共患传染病有 50 余种。

4. 农药残留

畜禽肉类农药残留主要来源于以农作物做的饲草饲料，而农作物对土壤中的有机农药有生物富集作用。由于有机农药是脂溶性的，进入畜禽体内不易排出。畜禽肉中农药残留也可能是对动物或厩舍使用农药造成的。肉类食品的化学农药残留主要是有机磷、有机氯、氨基甲酸酯和拟除虫菊酯。有机氯含量超标曾引起我国出口欧盟兔肉严重受阻。

5. 兽药残留

用于畜禽预防和治疗疫病的药物种类很广，包括抗生素、磺胺制剂、驱虫剂、生长促进剂和各种激素制品等，在畜禽养殖过程中使用这些药物，使畜禽体内发生残留。目前在动物生产中使用的抗生素主要有 β-内酰胺类、四环素类、大环内酯类、氨基糖苷类等，这些抗菌类药物进入人体后会慢慢积累，导致各种慢性中毒，甚至有些抗生素具有"三致"作用。另外，饲养者为了促进动物生长，增加体重，提高饲料转化率，在喂养家畜动物中添加激素，如生长激素、性激素和兴奋剂等。当人们食用这些肉类后，就会出现性早熟、乳腺癌、高血压、心脏病等多种疾病。

二、 肉品的兽医卫生检验

肉品的兽医卫生检验其主要目的是防止通过畜肉传播人畜共患传染病和寄生虫病。因此在宰前、屠宰过程中、宰后都应加强卫生检验，应认真鉴别人畜共患病，同时抓好肉品贮藏、运输、销售卫生管理，以保证畜肉的卫生质量。

（一） 宰前检验

1. 宰前检验的意义

商品猪的宰前检验是保证肉品卫生质量的重要环节。在执行病健隔离、病健分宰，防止肉品污染，提高肉品卫生质量，保证人民身体健康，防止疫病扩散方面起着重要作用。

2. 宰前检验的程序

（1）入场验收 目的在于防止病畜混入宰前饲养管理场。为此，在入场验收中，须认真做好以下四项工作。

①验讫证件、了解疫情：当屠畜运到卸载之前，卫生检验人员应先向押运人员索取畜产地动物检疫部门签发的检疫证明，了解畜产地有无疫情，并亲临车、船，仔细观察畜群，核对动物的种类和头数。

②视检屠畜、病健分群：经上述查验认可的畜群，准予卸载并施行外观检查，为了实施外观检查，做到病健分群，应自卸载台到圈舍之间设置狭长的走廊，卫检人员在走廊旁的适当位置逐头视检行进中的屠畜，将病畜与禁宰畜分别移入隔离圈。

③逐头检查、剔出病畜：屠畜入圈后，安静休息，供给饮水，4h 后施行逐头测温，将体温异常的牲畜移入隔离圈。

④个别诊断、按章处理：隔离出来的病畜和可疑病畜，经适当休息后，施行仔细的临床检查，必要时辅以实验室检查，予以确诊，按章处理。

（2）住场查圈 入场验收后合格的屠畜，在宰前饲养管理期间，卫检人员应经常深入圈舍进行观察。

（3）送宰检查 进入宰前饲养场的健康动物经过 2d 以上的饲养管理之后，即可送去屠宰，为了最大限度地控制病畜，在送宰之前需要进行详细的外观检查和逐头测温，这对于控制急性传染病有重要意义。

3. 宰前检验的方法

屠宰前检验采用"群体检查"与"个体检查"相结合的方法。

（1）群体检查 将动物按种类、产地、入场批次分批分圈进行检查。群体检查主要包括三态检查、逐头测温等内容。

①三态检查：即通过静止状态、运动状态与饮食状态的检查判定健康状态。

a. 静态检查：检查人员深入圈舍、车船、仓库，在不惊扰群畜的情况下，仔细观察在自然状态下的表现，如对外界事物的反应能力、立卧姿式与呼吸、反刍等情况，有无咳嗽气喘、呻吟、流涎、昏睡、嗜眠、独立一隅等病态。

b. 动态检查：将圈内畜群哄起或在卸载后往预检圈驱赶的过程中，注意观察动物的运动状态，有无行走困难、离群掉队、屈背拱腰、步样蹒跚、喘息咳嗽及行动反常等情况。

c. 饮食状态检查：在群畜进食时，仔细观察有无少食、贪食、假食、废食式吞咽困难等现象。在定餐进食之后，一般都有排粪排尿的习惯，借此机会再仔细观察牲畜排便姿势，以及粪尿色泽、形态、气味等是否正常。

凡经上述检查呈现异常的动物，都应标上记号，予以隔离，留待进一步检查。

②逐头测温：经上述检查后的屠畜，无论病、健，都应使其安静休息 2~3h 之后，进行逐头检测体温，对体温高的屠畜进行隔离观察，经 24h 之后再行复检，复检时体温恢复正常，且无其他临床症状表现者，送交屠宰。体温仍高于正常者，按病畜处理，送隔离圈作个体检查，以求确诊。

（2）个体检查　经群体检查被隔离出的病弱牲畜应逐头进行个体检查，检查的具体方法是：

①眼观：观察病畜或可疑病畜的精神、行为、姿态、毛是否有光泽、清洁、有无脱毛，观察皮肤、蹄、趾部、趾间有无肿胀、丘疹、水疱、脓疱及溃疡等病变；检查可视黏膜是否苍白、潮红、黄染，注意有无分泌物或炎性渗出物，并仔细查看排泄物的性状。

②耳听：直接听取病畜或可疑病畜的叫声、咳嗽声，借助听诊器听诊心音、肺部呼吸音和腹部胃、肠的蠕动音。

③手摸：用手触诊病畜或可疑病畜的脉搏、耳、角和皮肤的温度；触摸体表各部淋巴结的大小、硬度、形状和有无肿胀，胸腹部的压痛点，皮肤上有无出血、肿胀、疹块、结节等，结合体温测定结果加以分析。

④实验室检验：对于可疑患有某种传染病或寄生虫病的动物，除进行一般的临床检查外，必要时还应进行实验室检验。在检验时可根据其临床症状做血、粪、尿的常规检验。有针对的进行病理解剖学和病原微生物学诊断。

4. 宰前检验后的处理

经宰前检验后的屠畜，可根据检验结果做如下处理：

（1）准宰　经检查认为健康，符合政策规定的准宰动物准予屠宰。

（2）禁宰　确诊为炭疽、牛瘟、恶性水肿、气肿疽、狂犬病、羊快疫、羊肠毒血症、马流行性淋巴管炎、马传染性贫血等恶性传染病的动物，一律不准屠宰，必须严格控制处理。采用不放血扑杀，置焚尸炉烧掉。对有的传染病如马传染性贫血可以深埋。尸体不能食用。

（3）急宰

①确认为无碍肉食品卫生的普通病患畜及一般性传染病畜而有死亡危险时，可随即签发急宰证明书，送往急宰。

②凡疑似或确诊为口蹄疫的病畜应进行急宰，其同群畜也全部屠宰。

③患布杆菌病、结核病、肠道传染病、乳房炎和其他传染病及普通病的病畜，均需在急宰车间内进行宰杀，如无急宰间，可在正常屠宰间内进行宰杀，但必须在兽医监督之下进

行，事后，车间和设备必须进行彻底消毒。

（4）缓宰　经检查确认为一般性传染病和其他疾病，且有治疗希望者，或疑似传染病而未确诊的牲畜应予缓宰，但必须考虑有无隔离条件和消毒设备，以及有无治愈希望，经济是否合算。

宰前检验的结果及处理情况应作记录留档，发现新的传染病特别是恶性传染病时，必须及时向当地和产地的兽医防疫机构报告疫情以便及时采取防治措施。

（二）　屠宰过程的卫生

屠宰加工的卫生状况，不但直接影响肉品的卫生质量及其耐存性，而且与消费者的健康有着密切关系。因此，正确执行屠宰加工过程中各个环节的兽医卫生检验，对保证肉品卫生质量，保护消费者健康具有重要意义。

畜禽屠宰加工的方法和程序，虽然可因屠宰加工企业的规模、建筑、设备和畜禽种类的不同而有差异，但总的来说，无非是淋浴、致昏、放血、脱毛或剥皮、开膛、劈半、胴体修整、内脏整理、皮张（羽毛）整理等工序。

1. 淋浴

放血前给猪进行淋浴，淋浴水温在夏季以 20℃ 为宜，冬季以 25℃ 为宜。淋浴可清洁体表，去除污物，减少屠体在加工过程中肉品的污染；可使猪趋于安静，促进血液循环，保证取得良好的放血效果；可浸湿猪体表，提高电麻效果。

2. 致昏

为了减少应激因素对肉品质的影响，在牲畜淋浴之后，屠宰放血之前，采取适当的技术措施，使牲畜迅速进入暂时的昏迷状态，这一过程称为"致昏"。致昏能减少牲畜因过度挣扎而带来的糖原耗损，为宰后肉的成熟提供良好的条件。致昏的方法很多，选用时以操作简便、安全，既符合卫生要求，又保证肉品卫生质量为原则。常见的有以下几种：

（1）电麻法　这是目前广泛使用的一种致昏法。电麻时电流通过屠畜脑部造成实验性癫痫状态，引起屠畜心跳加剧，全身肌肉发生高度痉挛和抽搐，可达到放血良好与操作安全的效果。试验证明，电麻的致昏效果与电流强度、电压大小，频率高低以及作用部位和时间有很大关系。电击致昏使用的设备，因家畜种类不同而异。用于猪的电麻器有手提式电麻器、自动电麻机。小型屠宰点少量屠宰时通常使用手提式电麻器，大型肉联厂多使用自动电麻机。用于牛的电麻致昏一般使用单杆式电麻器。电麻致昏的优点：①安全可靠，致昏效果好。②操作简便，适于大规模流水线生产。缺点：常有因毛细血管破裂和肌肉痉挛撕裂而引起局部淤血、出血现象，以及因心脏麻痹而导致放血不全。

（2）刺昏法　仅适用于以牛为主的大家畜。其具体方法有三种：①用匕首或宽针从牲畜的头后孔刺入，破坏延脑。②用匕首或宽针自枕骨与第一颈椎间完全切断或部分切断脊髓。③用针经枕骨与第一颈椎刺伤部分脊髓。这三种方法都是力求破坏脑与脊髓之间的痛觉传导通路，导致外围性瘫痪，减轻屠畜宰杀时的痛感。本法优点：①无需复杂设备。②操作简便，易于掌握。缺点：当刺伤过重时，可伤及呼吸中枢，血管运动中枢，导致呼吸立即停止，或血压下降，影响放血效果，有时出现早死。

（3）二氧化碳麻醉法　丹麦、德国、俄罗斯、美国、加拿大等国常应用二氧化碳麻醉法。此法是将二氧化碳气体注入一个"U"形隧道底部的麻醉室内，使之保持 65% ~ 70% 的浓度。经传送带送来的猪通过隧道，使之在二氧化碳麻醉室内停 15 ~ 30s 即可达到麻醉致昏。

当猪体随传送带送出隧道后，其致昏状态可维持 2~3min，此间足够完成刺杀放血的操作。这种方法的优点：①对屠畜不会有任何伤害，屠畜也无紧张感，可减少屠畜体内糖原的消耗。②工作效率高。③二氧化碳可加剧屠畜的呼吸率，促进血液循环，从而使放血良好。缺点是：麻醉设备成本较高，工作人员不能进入麻醉室，当二氧化碳浓度过高时也能使屠畜死亡。

3. 放血

目前生产中广泛采用的方法是动脉放血，其优点：操作简便安全，不伤及心脏，能充分发挥心脏的收缩功能，有利于放血完全。缺点：杀口较小，如空血时间过短，容易造成放血不全，因此放血轨道和接血池应具有足够的长度，以保证充分放血。

国外广泛采用的方法还有一种称为真空刀放血法，我国少数肉联厂曾试验应用。所用工具是一种具有抽气装置的特制"空心刀"。真空刀放血虽刺伤心脏，但因有真空抽气装置，故放血仍良好。

放血必须正确掌握放血部位、操作技术和放血时间，保证血流通畅，放血完全。否则，不是放不出血来，就是血流不畅，造成血液在组织中滞留和浸润，甚至发生呛血现象，给随后的头部检验和加工带来不利的影响。因此，放血工作应由熟练的工人来操作，并保持相对的稳定。

放血完全与否，在肉品卫生学上具有很重要的意义。放血完全的胴体，不但色泽鲜亮，肉味鲜美，而且因含水量少，能耐保藏。反之，放血不全的胴体，色泽不佳，肉味不鲜美，水分较多，容易腐败变质。

4. 脱毛与剥皮

（1）脱毛　必须注意控制水温，一般以 60~70℃ 为宜，浸烫时间 5~7min。水温太低，毛煺不干净；水温太高（100℃），可引起皮肤充血，使肉的品质降低；另外水温太高或浸烫时间长，会引起表皮蛋白凝固，毛孔闭塞，也不易脱毛。

（2）剥皮　剥皮时应防止污物、皮毛、脏手沾污胴体。脱毛剥皮后进行修刮、刷洗，修刮主要指燎毛和刮黑处理。在机械化大型肉联厂，刮黑、燎毛是通过刮黑机和燎毛炉完成的，燎毛炉内温度高达 1200℃，屠体在炉停留约 12s 即可将体表残毛烧掉。与此同时，屠体表皮的角质层和透明层也被火烧焦，随之进入刮黑机，刮去大部分烧焦的皮屑层。然后再经过擦净机械和干刮设备，将屠体修刮干净。这套设备效果很好，但工艺要求复杂，费用较高，故一些小型屠宰加工企业仍采用酒精喷灯燎毛、手工修刮的方法。无论采用何种工艺，都必须达到脱净毛且不损伤皮肤的要求。

5. 开膛

开膛是指剖开屠体胸腹腔并摘除内脏的操作工序，要求在脱毛或剥皮后立即进行（45min 内）。实验证明，延缓开膛不仅造成某些脏器的自溶分解，还会降低内分泌腺的生物效价，尤其是能使肠道微生物向其他脏器和肌肉转移，从而降低肉品的质量和耐存性。

开膛时应沿腹部中线剖开腹腔，切忌划破胃肠、膀胱和胆囊，并做到摘除的脏器不落地。万一胴体被胃肠内容物、尿液或胆汁污染应立即冲洗干净，另行处理。胃肠内容物的污染是胴体带染沙门氏菌、粪链球菌和其他肠道致病菌的主要来源，必须引起加工人员密切注意。为了便于卫生检验，摘除的胸腔脏器和腹腔脏器分别保持自然联系，接受检验。注意附着在脏器表面的寄生虫，如细颈囊尾蚴。

6. 劈半

劈半就是沿脊椎将胴体劈成两半，便于冷藏、检验、运输。劈半前要卸下头蹄。操作中注意切口整齐，劈半所用的工具国内广泛使用的是电锯。

7. 内脏整理

摘出的内脏经检验后立即送往内脏整理车间进行整理加工，不得积压。割取胃时，应将食道和十二指肠留有适当的长度，防止胃内容物流出。分离肠管时，切忌撕裂，应小心摘除附着的脂肪组织和胰脏，除去淋巴结和寄生虫。在指定地点的工作台上翻肠倒肚，胃肠内容物必须集中在容器内，不得随地乱放。洗净后的内脏应迅速处理或冷却，不得长期堆放。内脏整理车间要保证充足的供水，以保持清洁的环境。内脏有问题，找到相应的肉尸（注意编号）。

8. 肉尸整理

肉尸上的出血、脓胞、伤疤污迹一定要修割干净，减少微生物污染。并割掉甲状腺、肾上腺及病变严重的淋巴结，以免食后中毒。肉尸经修整后应为无毛、无血迹，无伤痕病灶、无粪便污染。

9. 皮张和鬃毛整理

皮张和鬃毛是有价值的工业原料，也是重要的污染源，要及时整理收集。

（三） 宰后检验

1. 宰后检验的目的和意义

对于那些临床症状不明显或处于潜伏期的病畜，宰前检验往往不易发现。这些病畜只有在宰后解体的状态下，通过观察肉尸、脏器所呈现的病理变化及异常现象和必要的实验室检验，进行综合判断才能检出。所以宰后检验是宰前检验的继续和补充；是食品卫生监督工作中必不可少的环节；它对于保证肉品卫生质量和消费者的食用安全具有重要意义。

在宰后检验中，为了既能保持商品的完整性，又能迅速、准确地对屠畜的健康作出判断，检验时，要求检验人员不但要熟悉不同种类的屠畜各种组织在患病时的病理解剖变化，还应掌握熟练的剖检技术。鉴于宰后检验的主要任务是发现处于潜伏期和症状不明显的病畜。因此，宰后检验应严格地按照一定的程序和操作方式，对最能反映机体病理状态的器官和组织进行剖检，以免漏检。一般经感官检验就可以做出判定，在特殊情况下，必须辅之以实验室检验，如发现炭疽病时，必须涂片镜检，查出炭疽杆菌或炭疽沉淀反应呈阳性者方可确诊。有些病例还要结合宰前检验的资料进行综合分析，才能作出判定。

2. 宰后检验的程序和要点

屠畜宰后检验在流水作业过程中进行，一般包括体表检验、头部检验、胴体检验、内脏检验四个环节。

（1）体表检验 为了及早发现传染病，避免扩大污染范围，在胴体开膛解体前，施行皮肤检验十分必要。当发现有传染病可疑时，打上记号，不得解体，由岔道转到检验点，进行全面的剖检与诊断。注意有无猪瘟（皮肤上有广泛的出血点）、亚急性猪丹毒（方形、菱形紫红或黑紫色疹块）、猪肺疫（皮肤发绀）、鸡痘（结痂和疤痕）等病典型的病理变化。

（2）头部检验 猪的头部检验分两步进行。第一步，在放血、浸烫、煺毛之后，通过放血刀口顺长切开下颌区的皮肤和肌肉，然后在左右下颌角内侧向下各做一条平行切口，从切口的深部剖检两侧颌下淋巴结，其主要目的是检查咽炭疽和结核病。第二步，如果加工工艺流程规定劈半之前，头仍留在胴体上，头部检验则在胴体检验时一并进行，否则单独作离体检验。先剖检两侧外咬肌（检查囊尾蚴），然后检查咽喉黏膜、会厌软骨和扁桃体（注意猪瘟），必要时剖检颌下副淋巴结（检查炭疽、结核等）。同时视检鼻盘、唇和齿龈（注意口蹄疫、猪水疱病）。

牛的头部检验，首先观察唇、鼻镜、齿龈及舌面，注意有无水疱、溃疡或烂斑（注意牛瘟、口蹄疫等），触摸舌体，观察上下颌骨的状态（注意放线菌肿）。接着顺舌骨枝内侧，纵向剖开咽后内侧淋巴结和舌根侧方的颌下淋巴结，观察咽喉黏膜和扁桃体（注意结核、炭疽等），并沿系带纵向剖开舌肌和内外咬肌（检查囊尾蚴）。

鸡的头部检验，注意有无肿胀、结痂（鸡痘）和变色，鸡冠和肉髯呈青紫色或黑色，应注意是否新城疫或禽流感。

（3）胴体检验 首先观察其放血程度及色泽，再仔细检查皮肤、皮下组织、肌肉、脂肪、胸腹膜、关节等有无异常，并剖开股部肌肉和腰肌等部位，检查有无囊尾蚴。

（4）内脏检验

①胃、肠、脾的检验：猪首先视检胃肠浆膜及肠系膜并剖检肠系膜淋巴结（注意肠炭疽），注意色泽是否正常，有无充血、出血、水肿、胶胨样浸润、痛肿、糜烂、溃疡等病变。胃肠检验之后，应相继检查脾脏，注意其形态大小及色泽、触检其弹性及硬度。

牛羊开膛后可首先检查脾脏，观察其形态、色泽、大小、弹性，有无肿胀、结节、充血、出血、瘀血等变化。然后视检胃肠浆膜及肠系膜，并剖检肠系膜淋巴结，注意色泽是否正常，有无充血、出血、水肿、胶胨样浸润、痛肿、糜烂、溃疡、结节等病变（注意结核病和寄生虫病）。同时进行食道住肉孢子虫的检查。

鸡剖检肌胃，剥去角质层（鸡内金），观察有无出血；剪开腺胃，轻轻刮去胃内容物，观察腺胃乳头是否肿大，有无出血和溃疡（注意鸡新城疫、禽流感）。

②心、肝、肺的检验：从肺开始，先观察其外表，剖开支气管淋巴结，然后触摸两侧肺叶，剖开其中每一硬结的部分，必要时剖开支气管。注意有无结节、实变、寄生虫及各种炎症变化。

接着剖检心脏，观察心脏的色泽、形态，有无出血及其他病变，必要时切开左右心房和心室，于左心室肌肉上作一纵斜切口（检查囊尾蚴），露出心腔，观察心肌、心内膜、心瓣膜及血液凝固状态下。猪应特别注意二尖瓣上有无菜花样赘生物（慢性猪丹毒）。

肝脏的检验，先观察其外表，触检其弹性和硬度，注意大小、色泽、表面损伤及胆管状态。然后剖检肝淋巴结，并以浅刀横断胆管，压出内容物（检查肝片吸虫），必要时剖检肝实质和胆囊。来自牧区的牛羊应注意棘球蚴。

③肾脏的检验：可与胴体一并或单独进行检验。首先剥离肾包膜，然后观察其外表，注意有无贫血、瘀血、出血、肿胀等变化。

④子宫、睾丸和乳房的检验：公畜和母畜需剖检子宫和睾丸，特别是有布鲁杆菌病嫌疑时。乳房的检验可与胴体检验一道进行或单独进行，注意有无结核、放线菌肿和化脓性乳房炎等。

3. 宰后检验的处理

胴体和脏器经过兽医卫生检验后，根据鉴定的结果提出处理意见。其原则是既要确保人体健康，又要尽量减少经济损失。处理方式通常有以下几种：

（1）适于食用　品质良好，符合国家卫生标准，可不受任何限制新鲜出厂（场）。

（2）有条件的食用　凡患有一般传染病、轻症寄生虫病及病理损伤的胴体和脏器，根据病理损伤的性质和程度，经过无害化处理后，使其传染性、毒性消失或寄生虫全部死亡者，可以有条件地食用。

（3）化制　凡患有严重传染病、寄生虫病、中毒或严重病理损伤的胴体和脏器，不能在无害化处理后食用者，应进行化制。

（4）销毁　凡患有重要人畜共患病或危害性大的畜禽传染病的动物尸体、宰后胴体和脏器，必须在严格的监督下用焚烧、深埋、湿化（通过湿化机）等方法予以销毁。

三、　畜禽类动物宰后的变化及其卫生学意义

动物屠宰以后，胴体在酶和外界因素的作用下，会发生僵直、成熟、自溶、腐败等一系列变化。

（一）　肉的僵直

肉的僵直指动物屠宰后，随着糖原无氧分解的进行，肌肉失去弹性变得僵硬的过程。屠宰后，随着血液和氧气供应的停止，正常代谢中断，体内自身分解酶活性作用占优势，糖原分解酶首先作用于肉中的碳水化合物，糖原无氧酵解产生乳酸，使肉的 pH 下降，24h 后 pH 降至 5.6~6.0。之后，糖原分解酶类的活性逐渐消失，而无机磷酸化酶的活性增强，促使 ATP 迅速分解，形成磷酸，肉的 pH 可继续下降至 5.4（5.4 是肌凝蛋白的等电点）。一般肉类在 pH5.4~6.7 时逐渐推动原有的弹性及较好的保水性而变僵直。僵直的根本原因是 ATP 的供给急剧减少，动物死亡后，呼吸停止，肌肉中的糖原不能完全氧化成二氧化碳和水（每个葡萄糖单位可氧化生成 39 分子 ATP），而是生成乳酸（只能生成 3 分子 ATP）。另外，肌酸磷酸-ATP-肌酸激酶反应系统中，肌酸磷酸的供给也减少了，使肌肉中 ATP 的含量急剧减少，这时，肌小胞体崩裂，内部保存的 Ca^{2+} 被放出，Ca^{2+} 浓度增高，粗丝中的肌凝蛋白 ATP 酶活化，Mg-ATP 复合体解离，催化仅有的少量 ATP 裂解，释放肌肉收缩所需的直接能源，使肌纤蛋白细丝向肌凝蛋白粗丝滑动，形成肌纤凝蛋白复合体。由于肌纤蛋白的细丝与肌凝蛋白的粗丝重叠交叉，导致肌节增粗和缩短，肌肉变得僵硬，这一过程与活体肌肉收缩相似，但由于 ATP 的供给不断减少，所以反应不可逆，引起肌肉永久性的收缩。从僵直开始到结束的时间越长，保持新鲜的时间也越长。这期间温度越低，保持的时间越长。处于僵直期的肉，肌纤维坚韧，保水性降低，缺乏风味，食用价值及滋味都差。

（二）　肉的成熟

肉的成熟是指继僵直之后肉开始出现酸性反应，组织变得较柔软嫩化而具有弹性，切面湿润富含水分，有愉快香气和滋味且易于煮烂和咀嚼，食用性质改善的过程，具有这种特征的肉称为成熟肉。

酸性介质还能增大细胞和肌间结缔组织的渗透性，使粗硬的结缔组织吸水膨胀软化。溶酶体酶将蛋白质缓慢分解成小分子肽或氨基酸、核苷酸，最后形成次黄嘌呤，使蛋白质结构松散，同时赋予肉一种特殊香味和鲜味。

肉的成熟过程与肉中糖原含量有密切关系，宰前休息不足或过度疲劳的动物，肌肉中糖原量少，成熟过程将延缓甚至不能出现，从而影响肉的品质。肉成熟的速度和程度还受环境因素的影响，成熟速度与温度成正相关，但在实际生产中不提倡用提高温度的方法来促进肉

的成熟，一般采用低温成熟的方法。温度 0~2℃、相对湿度 86%~92%、空气流速 0.1~0.5m/s 时，完成成熟的时间约为 3 周。在 3℃ 时，小牛肉和羊肉的成熟分别为 3d 和 7d。在 10~15℃ 时，肉的成熟只需 2~3d 即可完成，为了加快成熟，常选用这一温度。成熟时，为了防止微生物的生长繁殖，可用杀菌灯照射。成熟好的肉立即冷却到接近 0℃ 冷藏，以保持其商品质量。

（三） 肉的自溶

肉的自溶是由于在不合理的条件下保藏，如未冷却即行冷藏，或者相互堆叠无散热条件，使肉长时间保持较高温度等，导致肉的组织蛋白酶活性增强而发生组织蛋白强烈的分解。肉在自溶过程中，主要发生蛋白质的分解，分解产物除氨基酸外，还有硫化氢、硫醇等有不良气味的挥发性物质，但没有氨或含量极微。当硫化氢与血红蛋白结合，形成含硫血红蛋白（H_2S-Hb）时，使肌肉和肥膘出现不同程度的暗绿色斑。因此，肉的自溶又称变黑。

自溶不同于腐败，自溶时只分解蛋白质至可溶性氮与氨基酸，是承接或伴随成熟过程而发展的，两者之间很难划出界限，当然自溶和腐败之间也无绝对界限。当肉的自溶发展到具有强烈异味并严重发黑时，则不宜销售，必须经高温处理或技术加工后方可食用，如轻度变色，变味，则可将肉切成小块，置于通风处，驱散其不良气味，割掉变色的部分后才可食用。

（四） 肉的腐败

肉的腐败指在微生物蛋白酶和肽链内切酶等的作用下，使肉在成熟和自溶时的分解产物（主要是氨基酸）发生脱羧、脱氨基等作用，生成吲哚、甲基吲哚、腐胺、尸胺等低分子化合物，最后生成硫化氢、甲烷、硫醇、氨及二氧化碳等，即使肉的营养价值降低或丧失的过程。

肉的腐败变质除蛋白质分解产生以恶臭味为主的变化外，还有其他成分的分解，如脂类在脂酶作用下，生成酸、醇、甲胺等，糖类在相应酶的作用下，形成醛、酮、羧酸等。这时肉完全失去了食用价值。

肉的僵直、自溶、成熟和腐败变质是四个连续发展的过程，并没有明显的界限，在肉类销售和加工过程中，要掌握好肉的变化规律，控制僵直，促进成熟，防止腐败变质，以提高肉及肉制品的质量。

四、 肉制品的加工卫生

肉制品是指以猪肉、牛肉、羊肉、马肉或禽肉为主要原料，经酱、卤、熏、烤、腌、蒸煮等任何一种或多种加工方法而制成的产品，基本卫生要求如下：

（一） 原料要求

加工肉松时，加热温度高、时间长，可使用经高温无害化处理的肉。但加工其他肉制品时，原料肉必须来自健康动物，经兽医卫生检验合格，符合国家卫生标准。不得使用腐败变质的肉、病畜肉、急宰动物肉、放血不良肉、未经充分冷却的肉、劣质肉。冻肉解冻后方可使用。在加工中必须割除全部淤血、伤痕等部位。

（二） 肠衣和膀胱

加工灌肠制品、香肠和香肚等肉制品的动物肠衣和膀胱应搓洗干净，新鲜、富有弹性、无空洞及污垢。凡是颜色变黑、变绿、气味异常者均不得使用。蛋白肠衣应符合 GB 14967—

2015《食品安全国家标准 胶原蛋白肠衣》的规定。

（三） 添加剂

严格控制护色剂的用量，硝酸盐最大使用量为 0.5g/kg、亚硝酸盐最大使用量为 0.15g/kg，以防亚硝酸盐的残留量超标，或者因原料不新鲜而导致胺类化合物与亚硝酸盐反应产生具有致癌作用的亚硝胺。

（四） 加工卫生

工厂应制订卫生规程和消毒制度，控制可能造成产品污染的各个关键环节。严格控制熟肉制品和肉类罐头食品的热处理温度，以杀灭其中存在的微生物，尤其是病原菌。熟肉制品加工车间应按工艺流程分为原料整理、烧煮加工、成品贮藏等专用车间，必须做到生熟分开，防止交叉污染。腌腊制品加工车间和贮藏间的温度保持在 2~4℃，防止腌制过程中半成品、成品腐败或有害虫孳生。熏、烤肉制品时，必须使用低松脂的硬木（木屑），防止多环芳烃类污染。

（五） 贮藏和运输

各种腌腊制品和熏制品应按产品采取相应的贮藏温度和方法，一般应吊挂在通风、干燥的库房内。无外包装的熟肉制品应在低温下贮存，超过规定时间必须回锅加工。运输肉制品的车辆应专车专用，有防蝇和防尘的低温设施。

五、 肉与肉制品的卫生要求

（一） 鲜肉的卫生要求

1. 感官要求

具有猪肉应有的色泽，红色均匀，脂肪洁白；具有鲜肉正常气味，无异味；具有猪肉应有的状态，无正常视力可见外来异物。

2. 理化指标要求

挥发性盐基氮要求 ≤15mg/100g。

3. 污染物限量

污染物限量应符合表 4-9 的规定。

表 4-9   畜禽肉中污染物限量

项　　目	限量 /（mg/kg）	项　　目	限量 /（mg/kg）
铅		汞	
肉类（畜禽内脏除外）	≤0.2	肉类（总汞）	≤0.05
畜禽内脏	≤0.5	砷	
镉		肉类（总砷）	≤0.5
肉类（畜禽内脏除外）	≤0.1	铬	
畜禽肝脏	≤0.5	肉类	≤1.0
畜禽肾脏	≤1.0		

4. 农药残留限量和兽药残留限量

农药残留限量应符合表4-10的规定。

表4-10　　　　　　　　畜禽肉中农药最大残留限量

项　目	限量/（mg/kg）
硫丹	
禽肉类（以脂肪计）	≤0.2
肝脏（牛、羊、猪）	≤0.1
肾脏（牛、羊、猪）	≤0.03
禽肉类（包括内脏）	≤0.03
五氯硝基苯	
禽肉类	≤0.1
禽类内脏	≤0.1
艾氏剂	
哺乳动物肉类（海洋哺乳动物除外）	≤0.2（以脂肪计，再残留限量）
禽肉类	≤0.2（以脂肪计，再残留限量）
DDT	
哺乳动物肉类及其制品	
脂肪含量10%以下	≤0.2（以原样计，再残留限量）
脂肪含量10%及以上	≤2（以脂肪计，再残留限量）
狄氏剂	
哺乳动物肉类（海洋哺乳动物除外）	≤0.2（以脂肪计，再残留限量）
禽肉类	≤0.2（以脂肪计，再残留限量）
林丹	
哺乳动物肉类（海洋哺乳动物除外）	
脂肪含量10%以下	≤0.1（以原样计，再残留限量）
脂肪含量10%及以上	≤1（以脂肪计，再残留限量）
可食用内脏（哺乳动物）	≤0.01（再残留限量）
禽肉类	
家禽肉（脂肪）	≤0.05（再残留限量）
禽类内脏	
可食用家禽内脏	≤0.01（再残留限量）
六六六	
哺乳动物肉类（海洋哺乳动物除外）	
脂肪含量10%以下	≤0.1（以原样计，再残留限量）
脂肪含量10%及以上	≤1（以脂肪计，再残留限量）

续表

项　　目	限量/（mg/kg）
氯丹	
哺乳动物肉类（海洋哺乳动物除外）	≤0.05（以脂肪计，再残留限量）
禽肉类	≤0.5（以脂肪计，再残留限量）
七氯	
禽肉类	≤0.2（再残留限量）
哺乳动物肉类（海洋哺乳动物除外）	≤0.2（再残留限量）
异狄氏剂	
哺乳动物肉类（海洋哺乳动物除外）	≤0.1（以脂肪计，再残留限量）

另外，兽药残留量应符合国家有关规定和公告。

（二） 肉制品的卫生要求

肉制品系指以鲜（冻）畜、禽产品为主要原料加工而成的产品，包括酱卤肉制品类、熏肉类、烧肉类、烤肉类、油炸肉类、西式火腿类、肉灌肠类、发酵肉制品类、熟肉干制品和其他熟肉制品。

1. 感官要求

具有产品应有的色泽；具有产品应有的滋味和气味，无异味，无异臭；具有产品应有的状态，无正常视力可见外来异物，无焦斑和霉斑。

2. 污染物限量

污染物限量应符合表4-11所示的规定。

表4-11　　　　　　　　　　　　肉制品中污染物限量

项　　目	限量/（mg/kg）	项　　目	限量/（mg/kg）
铅		铬	
肉制品	≤0.5	肉制品	≤1.0
镉		苯并（a）芘	
肉制品（肝脏制品、肾脏制品除外）	≤0.1	肉及肉制品	
		熏、烧、烤肉类	≤5.0μg/kg
肝脏制品	≤0.5	N-二甲基亚硝胺	
肾脏制品	≤1.0	肉制品（肉类罐头除外）	≤3.0μg/kg
砷		熟肉干制品	≤3.0μg/kg
肉制品（总砷）	≤0.5		

3. 微生物限量

微生物限量应符合表4-12的规定。

表 4-12 肉制品的微生物指标

项　目	采样方案[1]及限量			
	n	c	m	M
菌落总数[2]/（CFU/g）	5	2	10^4	10^5
大肠菌群/（CFU/g）	5	2	10	10^2
致病菌（熟肉制品、即食生肉制品）（若非指定，均以 25g 或/25mL 表示）　沙门氏菌	5	0	0	—
单核细胞增生李斯特菌	5	0	0	—
金黄色葡萄球菌	5	1	100CFU/g	1000CFU/g
大肠杆菌 O157：H7（仅适用于牛肉制品）	5	0	0	—

注：n：同一批次产品应采集的样品件数；c：最大可允许超出 m 值的样品数；m：微生物指标可接受水平的限量值；M：微生物指标的最高安全限量值。

①样品的采样和处理按 GB4789.1 执行。

②发酵肉制品类除外。

第四节　水产品的卫生

水产品主要是指各种鱼类、虾、蟹和贝类等。我国水产资源非常丰富，海洋鱼类有 1500 多种，市场上常见的有 80 余种。淡水鱼资源也相当丰富，已开发的经济鱼类有 600 多种，市场上常见的有 30 多种。水产品及其加工制品，因其体内富含多种酶类，水分含量较多，又因捕捞、运输、购销等环节复杂，周期长，污染微生物的机会增多，故比畜禽更易腐败变质，引起细菌性食物中毒。另外，水产品中含有寄生虫可以引起食源性寄生虫病。由于人为添加保鲜剂、抗生素，可导致水产品的化学污染。环境污染特别是海洋污染造成贝类毒素中毒事件时有发生，对人体健康威胁不断加大。某些鱼类中含有天然的有毒成分，如果处理不当也可造成人体中毒。

一、水产品的主要卫生问题

（一）细菌污染

1. 腐败菌污染

海水鱼类机体上常见并可以引起腐败变质的细菌有假单胞菌属、无色杆菌属、黄杆菌属和摩氏杆菌属的细菌。而淡水鱼类机体，除具有上述的细菌外，还存在产碱杆菌属和短杆菌等属的细菌。这些微生物绝大多数在常温下生长、发育很快，引起鱼类的腐败变质。

2. 致病菌污染

水产品体内和体表携带着大量致病菌，包括内源性致病菌和外源性致病菌污染。内源性致病菌常见的有副溶血性弧菌、霍乱弧菌、肉毒梭菌、李斯特菌、气单胞菌等。副溶血性弧菌和霍乱弧菌主要分布于温热带的海滨或港湾水域中，其他细菌广泛分布于世界各地的水域中，污染水产品的机会很多。外源性致病菌常见的有沙门氏菌、大肠杆菌、志贺菌、金黄色葡萄球菌等，这些细菌来源于人和动物的肠道、体表和呼吸道，通过排泄物和分泌物污染环境或者带菌者接触食品而污染水产品。有调查报告显示，副溶血性弧菌的检出率为：带鱼35.4%~42.2%、海蜇94.1%、乌贼17.5%~93.0%、对虾43.3%。

（二） 病毒污染

容易污染水产品的病毒有甲型肝炎病毒、诺瓦克病毒、积雪山病毒、星状病毒等。这些病毒主要来自病人、病畜或带病毒者的肠道，污染水体或与手接触后污染水产品。已报道的所有与水产品有关的病毒感染事件中，绝大多数是由于食用了生的或加热不彻底的贝类而引起。滤食性贝类吃水量很大，导致贝类体内富集的病毒远远高于周围水体。1987 年 12 月底至 1988 年 1 月初，上海市民由于食用被污染而又加热不彻底的毛蚶，引起甲型肝炎暴发流行，感染者达 29 万人。

（三） 寄生虫及虫卵污染

在自然界环境中，有许多寄生虫是以淡水鱼、螺、虾、蟹等作为中间宿主，人作为中间宿主或终宿主。目前在我国多种水产品中感染覆盖面广、危害最为严重的寄生虫主要有华支睾吸虫（肝吸虫）、广州管圆线虫、卫氏并殖吸虫（肺吸虫）等。华支睾吸虫的囊蚴寄生在蟹体内，当生食或烹调加工的温度和时间没有达到杀死感染性幼虫的条件时，极易使人感染这类寄生虫。

（四） 重金属污染

鱼类对重金属如汞、镉、铅等有较强的耐受性，能在体内蓄积重金属物质。如日本发生水俣病地区，工厂排水口的河水汞含量为 0.3~20mg/L，而同一条河流生长的鱼体内蓄积的汞可达 20~60mg/kg。因此，水产品的重金属污染对人体带来的潜在危害性很大。

（五） 化学农药污染

农田施用农药，农药厂排放的废水污染池塘、江、河、湖水，使生活在污染水域的鱼，不可避免地摄入农药并在体内蓄积。相比较而言，淡水鱼受污染程度高于海水鱼。农药污染尤以 DDT、六六六最为严重。因此，通常监测鱼类产品 DDT、六六六残留量作为衡量其受化学农药污染的一项指标。

（六） 天然毒素

许多水产品，尤其是一些海洋生物的体内含有天然毒素，被人误食后能引起食物中毒，如河豚毒素、贝类毒素、雪加毒素、组胺等。

二、 水产品在贮藏中的变化

水生动物离开水体后，很快死亡，受各种因素影响发生与畜肉相似的变化，即僵直、自溶、腐败。

以鱼为例，鱼皮肤具有黏液腺，可分泌带有轻微新鲜鱼腥味的黏液。分泌的黏液覆盖在鱼鳞表面，遍布体表，黏液的主要功能是保护鱼体不受病菌、寄生虫和其他微小有机体的侵袭，因为黏附的病菌可随黏液的清除而排除。黏液属于糖蛋白类，很易沾染和滋生细菌，鱼死后黏液不能被清除，沾上的细菌也不能排除掉，黏液物质腐败，常使之发出腐败臭气而失去新鲜鱼固有的腥味。而后鱼体相继发生僵硬、自溶和腐败等变化过程。

（一）僵直

鱼死后不久，由于肌肉组织中产生了比较复杂的生化变化，使其呈现僵硬状态。

鱼体僵硬一般发生在死后 10min 至 4~5h。这与鱼的种类、大小、捕法、放置温度有关。僵硬先由背部肌肉开始，逐渐遍及整个鱼体。处于死僵状态的鱼，用手握鱼头时，鱼尾一般不会下弯，指压肌肉时不显现压迹，口紧闭、鳃盖紧合。僵硬持续时间短的几十分钟，长的可能维持数天之久。处于僵硬阶段的鱼体，鲜度是良好的。鱼应避免成熟，这不同于畜肉，因为鱼肉比畜肉含糖原少。

鱼体僵硬的机理：鱼体肌肉中的肌动蛋白和肌球蛋白在一定 Ca^{2+} 浓度下，借助 ATP 的能量释放而形成肌动球蛋白，肌肉中的肌原纤维蛋白——肌动蛋白和肌球蛋白的状态是由肌肉中 ATP 的含量所决定。鱼刚死后，肌动蛋白和肌球蛋白呈溶解状态，故此肌肉是软的。当 ATP 分解时，肌动蛋白纤维向肌球蛋白滑动，并凝聚成僵硬的肌动球蛋白，由于肌动蛋白和肌球蛋白的纤维重叠交叉，导致肌肉中的肌节增厚短缩，于是肌肉失去伸展性而变得僵硬，此现象类似活体的肌肉收缩，不同的是死后的肌肉收缩缓慢，而且是不可逆的。

（二）自溶

自溶作用是指鱼体自行分解（溶解）的过程，主要是水解酶积极活动的结果。水解酶包括蛋白酶、脂肪酶、淀粉酶等。经过僵硬阶段的鱼体，由于组织中水解酶（特别是蛋白酶）的作用，使蛋白质逐渐分解为氨基酸以及较多的低分子碱性物质，所以鱼体在开始时由于乳酸和磷酸的积累而成酸性，但随后又转向中性，鱼体进入自溶阶段，肌肉组织逐渐变软，失去固有弹性。

自溶作用的本身不是腐败分解，因为自溶作用并非无限制地进行，在使部分蛋白质分解成氨基酸和可溶性含氮物后即达平衡状态，不易分解到最终产物。但由于鱼肉组织中蛋白质越来越多地变成氨基态氮等物质，则为腐败微生物的繁殖提供了条件，从而加速腐败进程，降低耐藏性，尤其是因鱼富含水分，故处在自溶过程中的鱼类鲜度质量已开始下降，不宜保存，应立即消费。

决定自溶速度的主要因素是保存场所的温度、鱼的种类、鱼肉中所含无机盐类等。温度越高，自溶作用进行得越快。低温保存，不但可使自溶作用延缓，甚至停止自溶过程。当鱼进行盐腌时，就能阻止自溶作用的进行。如果不进行低温冷藏或盐腌，将会使氨基酸等进一步分解，使鱼体发生腐败变质。

（三）腐败变质

鱼体腐败变质是腐败细菌在鱼体内生长繁殖，将鱼体组织分解的结果。由于分解产物氨、胺类、酚类、吲哚等的存在，不仅降低了鱼的品质，而且也影响了消费者的健康。

细菌的繁殖、分解过程，几乎是与僵硬和自溶初期同时发生和进行的。细菌的繁殖和含氮物的分解比较缓慢，到自溶后期，细菌繁殖和分解作用加快、加强。当细菌繁殖到一定数量，低级分解产物增加到一定程度，鱼体即产生明显的腐败臭味。

由于鱼肉（贝类）具有含水量高，死后一般呈碱性反应等特点，而且附染在鱼肉上的细菌，在室温下很容易发育，故鱼肉较畜禽更容易腐败。鱼的腐败多从鳃和眼窝开始，其次是皮肤和内脏，最后是肌肉。因为鱼多数死于窒息，鳃部充血是常有现象，加上鳃盖上的黏液分泌物，不仅沾染细菌机会多，也为细菌繁殖提供了有利条件，故鱼鳃细菌繁殖常较鱼体其他部位更为早、快，是腐败初期的标志之一。随着腐败分解的进行，鱼鳃由鲜红色变成褐色以至土灰色。眼窝的情况和鳃相似，由于眼球是由富含血管的结缔组织和结膜固着于眼眶，也是细菌最易繁殖的环境之一，当眼球周围组织被细菌分解时，眼球便下陷，且变得混浊无光泽，有时虹膜及眼眶被血色素染红。鱼鳞的松弛易脱也是鱼体腐败的象征，这是由于体表的细菌在分解体表黏液后，沿鳞片入侵皮肤，使皮肤与鳞片相联的结缔组织分解的结果。当肠内细菌大量繁殖并产生气体时，腹部便膨胀起来，肛门肠管脱出，此时如将鱼体置于水中则自动上浮。当脊椎旁大血管组织被分解破坏，周围则因血液成分外渗而变红，由于体表与腹腔的细菌进一步向鱼体深部入侵，肌肉组织最后也被分解，而变得松弛并与骨分离，至此，鱼体已达严重腐败阶段。

影响鱼死后变化和鲜度的因素是复杂的，但主要是鱼的种类、捕获时的条件以及捕获后的保鲜条件。针对水产品质量变化的特点，易腐特点，要注意水产品的卫生管理。

三、 水产品的卫生管理

水产品的卫生质量，直接关系到消费者的健康，应该加强其加工、贮、运、销的卫生管理。

（一） 加工卫生

水产食品种类很多，主要有干制品、腌制品、熏制品、罐头食品、调味料、鱼粉、鱼油、鱼丸等。为了保证产品安全，要求水产品加工企业具有基本生产条件和卫生条件，按 GB 20941—2016《食品安全国家标准 水产制品生产卫生规范》和国家有关规定执行，逐步规范加工工艺，防止微生物和有害物质污染。

1. 原辅料卫生

用于水产品加工的原料，必须来自无污染的水域，符合国家卫生标准，应新鲜，有害物质不得超标。来源于人工养殖的水产品必须经过停药期，其组织内药物残留量符合国家标准的规定。贝类原料必须使用活品，并按有关规定进行暂养或净化。

加工过程中使用的辅料（包括食品添加剂等）必须符合国家有关规定。食品添加剂的使用要符合 GB 2760—2014《食品安全国家标准 食品添加剂使用标准》的规定，严禁使用未经许可或水产品进口国禁止使用的食品添加剂。

加工用水必须符合 GB 5749—2006《生活饮用水卫生标准》的要求。

2. 水产品加工车间卫生

水产品加工车间应布局合理，防止交叉污染，符合所加工的水产品工艺流程和加工卫生要求；车间地面、墙壁、门窗等应易于清洗消毒；要有防虫、防尘、防鼠设施。

特殊工艺的要求：烟熏应在单独的烟熏间（炉）进行，应装有通风系统，以使燃烧产生的烟和热不影响水产品的其他加工工序。腌制操作应在独立的加工区域内进行，不应影响其他的加工操作。

3. 生产设备和工器具卫生

设备和工器具应采用坚固、无毒、无味、不吸水、耐腐蚀、不生锈、易清洗消毒的材料，在正常的操作条件下与水产品、洗涤剂、消毒剂不发生化学反应。不宜使用竹木器具。专用容器应有明显的标识，废弃物容器和可食产品容器不应混用。

4. 加工人员卫生

从事水产品加工和管理的人员应经体检和卫生培训合格后方可上岗。每年进行一次健康检查，必要时做临时健康检查。保持个人清洁卫生，并养成良好的卫生习惯。

（二）贮藏的卫生

为了防止水产品发生自溶和腐败，最有效的措施是低温保藏，通常有冰藏、冷藏和冻藏三种方法。

1. 冰藏

刚捕获的水产品温度较高，易发生自溶和腐败，故应立即放入冰块降温，返港时水产品表面温度不得高于5℃。一般在水产品中放入碎冰或冰水冷却，直至运送到岸边。取出水产品的内脏，清洗干净后加冰，保鲜效果则更好。在夏季保存1d，需要冰量与鱼的体积相同；保存2d，冰量为鱼量的1.5倍；保存3d，冰量为鱼量的2倍。冰藏时鱼体应与冰接触充分，鱼体的温度接近0℃，细菌的生长较缓慢，但仍能发生自溶。如果鱼体与冰未能充分接触，鱼的保鲜时间会缩短。

2. 冷藏

冷藏只需按要求调节冷藏室温度，不需加冰而使鱼体保持低温状态。在0℃下冷藏时，水产品仍会缓慢自溶和腐败。在-0.5~2.5℃贮藏水产品时，其细菌数和挥发盐基氮含量均随着贮藏时间延长而增加，14d后出现腐败臭味，21d后明显腐败。在-10~-5℃下冷藏，仅能保藏2~3周，此后细菌开始缓慢生长，引起鱼的腐败。

3. 冻藏

选择新鲜水产品在-25℃以下速冻，要求尽快通过最大冰晶带，速冻过程不得间断，直到深层温度达-18℃以下，在-20℃下可保藏6~9个月。在冻藏中，水产品仍会发生脂肪氧化、蛋白质变性、水分蒸发等变化，因此，含脂肪高的水产品不宜久藏。为了抑制这些变化，常在水产品冻结后再包冰衣，使水产品不能与外界氧气接触，并能抑制需氧菌的生长，从而延长其保存期。在冻藏中再结合真空包装、气调包装或辐照处理，效果更佳。

（三）运输、销售卫生

生产运输渔船（车）应经常冲洗，保持清洁卫生，减少污染；外运供销的鱼类及水产品应符合该产品一、二级鲜度的标准，尽量用冷冻调运，并用冷藏车船装运。

鱼类在运输销售时，应避免污水和化学毒物的污染，凡接触鱼类及水产品的设备用具应用无毒无害的材料制成。提倡用桶、箱装运，尽量减少鱼体损伤。

为保证鱼品的卫生质量，供销各环节均应建立质量检验制度，不得出售和加工已死亡的黄鳝、甲鱼、乌龟、河蟹及各种贝类；含有自然毒素的水产品，如鲨鱼等必须去除肝脏，有剧毒的河豚鱼，不得流入市场，应剔出并集中妥善处理。

有生食鱼类习惯的地区，应限制品种，严格遵守卫生要求，防止食物中毒。卫生部门可根据防疫要求，随时采取临时限制措施。

四、水产品的卫生要求

（一）感官要求

不同类型水产品感官要求不同，应具有水产品应有的色泽、气味，无异味，具有水产品正常的组织形态，肌肉紧密、有弹性。

（二） 理化指标要求

理化指标应符合表4-13所示的规定。

表4-13 水产品理化指标

项 目	指 标	项 目	指 标
挥发性盐基氮[①]/（mg/100g）		冷冻贝类	≤15
海水鱼虾	≤30	组胺[①]/（mg/100g）	
海蟹	≤25	高组胺鱼类[②]	≤40
淡水鱼虾	≤20	其他海水鱼类	≤20

注：①不适用于活体水产品。②高组胺鱼类：指鲐鱼、鲹鱼、竹荚鱼、鲭鱼、鲣鱼、金枪鱼、秋刀鱼、马鲛鱼、青占鱼、沙丁鱼等青皮红肉海水鱼。

（三） 污染物限量

污染物限量应符合表4-14的规定。

表4-14 水产品的污染物限量

项 目	限量/（mg/kg）
铅	
水产动物及其制品	
鲜、冻水产动物（鱼类、甲壳类、双壳类除外）	≤1.0（去除内脏）
鱼类、甲壳类	≤0.5
双壳类	≤1.5
水产制品（海蜇制品除外）	≤1.0
海蜇制品	≤2.0
镉	
水产动物及其制品	
鲜、冻水产动物	
鱼类	≤0.1
甲壳类	≤0.5
双壳类、腹足类、头足类、棘皮类	≤2.0（去除内脏）
水产制品	
鱼类罐头（凤尾鱼、旗鱼罐头除外）	≤0.2
凤尾鱼、旗鱼罐头	≤0.3
其他鱼类制品（凤尾鱼、旗鱼制品除外）	≤0.1
凤尾鱼、旗鱼制品	≤0.3
汞	
水产动物及其制品（肉食性鱼类及其制品除外）	≤0.5（甲基汞[①]）

续表

项　目	限量/（mg/kg）
肉食性鱼类及其制品	≤1.0（甲基汞[①]）
砷	
水产动物及其制品（鱼类及其制品除外）	≤0.5（无机砷[②]）
鱼类及其制品	≤0.1（无机砷[②]）
铬	
水产动物及其制品	≤2.0
苯并（a）芘	
水产动物及其制品熏、烤水产品	≤5.0μg/kg
N-二甲基亚硝胺	
水产动物及其制品	
水产制品（水产品罐头除外）	≤4.0μg/kg
干制水产品	≤4.0μg/kg

注：①水产动物及其制品可先测定总汞，当总汞水平不超过甲基汞限量值时，不必测定甲基汞；否则，需再测定甲基汞。②对于制定无机砷限量的食品可先测定其总砷，当总砷水平不超过无机砷限量值时，不必测定无机砷；否则，需再测定无机砷。

（四）贝类毒素限量

应符合表4-15的规定。

表 4-15　　　　　　　　　　　　贝类毒素限量

项　目	限　量	项　目	限　量
麻痹性贝类毒素（PSP）/（MU/g）		腹泻性贝类毒素（DSP）/（MU/g）	
贝类	≤4	贝类	≤0.05

（五）农药、兽药残留限量

农药残留限量应符合表4-16所示的规定。

表 4-16　　　　　　　　　　　　水产品农药残留限量

项　目	再残留限量/（mg/kg）	项　目	再残留限量/（mg/kg）
DDT		六六六	
水产品	≤0.5	水产品	≤0.1

另外，兽药残留限量应符合国家有关规定和公告。

第五节　蛋及蛋制品的卫生

蛋主要有鸡蛋、鸭蛋、鹅蛋、鹌鹑蛋和鸽蛋。而蛋制品则是以各种鲜禽蛋为原料，以加工方式生产的制品，包括再制蛋品、冰蛋制品和蛋粉等。

鲜蛋由蛋壳、蛋白和蛋黄组成，蛋壳包括壳外膜、硬蛋壳和壳内膜等结构，硬蛋壳上分布有许多气孔，蛋产出后气体通过气孔进入，壳内膜在蛋的钝端分为蛋壳膜和蛋白膜，而形成气室。蛋白包括稀蛋白、浓蛋白和系带，系带将蛋黄固定于蛋的中央。蛋黄由蛋黄膜、蛋黄液和胚胎组成，蛋黄膜将卵黄液包裹呈球形。

蛋品营养丰富，特别是蛋白质和必需氨基酸含量比例非常适合人体需要，脂肪分布于蛋黄中，分散成细小颗粒，极易于消化吸收。因鲜蛋怕潮、怕水洗雨淋、怕热、怕冻、怕异味、怕久存、怕撞击、易破损，且易被微生物和有害物质污染，从而影响蛋的安全卫生。

一、　蛋品的卫生问题

（一）　生物性污染

来自健康家禽的新鲜蛋，可以认为是无菌的。而事实上，经常从鲜蛋中检出多种细菌和霉菌，其中包括致病菌和食物中毒病原菌。蛋被微生物污染既可来自产前污染（又称内源性污染），又可来自产后污染（又称外源性污染）。一方面家禽由于患病，生殖器官中的病原微生物或健康禽生殖器官中的寄生菌，在蛋液形成过程中进入蛋内。例如，鸡感染鸡白痢、禽副伤寒等沙门氏菌病时，产出的蛋中常有沙门氏菌。另一方面，蛋在生产、收购、贮藏和运输等环节中被污染，微生物通过蛋壳上的气孔或裂纹侵入蛋中。

某些寄生虫如绦虫、线虫、吸虫，也可于生前进入蛋内。

（二）　化学性污染

鲜蛋中残留的有害化学物质主要有兽药、农药和有害金属。环境中的汞、铅、镉、砷等有害金属以及六六六和滴滴涕等农药通过食物链进入家禽体内代谢后，可残留于蛋内；蛋鸡在养殖中使用的金霉素、土霉素、磺胺类药物和呋喃唑酮等药物也可残留于蛋中。

二、　鲜蛋在贮藏过程中的变化

（一）　理化变化

鲜蛋在贮藏中因环境温度高、干燥或久藏，会发生系列变化。主要变化有重量减轻、气室扩大、浓蛋白变稀、蛋黄水分增加、二氧化碳逸出、蛋白 pH 升高、溶菌酶减少乃至消失、系带断裂或消失、蛋黄膜破裂、营养物质减少等。

（二）　生理变化

鲜蛋在高于 25℃贮藏时，引起胚胎的生理学变化。受精蛋逐渐发育，形成血圈蛋、血筋蛋或血坏蛋。未受精蛋受热后，胚胎膨大，形成热伤蛋。

（三）　腐败变质

微生物污染蛋后，迅速生长繁殖，引进蛋的形态结构和营养成分的改变，导致腐败变质。细菌分解蛋白质，形成硫化氢、胺、吲哚等化合物，蛋出现恶臭气味，内容物变成黄绿色、灰绿色、黑色或红色，蛋黄凝胶化，形成腐败蛋。外界的霉菌通过气孔侵入蛋内，在蛋壳膜和蛋白膜上生长，形成暗色斑点。随着霉菌大量生长繁殖，霉斑不断扩大，融合形成大的黑、灰、绿或红色斑块，蛋白凝胶化，出现霉味，形成霉蛋。微生物分解系带，使其断裂形成贴壳蛋，分解蛋黄膜形成散黄蛋。变化严重时蛋黄与蛋白相混，形成"混汤蛋"。

三、 蛋的鉴定及处理

（一） 新鲜蛋

蛋壳表面常有一层粉状物，蛋壳完整而清洁，无粪污、无斑点；蛋壳无凹凸而平滑，壳壁坚实，相碰时发清脆音而不发哑声；手感发沉；灯光透视全蛋呈橘红色或红黄色，蛋黄不显现。可供冷冻贮存。

（二） 破蛋类

1. 裂纹蛋（哑子蛋）

鲜蛋受压或震动使蛋壳破裂成缝而壳内膜未破，将蛋握在手中相碰发出哑声。应标明品质，短期内销掉，不宜久藏，可加工冰蛋和蛋粉。

2. 硌窝蛋

鲜蛋受挤压或震动使鲜蛋蛋壳局部破裂凹下而壳内膜未破。标明品质，短期内销掉，不宜久藏，可加工冰蛋和蛋粉。

3. 流清蛋

鲜蛋受挤压、碰撞而破损，蛋壳和壳内膜破裂而蛋白液外流。立即销售，高温蒸煮后食用，不能做加工原料。

（三） 次品蛋

1. 热伤蛋

鲜蛋因受热时间较长，胚珠变大，但胚胎不发育（胚胎死亡或未受精）。照蛋时可见胚珠增大，但无血管。

2. 早期胚胎发育蛋

受精蛋因受热或孵化而使胚胎发育。照蛋时，轻者呈现鲜红色小血圈（血圈蛋），稍重者血圈扩大，并有明显的血丝（血丝蛋）。

3. 红贴壳蛋

蛋在贮存时未翻动或受潮所致。蛋白变稀，系带松弛。因蛋黄比重小于蛋白，故蛋黄上浮，且靠边贴于蛋壳上。照蛋时见气室增大，贴壳处呈红色，称为红贴壳蛋。打开后蛋壳内壁可见蛋黄粘连痕迹，蛋黄与蛋白界限分明，无异味。

4. 轻度黑贴壳蛋

红贴壳蛋形成日久，贴壳处霉菌侵入，生长繁殖使之变黑，照蛋时蛋黄贴壳部分呈黑色阴影，其余部分蛋黄仍呈深红色。打开后可见贴壳处有黄中带黑的粘连痕迹，蛋黄与蛋白界限分明，无异味。

5. 散黄蛋

蛋受剧烈震动或蛋贮存时空气不流通，受热受潮，在酶的作用下，蛋白变稀，水分渗入蛋黄而膨胀，蛋黄膜破裂。照蛋时蛋黄不完整或呈不规则云雾状。打开后黄白相混，但无异味。

6. 轻度霉蛋

蛋壳外表稍有霉迹。照蛋时见壳膜内壁有霉点，打开后蛋液内无霉点，蛋黄蛋白分明，无异味。

以上次品蛋不得鲜销，必须经过高温处理（中心温度达85℃以上）后才能食用。

（四） 变质蛋和孵化蛋

1. 重度黑贴壳蛋

由轻度黑贴壳蛋发展而成。其粘贴着的黑色部分超过蛋黄面积1/2以上，蛋液有异味。

2. 重度霉蛋

外表霉迹明显。照蛋时见内部有较大黑点或黑斑。打开后蛋膜及蛋液内均有霉斑，蛋白液呈胶冻样霉变，并带有严重霉气味。

3. 泻黄蛋

蛋贮存条件不良，微生物进入蛋内并大量生长繁殖，在蛋内微生物作用下，引起蛋黄膜破裂而使蛋黄与蛋白相混。照蛋时黄白混杂不清，呈灰黄色。打开后蛋液呈灰黄色，变稀，混浊，有不愉快气味。

4. 黑腐蛋

黑腐蛋又称老黑蛋、臭蛋。是由上述各种劣质蛋和变质蛋继续变质而成。蛋壳呈乌灰色，甚至因蛋内产生的大量硫化氢气体而膨胀破裂。照蛋时全蛋不透光，呈灰黑色。打开后蛋黄蛋白分不清，呈暗黄色、灰绿色或黑色水样弥漫状，并有恶臭味或严重霉味。

5. 晚期胚胎发育蛋（孵化蛋）

照蛋时，在较大的胚胎周围有树枝状血丝、血点，或者已能观察到小雏的眼睛，或者已有成形的死雏。

以上变质蛋和孵化蛋禁止食用和用作加工原料。

四、 蛋制品的加工卫生

蛋制品是以鸡蛋、鸭蛋、鹅蛋和鹌鹑蛋为原料制成的产品，主要有冰蛋、蛋粉和再制蛋。

（一） 原料选择与处理

加工蛋制品的原料必须新鲜，经检验合格，符合 GB 2749—2015《食品安全国家标准 蛋与蛋制品》的规定。不得使用化学贮藏蛋、劣质蛋和变质蛋。加工冰蛋和蛋粉时，应使用鸡蛋，禁用水禽蛋；打蛋前必须消毒用具，保持车间清洁卫生；清洗和消毒蛋壳时，不得使用有毒消毒液。加工皮蛋、咸蛋和糟蛋等再制蛋时，蛋壳必须完整，不得使用破损蛋和污壳蛋。

（二） 加工车间卫生要求

生产车间保持清洁卫生，室内温度、湿度及通风按规定控制。加工用的机械、设备、容器、包装材料等，严格按卫生要求处理。

（三） 加工人员卫生要求

生产人员应身体健康，严格遵守操作规程。人工打蛋的生产人员应穿戴整洁的工作衣帽、口罩、胶靴，洗手、消毒后进行打蛋。

五、 蛋及蛋制品的卫生要求

（一） 感官要求

1. 鲜蛋的感官要求

灯光透视时整个蛋呈微红色，去壳后蛋黄呈橘黄色至橙色，蛋白澄清、透明，无其他异常颜色；蛋壳清洁完整、无裂纹，无霉斑，灯光透视时蛋内无黑点及异物；去壳后蛋黄凸起并带有韧性，蛋白稀稠分明，无正常视力可见外来异物；蛋液具有固有的蛋腥味，无异味。

2. 蛋制品的感官要求

具有该类产品应有的正常色泽；具有该类产品正常的形状、形态，不得有酸败、霉变、生虫及其他危害食品安全的异物；具有该类产品应有的正常的滋味、气味，无异味。

（二） 污染物限量

污染物限量应符合表4-17的规定。

表4-17　　　　　　　　　　　　　蛋及蛋制品的污染物限量

项　目	限量/（mg/kg）	项　目	限量/（mg/kg）
铅		蛋及蛋制品	≤0.05
蛋及蛋制品（皮蛋、皮蛋肠除外）	≤0.2	汞	
皮蛋、皮蛋肠	≤0.5	蛋及蛋制品	
镉		鲜蛋（总汞）	≤0.05

（三） 农药、兽药残留限量

农药残留限量应符合表4-18的规定。

表4-18　　　　　　　　　　　　　蛋类的农药残留限量

项　目	最大残留限量/（mg/kg）	项　目	最大残留限量/（mg/kg）
硫丹	≤0.03	林丹	≤0.1（再残留限量）
五氯硝基苯	≤0.03	六六六	≤0.1（再残留限量）
艾氏剂	≤0.1（再残留限量）	氯丹	≤0.02（再残留限量）
DDT	≤0.1（再残留限量）	七氯	≤0.05（再残留限量）
狄氏剂	≤0.1（再残留限量）		

另外，兽药残留限量应符合国家有关规定和公告。

（四） 微生物限量

微生物限量应符合表4-19的规定。

表 4-19　　　　　　　　　　　　　蛋与蛋制品的微生物指标

项　目		采样方案[1] 及限量			
		n	c	m	M
菌落总数[2]/（CFU/g）					
液蛋制品、干蛋制品、冰蛋制品		5	2	$5×10^4$	10^6
再制蛋（不含糟蛋）		5	2	10^4	10^5
大肠菌群[2]/（CFU/g）		5	2	10	10^2
致病菌（即食蛋制品）/（若非指定，均以/25g 或/25mL 表示）	沙门氏菌	5	0	0	—

注：n：同一批次产品应采集的样品件数；c：最大可允许超出 m 值的样品数；m：微生物指标可接
　　受水平的限量值；M：微生物指标的最高安全限量值。
　　①样品的采样及处理按 GB/T 4789.19 执行。②不适用于鲜蛋和非即食的再制蛋制品。

第六节　乳及乳制品的卫生

乳及乳制品营养丰富，易消化吸收，所含蛋白质、脂肪、碳水化合物、矿物质、维生素等营养素搭配平衡、比例适宜，能充分满足人体必需氨基酸的需要，是优质蛋白质来源，受到人们的广泛欢迎。而乳及乳制品容易受微生物污染，降低其营养价值和风味，造成食用者发生食物中毒、致病菌感染等严重后果，尤其易对免疫力低下的婴幼儿和老人造成危害。近年来，乳及乳制品的卫生安全事件时有发生，其卫生安全日益受到关注。

一、乳及乳制品的卫生问题

（一）微生物污染

污染乳及乳制品的微生物种类很多，常见的有腐败细菌、致病菌、真菌。其中乳酸菌是乳及乳制品中最常见且数量最多的一类细菌微生物；真菌主要是霉菌，有奶粉孢霉、乳酪粉孢菌、黑念珠霉菌等，可引起干酪、奶油等乳制品的霉变和霉菌毒素的残留；常见的致病菌有金黄色葡萄球菌、链球菌、致病性大肠杆菌、变形杆菌、志贺菌等，其中许多细菌是牛奶房炎的病原体。

乳及乳制品的微生物污染途径主要有两种，即内源性污染和外源性污染，微生物污染乳及乳制品后，可引起乳和乳制品的酸败和人的食源性疾病。

1. 内源性污染

乳中的微生物来自奶牛奶腺腔，在乳挤出之前就受到了微生物污染。乳从乳腺中分泌出来时本应是无菌的，但微生物常常污染乳头开口并蔓延至乳腺管及乳池，挤乳时乳汁将微生物冲下来，带入鲜乳中，一般情况下，最初挤出的乳含菌量最多。因此，挤乳时最好把头乳弃去。正常存在于乳房中的微生物，主要是一些无害的球菌。

当乳畜患有结核病、布鲁杆菌病、炭疽、口蹄疫、李斯特杆菌病等传染病时，就会导致乳的病原菌污染，由该乳畜挤出的乳也会成为人类疾病的传染来源；来自乳房炎、副伤寒患畜的乳，也可能引起人的食物中毒。

2. 外源性污染

在挤乳过程或乳挤出后被污染，微生物主要来源于乳畜体表、环境、容器、加工设备、挤乳工人的手或挤乳机械、蝇类等。一般情况下，乳中的微生物污染主要来源于外源性污染。当乳汁刚从健康畜体内挤出时，其所含的细菌数并不多，每毫升在几个到几千个之间。细菌的种类也不复杂，只有在管理不良、污染严重时，乳中的细菌含量及种类才会大大增加。

（1）体表的污染　乳畜的皮肤，特别是后躯腹部、尾毛等，是细菌附着最严重的地方。乳畜体表及乳房上常附着粪块、垫草、灰尘等。挤乳前如不清洁牛体，不注意操作卫生，挤乳时这些附着物就会极易落入乳中，造成乳的严重污染。污染乳的微生物多为芽孢杆菌和大肠杆菌。

（2）环境的污染　畜舍的空气含菌量从每升数十个乃至数万个不等。畜舍通气不良，环境中飘浮的灰尘或存放牲畜粪便，挤乳同时进食易悬浮飘飞的饲料等都会使空气中含大量细菌，这些细菌在挤乳时易落入乳中造成污染。其中多数为芽孢杆菌及球菌，此外也含有大量的霉菌孢子。

（3）容器和设备的污染　挤乳时使用的容器、用具，如乳桶、挤乳机、滤乳布、毛巾等清洗消毒不彻底，也会造成乳的污染。其次，附着在干草上的酪酸芽孢杆菌、枯草杆菌等细菌会随同灰尘、草屑等飞散在空气中，污染挤乳容器及用具或挤乳时直接落入盛乳容器，造成乳的污染。

另外，乳及乳制品在生产中使用的设备，如过滤器、乳液热交换设备、贮乳槽、冷却水供应设备、灌装设备等易形成乳垢或卫生死角，如不彻底清洗，极易促使微生物繁殖，造成乳的污染。

（4）工作人员及其他方面的污染　挤乳主要有两种方法：一种是利用挤乳机挤乳，另一种是人工挤乳。挤乳机管道很多，特别在接头和拐弯的地方极易存留少量牛奶，如不及时清洗，则会成为下次挤乳时的污染来源。手工挤乳时，挤乳人员的双手和服装或乳桶都是造成微生物污染的主要来源。挤乳人员如不注意个人卫生，挤乳时就会通过双手和衣物直接污染乳。特别是挤乳人员采用手蘸牛奶做润滑剂以滑榨法挤乳。另外在挤乳过程中乳牛排尿、排粪时，对乳桶不加保护，都会增加对牛奶污染的机会。

蚊、蝇是多种病原菌的携带者，有时会成为乳最大的污染源，特别是夏秋季节，如蚊、蝇不慎落入乳中就会造成乳的严重污染。再者用于清洗牛奶房、挤乳用具和乳槽所用的水也可能成为乳中细菌的一个来源。

（二）　化学性污染

一些有毒有害化学污染物，可通过内源性污染或生产、加工及流通过程污染乳及乳制品，如饲料被杀虫剂、杀菌剂、除草剂等农药污染；用于防治乳畜疾病的抗生素、驱虫药等兽药残留于乳中；有害元素（主要有汞、铅、砷等）通过食物链在乳中残留；饲喂污染黄曲霉毒素的发霉饲料可能引起乳中黄曲霉毒素残留，或乳制品受到霉菌的直接污染；畜牧业生产中应用多种激素可引起乳中激素残留；在生产加工过程中违规或过量添加添加剂、三聚氰胺、淀粉、豆浆等掺假掺杂物及变质乳等，都会造成乳制品的污染。

乳及乳制品受到化学性污染，不仅使乳的成分和质量发生变化，营养价值降低，而且还可能引起食物中毒、过敏反应，甚至会造成慢性或潜在的危害，如致癌、致畸、致突变等。

二、　鲜乳的生产加工卫生

为了确保乳与乳制品的卫生质量，有效地控制微生物的污染，应注意乳的生产卫生和初加工卫生。

（一）　乳的生产卫生

为了得到品质良好的乳，在原料的生产中除了改良乳畜的品种、加强饲养管理外，还应严格遵守卫生制度，最大限度地杜绝污染。奶牛场应制定生产卫生制度，加强卫生监督和管理。

1. 奶牛场

奶牛场的主要建筑和设备要配套，应设有牛舍、病畜隔离室、牛运动场、饲料贮存库、饲料加工配制室、挤奶室、冷藏室、冷却室、容器消毒室、贮粪池以及良好的水源等等。

牛舍应保持清洁、通风、光线充足，垫草要经常更换，粪便应及时清理，饲槽应保持清洁，还要有防蝇设施。牛舍每年至少消毒两次；牛舍门口的消毒室内，应放入新鲜石灰；非工作人员不得任意入内。

其他场所的卫生一样也必须注意。

2. 容器和设备卫生

不清洁的盛乳用具，可导致细菌的大量生长繁殖，成为下次使用时乳污染的重要来源。因此，盛乳的容器应用表面光滑、便于清洗、耐碱、无毒、小口的不锈钢桶或塑料桶。容器使用后必须立即用清洁水彻底刷洗，然后用 $5\sim10g/L$ 氢氧化钠液刷洗，再用清水冲洗干净，最后用蒸汽消毒 $2\sim3min$，倒置沥干后备用。最有效的容器洗刷方法是蒸汽消毒。

挤乳机与乳汁的接触面积较大，黏附的乳汁多，而且机器内不易保持干燥，微生物很容易生长繁殖。因此，挤乳机的送乳管和储乳槽使用后必须及时清洗和消毒。储存和运输原料的储乳槽和乳槽车使用后应用水清洗，$5\sim10g/L$ 氢氧化钠溶液刷洗，$3\sim5min$ 的蒸汽消毒。

3. 工作人员的卫生

饲养人员和挤乳人员取得健康合格证后才能上岗工作。如果从业人员患有痢疾、伤寒、弯曲菌病、病毒性肝炎等消化道传染病（包括带菌者）、活动性肺结核、布鲁菌病、化脓性或渗出性皮肤病以及患有其他有碍于食品卫生的疾病和人畜共患病时，不得从事奶牛的饲养、乳品生产和加工等工作。工作人员应保持个人卫生，挤奶前清洗手臂，工作时必须穿戴口罩、工作衣、工作帽和工作鞋（靴），经常修剪指甲，要有良好的卫生习惯。

（二）　鲜乳的初步加工卫生

1. 乳的净化

原料乳在杀菌前，应先经过净化，以便除去杂质，降低微生物的数量，有利于乳的消毒。

（1）过滤净化　乳容易被牛毛、粪渣、饲料碎屑、蚊蝇及其他异物等污染。因此，刚挤出的乳，必须尽快过滤，以便除去机械性杂质。在奶牛场，常用纱布、滤袋或不锈钢滤器过滤。将每块纱布折成 $3\sim4$ 层，其过滤量不得超过 $50kg$，注意将纱布和滤袋扎牢，不能有漏洞；滤布和滤器使用后必须清洗和消毒，干燥后备用。

（2）离心净化 乳品厂常用离心净乳机净化乳，以便除去不能被过滤的极小的杂质和附着在杂质上的微生物和乳中的体细胞，能显著提高乳的净化效果，增强杀菌效果，有利于提高乳的质量。

2. 乳的冷却

刚挤出的乳，温度约36℃，是乳中微生物生长繁殖的最适温度。如果不及时冷却，乳中微生物大量繁殖，乳就会变质凝固，酸度增高（如表4-20所示），所以过滤后应迅速冷却。迅速冷却不仅可以直接抑制微生物的繁殖，而且可以延长乳中固有抑制菌的活性。

乳烃素、溶菌酶和乳过氧化氢酶等存在于乳中，具有抑菌和抗菌作用。但它们所维持的抗菌时间与乳的温度和细菌污染程度有关。乳的温度越低，细菌含量越少，抑菌时间越长，反之则短。如果乳挤出后迅速冷却到0℃，抑菌作用可维持48h，5℃维持36h，10℃维持24h，25℃维持6h，而在37℃则仅维持2h。

表4-20　　　　　　　　　乳冷却温度与乳的保存性的关系

乳的贮存时间	乳的酸度/°T		
	未冷却的乳	冷却到18℃的乳	冷却到13℃的乳
刚挤出的乳	17.5	17.5	17.5
挤出3h的乳	18.3	17.5	17.5
挤出6h的乳	20.9	18.5	17.5
挤出9h的乳	22.5	18.5	17.5
挤出12h的乳	变酸	19.0	17.5

乳冷却的越早、温度越低，乳越新鲜（如表4-20所示）。所以，刚挤出的乳过滤后必须尽快冷却到4℃，并在此温度下保存，直到运送到乳品厂。此外，经杀菌后的乳也应尽快冷却至4~6℃。乳的冷却方法有水池冷却、表面冷却器冷却、蛇管式冷却器冷却和热交换器冷却等。

3. 乳的杀菌和灭菌

为了防止乳的腐败变质，杀灭腐败菌和病原菌，生乳应尽早予以杀菌或灭菌。乳品厂常用的杀菌和灭菌方法有以下几种：

（1）巴氏杀菌法 其优点是能够最大限度地保持鲜乳原有的理化特性和营养，但仅能破坏、钝化或除去致病菌、有害微生物，仍有耐热菌残留。

①低温长时间消毒法：加热至61~65℃保持30min。其优点是能最大限度地保持乳原有状态和营养（尤其是维生素）。但该法所需时间较长，不能有效地杀灭某些病原菌。故目前已较少使用。

②高温短时间杀菌法：80~90℃加热0.5~1min。国内用的较多。这种温度会使部分蛋白质和磷酸钙沉淀。

（2）延长保质期的巴氏杀菌法 将乳加热至125~138℃维持2~4s，然后在7℃以下保存和销售。

（3）超高温瞬间灭菌法 流动的乳液经135℃以上灭菌数秒，在无菌状态下包装，以达到商业无菌的要求。

（4）保持灭菌（二次灭菌）法 将乳液预先杀菌或不杀菌，包装于密闭容器内，在不低于110℃温度下灭菌10min以上。但可引起部分蛋白质分解或变性，色、香、味不如巴氏杀菌乳，脱脂乳的亮度、浊度、黏度受到影响。

4. 乳的包装

包装材料必须符合食品卫生要求，没有任何污染，并要避光、密封和耐压。灭菌乳的包装应采用无菌罐装系统，包装材料必须无菌。包装容器的灭菌方法有饱和蒸汽灭菌、双氧水灭菌、紫外线辐射灭菌、双氧水和紫外线联合灭菌等。产品标签按GB 7718—2011《食品安全国家标准 预包装食品标签通则》规定执行。

5. 乳的贮存和运输

（1）贮存 为了保证产品的风味和质量，以免腐败变质，巴氏杀菌乳的贮存温度应为2~6℃，灭菌乳应贮存在干燥、通风良好的场所。贮存成品的仓库必须卫生、干燥，产品不得与有害、有毒、有异味，或对产品产生不良影响的物品同库贮存。

（2）运输 成品运输时应用冷藏车，车辆应清洁卫生，专车专用，夏季运输产品时应在6h内分送给用户。在运输中应避免剧烈震荡和高温，要防尘、防蝇，避免日晒、雨淋，不得与有害、有毒、有异味的物品混装运输。

三、 乳制品的加工卫生

乳制品是以牛奶、羊乳等为原料加工制成的各种产品，主要有酸牛奶、奶粉、奶油、炼乳、干酪、干酪素、乳糖和冰淇淋等。我国少数民族地区还有传统的乳制品，如奶酪、乳扇、奶皮子、奶豆腐（乳饼）、酥油、奶子酒等。

（一） 原辅料要求

原料乳必须符合国家规定的卫生标准。食品添加剂应选GB 2760—2014《食品安全国家标准 食品添加剂使用标准》和GB 14880—2012《食品安全国家标准 食品营养强化剂使用标准》中允许使用的品种。

（二） 发酵剂

发酵剂是一种能够促进乳的酸化过程，含有高浓度乳酸菌的产品。在酸乳、酸性奶油、干酪等乳制品生产中应根据产品种类、口味选择适宜发酵剂。定期纯化和复壮发酵剂，防止杂菌或噬菌体污染。

（三） 车间卫生

要有通风设备；要有防蝇、防尘设施；车间墙壁、顶棚应便于消毒，地面应有一定的坡度，便于排水；车间内供水供气设备应齐全；设备应定期消毒；玻璃器皿的清洗和消毒室应与车间隔开；生熟乳分开，避免交叉污染。

（四） 工作人员的卫生

生产人员应身体健康，严格遵守操作规程，穿工作衣、戴工作帽、口罩，头发不得外露，袖口必须扎紧，洗手消毒。

四、 乳及乳制品的卫生要求

（一） 生乳的卫生要求

1. 感官要求

呈乳白色或微黄色；具有乳固有的香味，无异味；呈均匀一致的液体，无凝块、无沉淀、无正常视力可见异物。

2. 理化指标要求

生乳的理化指标应符合表 4-21 所示的规定。

表 4-21　　　　　　　　　　　　生乳的理化指标

项　　目	指　　标	项　　目	指　　标
冰点①②/℃	-0.560~ -0.500	杂质度/（mg/kg）	≤4.0
相对密度（20℃/4℃）	≥1.027	非脂乳固体/（g/100g）	≥8.1
蛋白质/（g/100g）	≥2.8	酸度/（°T）	
脂肪/（g/100g）	≥3.1	牛奶②	12~18
		羊奶	6~13

注：①挤出 3h 后检测。②仅适用于荷斯坦奶牛。

3. 污染物限量和真菌毒素限量

（1）污染物限量　生乳中铅≤0.05mg/kg，总汞≤0.01mg/kg，总砷≤0.1mg/kg，铬≤0.3mg/kg，亚硝酸盐（以 $NaNO_2$ 计）≤0.4mg/kg。

（2）真菌毒素限量　生乳中黄曲霉毒素 M_1 的限量为 0.5μg/kg。

4. 微生物指标要求

细菌菌落总数应≤$2×10^6$CFU/g（mL）。

（二）灭菌乳的卫生要求

1. 感官要求

呈乳白色或微黄色；具有乳固有的香味，无异味；呈均匀一致的液体，无凝块、无沉淀、无正常视力可见异物。

2. 理化指标要求

全脂灭菌乳脂肪含量≥3.1g/100g；蛋白质含量：牛奶≥2.9g/100g，羊奶≥2.8g/100g；非脂乳固体≥8.1g/100g；酸度：牛奶为 12~18°T，羊奶 6~13°T。

3. 污染物限量和真菌毒素限量

（1）污染物限量　灭菌乳中铅≤0.05mg/kg，总汞≤0.01mg/kg；总砷≤0.1mg/kg；铬≤0.3mg/kg。

（2）真菌毒素限量　灭菌乳中黄曲霉毒素 M_1 的限量为 0.5μg/kg。

4. 微生物指标要求

应符合商业无菌的要求。

（三）乳制品的卫生要求

奶粉、奶油、炼乳和酸牛奶等应符合相应的标准。下面主要介绍奶粉的卫生要求。

1. 感官要求

应符合表 4-22 所示的要求。

表 4-22 奶粉的感官要求

项 目	要 求	
	奶粉	调制奶粉
色泽	呈均匀一致乳黄色	具有应有的色泽
滋味、气味	具有纯正的乳香味	具有应有的滋味、气味
组织状态	干燥均匀的粉末	

2. 理化指标要求

应符合表 4-23 所示的要求。

表 4-23 奶粉的理化指标

项 目		指 标	
		奶粉	调制奶粉
蛋白质/%	≥	非脂乳固体[①]的 34%	16.5
脂肪[②]/%	≥	26.0	—
复原乳酸度/（°T）			
牛奶	≤	18	—
羊奶		7~14	—
杂质度/（mg/kg）	≤	16	—
水分/%	≤	5.0	

注：①非脂乳固体（%）= 100% - 脂肪（%）- 水分（%）；②仅适用于全脂奶粉。

3. 污染物限量和真菌毒素限量

（1）污染物限量 铅 ≤ 0.5mg/kg，总砷 ≤ 0.5mg/kg；铬 ≤ 2.0mg/kg，亚硝酸盐（以 $NaNO_2$ 计）≤ 2.0mg/kg。

（2）真菌毒素限量 黄曲霉毒素 M_1 的限量为 0.5μg/kg（奶粉按生乳折算）。

4. 微生物指标要求

奶粉的微生物指标应符合如表 4-24 所示的要求。

表 4-24 奶粉的微生物限量

项 目	采样方案[1]及限量（若非指定，均以 CFU/g 表示）			
	n	c	m	M
菌落总数[②]	5	2	50000	200000
大肠菌群	5	1	10	100
金黄色葡萄球菌	5	2	10	100
沙门氏菌	5	0	0/25g	—

注：n：同一批次产品应采集的样品件数；c：最大可允许超出 m 值的样品数；m：微生物指标可接受水平的限量值；M：微生物指标的最高安全限量值。

①样品的分析及处理按 GB 4789.1 和 GB 4789.18 执行。

②不适用于添加活性菌种（好氧和兼性厌氧益生菌）的产品。

第七节　食用油脂的卫生

油脂是一种极为复杂的有机化合物。纯净的油脂是由甘油三酯组成的，但通常取得的天然油脂除了甘油三酯外，还含有少量其他有机物，如固醇、色素、蜡、维生素、磷脂、游离脂肪酸等。构成油脂的脂肪酸主要有饱和脂肪酸和不饱和脂肪酸两大类。最常见的饱和脂肪酸有软脂酸、硬脂酸、花生酸等，不饱和脂肪酸有油酸、亚油酸、亚麻酸等。甘油三酯中饱和脂肪酸含量较高时，在常温下呈固态称为脂；不饱和脂肪酸含量较高时，在常温下呈液态称为油。

我国食用油脂主要是以油料作物制取的植物油，如豆油、花生油、菜籽油、棉籽油、茶油、橄榄油、芝麻油（香油）等；也有少量经过炼制的动物脂肪和以油脂为主要原料经过氢化、添加其他物质而制成的人造奶油或代可可脂等。

一、　油脂加工方法与质量

油脂加工的方法有压榨法、熬炼法、溶剂浸出法、超临界流体萃取法、水溶剂法、水酶法、离心法等。不同加工方法制得的油品质不同。

（一）　压榨法

压榨法通常用于植物油的制取，能够较好地保留油脂的天然成分，油品质量较好，色泽浅，但出油率相对较低。工艺上分为热榨和冷榨两种，热榨法由于经过蒸坯或焙炒不仅可以破坏种子内酶类、抗营养因子和有毒物质，而且还有利于油脂与基质的分离，因而出油率较高、杂质较少。冷榨与热榨不同之处在于原料不经加热，出油率较低，杂质较多，但是能较好地保持油饼中蛋白质原来的理化性质。

（二）　熬炼法

熬炼法主要用于动物油脂的加工，可破坏动物组织中的脂肪酶和氧化酶，防止油脂酸败的发生，但加工过程中温度过高会使油脂中游离脂肪酸含量增加。

（三）　溶剂浸出法

浸出法是利用适当的有机溶剂将植物籽中油脂分离出来，然后经蒸馏脱溶回收溶剂，同时获取毛油。我国主要使用的溶剂为沸程 60~90℃ 的石油烃馏分，通常称 6 号溶剂油或"轻汽油"。此法制得的毛油颜色深，生产安全性差，存在溶剂残留和环境污染的问题，但出油率高，生产的油脂几乎不含残渣，不易酸败，因此仍是目前工业化提取油脂的主要方法。

（四）　超临界流体萃取法

超临界流体萃取法主要有恒压萃取法、恒温萃取法、吸附萃取法。油脂工业目前开发应用的超临界二氧化碳萃取法可以在较低温度和无氧条件下操作，保证了油脂和饼粕的质量。制得的油脂对人体无毒性，不会造成污染，食用安全性和油脂分离效率高。

（五）　水溶剂法

水溶剂法有水代法制油和水剂法制油两种，水代法制油主要运用于传统的小磨芝麻油的生产。水剂法制油主要用于花生制油，同时用于提取花生蛋白粉的生产。

（六）　水酶法

水酶法是在机械破碎的基础上，通过酶对细胞结构的进一步破坏，以及酶对脂蛋白、脂多糖的分解作用，从而使油脂游离出来，达到提油的目的。水酶法制得的油脂能最大限度地保留天然抗氧化成分，而且磷脂含量低，没有溶剂残留，更安全。

（七）　离心法

离心法常用于奶油分离，也可作为提纯油脂的辅助加工方法，可减少油脂残渣的含量。

总之，食用油脂加工中应尽量减少或防止动植物组织残渣的残留，防止油脂酸败和油脂污染，提高油脂的卫生安全性。

二、　油脂的卫生问题

（一）　油脂酸败

1. 油脂酸败的定义

油脂由于含有杂质或在不适宜条件下久藏而发生一系列化学变化和感官性状恶化，称之为油脂酸败。

2. 油脂酸败的原因

油脂酸败的程度与紫外线、氧、油脂中的水分和组织残渣以及微生物污染等各种因素有关，也与油脂本身的不饱和程度有关。酸败发生可能存在两个不同的过程：一是酶解过程，动植物组织残渣和食品中微生物的酯解酶可使甘油三酯分解成甘油和脂肪酸，使油脂酸度增高，并在此基础上进一步氧化；二是脂肪酸，特别是不饱和脂肪酸在紫外线和氧的存在下自动氧化产生过氧化物，后者碳链断裂生成醛、酮类化合物和低级脂肪酸或酮酸，从而使油脂带有强烈的刺激性臭味。某些金属离子在油脂氧化过程中起催化作用，铜、铁、锰离子缩短上述过程诱导期和加快氧化速度。在油脂酸败中油脂的自动氧化占主导地位。

3. 油脂酸败的食品卫生学意义

油脂酸败后营养价值降低，高度酸败则会完全失去食用价值；酸败还会造成油脂本身所含的不饱和脂肪酸和脂溶性维生素 A、维生素 D、维生素 E、维生素 K 的严重破坏，降低营养价值；酸败的过氧化产物损害机体的酶系统，如琥珀酸脱氢酶、细胞色素氧化酶等也有明显破坏作用，同时还可能引起肿瘤；长期食用引起动物生理的变化，如体重减轻、肝脏肿大和生长发育障碍等。油脂酸败引发的食物中毒事件在国内外均有报道，因此，防止油脂酸败具有重要的食品卫生学意义。

（二）　有害物质的污染

1. 多环芳烃类化合物

多环芳烃类化合物污染来源有以下三个方面：

（1）作物生长期间的工业降尘　据资料显示，工业区油料种子榨取的毛油中苯并（a）芘含量高于农业区的 10 倍。

（2）油料种子的直火烟熏烘干　据资料显示，采用未干、晒干及烟熏干的原料生产的椰子油，其苯并（a）芘含量分别为 0.3μg/kg，3.3μg/kg 和 90.0μg/kg，烟熏烘干的种子苯并（a）芘原料含量分别是未干、晒干种子原料的 300 倍和 27 倍。

（3）压榨法的润滑油混入或浸出法溶剂油残留　机油含苯并（a）芘可高达 5250～9200μg/kg，有少量混入就可使油脂造成严重污染，有报道以这样的机油作润滑油时，油脂中苯并（a）芘含量为 2.4~3.6μg/kg，比改用以花生油作润滑油高出 3 倍。溶剂浸出法制油时残留的溶剂或不纯的溶剂会造成油脂的污染，使油脂有异味，同时苯、甲苯、多环芳烃等有害物质含量大大增加。

2. 霉菌毒素

油料种子在高温、高湿下贮存，易被霉菌污染，从而造成该油料种子榨出的油脂中含有霉菌毒素，最常见的是黄曲霉毒素，必须经过去毒处理后方可食用，否则危害人体健康。易受到黄曲霉毒素污染的油料种子主要是花生，其次棉籽和油菜籽也易受到污染。

（三） 高温加热油脂的毒性

1. 生成油脂热聚合物

当油脂加热温度达到 250~300℃ 时，会生成多种形式的聚合物，如环状单聚体、二聚体、三聚体、四聚体和多聚体。二聚体可以部分被机体吸收，毒性较强，可使动物生长停滞、肝脾肿大，生育能力和肝功能发生障碍等。三聚体不易被机体吸收。油脂反复高温使用，致使油脂在高温下发生热聚变，这也是造成多环芳烃类化合物含量增高的原因之一。

2. 油脂的热氧反应

油在煎炸过程中因与空气接触且又在高温下，氧化酸败的速度更快，不仅生成大量过氧化物，而且高温下，低级羰基化合物还能聚合，形成黏稠的胶状聚合物，影响油脂的消化吸收。

3. 生成丙烯醛

煎炸油在高温下会部分水解，生成甘油和脂肪酸。甘油在高温下失水生成丙烯醛。丙烯醛具有强烈的辛辣气味，对鼻、眼黏膜有较强的刺激作用，使操作人员干呛难忍，长时间的吸入，会损害人体的呼吸系统，引起呼吸道疾病。

4. 油煎腌肉可形成致癌物

腌制的腊肉、咸鱼中含有脯氨酸亚硝胺等化合物，油煎后该物质可转变为具有致癌性的亚硝基吡咯烷。

（四） 食用油脂中天然存在的有害物质

1. 棉酚

棉酚是棉籽色素腺体中的有毒物质，包括游离棉酚、棉酚紫和棉酚绿三种。在棉籽油加工时会带入油中。油脂中所含的棉酚等有毒物质可致心、肝、肾等实质细胞、神经和血管的损害，并造成体温调节障碍、生殖系统受累、血清钾降低等急性中毒症状，若不及时纠正，可致猝死。

2. 芥子苷

芥子苷普遍存在于十字花科植物，油菜籽中含量较多。它在完整细胞中不会变化，但在细胞破碎的情况下，芥子苷在植物组织中葡萄糖硫苷酶作用下可分解为硫氰酸酯、异硫氰酸酯和腈，硫氰化物具有致甲状腺肿作用，其机制为阻断甲状腺对碘的吸收，使甲状腺代偿性肥大。一般可利用其挥发性加热去除。

3. 芥酸

芥酸是一种二十二碳单不饱和脂肪酸，在菜籽油中含 20%~50%。芥酸可使多种动物心肌中脂肪聚积，心肌单核细胞浸润并导致心肌纤维化，除此之外，还可见动物生长发育障碍和生殖功能下降，但有关人体毒性报道尚属少见。我国已培育出低芥酸菜籽，并进行了大面积种植。

（五）　其他污染

其他污染主要是人为掺杂掺假及转基因植物油问题。

植物油掺杂掺假是指不法生产和经营者在食用植物油中掺入价格低廉的其他植物油或受污染的进口植物油以及其他非食用油以牟取暴利。据调查，食用植物油中花生油和芝麻油的掺杂掺假尤为严重，如在花生油加工过程中掺杂未完全炒熟的花生提高出油率或在花生油中掺入米汤和甘薯汁等其他非油类物质。另外，目前社会比较关注的"地沟油"、回收油一般会掺杂在散装油中，长期食用危害人体健康。

转基因植物油主要是转基因大豆油，花生油、油菜籽油、葵花籽油一般为非转基因油脂。转基因大豆油的卫生安全问题越来越引起大家的注意，转基因大豆油对人体有没有危害，危害多大也成为争议的焦点。

三、　油脂的卫生管理

（一）　防止油脂酸败

1. 从加工工艺上确保油脂纯度

不论采用何种制油方法产生的毛油必须经过水化、碱炼或精炼，必须去除动、植物残渣。水分是酶活力和微生物生长繁殖的必要条件，其含量必须严加控制，我国规定含水量应低于 0.2%。

2. 创造适宜贮存条件，防止油脂自动氧化

自动氧化在油脂酸败中占主要地位，而氧、紫外线、金属离子在其中起着重要作用；油脂自动氧化速度随空气中氧分压的增加而加快；紫外线则可引发酸败过程的链式反应，即在紫外线的作用下，脂肪酸双键中 π 键被打开，与氧结合形成过氧化物，并使后者进一步分解产生醛和酮等化合物；金属离子在整个氧化过程中起着催化剂的作用。因此，适宜的贮存条件应创造一种密封、隔氧和遮光的环境，同时在加工和贮存过程应避免金属离子污染。

3. 油脂抗氧化剂的应用

应用油脂抗氧化剂是防止食用油脂酸败的重要措施，常用的抗氧化剂有丁基羟基茴香醚（BHA）、二丁基羟基甲苯（BHT）和没食子酸丙酯。柠檬酸、磷酸和对酚类抗氧化剂，特别是维生素 E 与 BHA、BHT 具有协同作用。

（二）　防止黄曲霉毒素的污染

黄曲霉毒素有效的去毒方法主要有碱炼法和吸附法。我国规定一般食用油中黄曲霉毒素 B_1 应 ≤10μg/kg，花生油 ≤20μg/kg，精炼食用植物油 ≤5μg/kg。

（三）　防止多环芳烃化合物的污染

活性炭吸收是去除苯并（a）芘的有效方法，去除率可达 90% 以上。我国规定食用植物油苯并（a）芘含量应 ≤10μg/kg。

（四）　避免油脂高温加热

为确保煎炸用油的安全卫生，应注意保持油温在 200℃ 以下，并且每批油脂最好一次连续使用十几小时后全部更换新油。

（五）　防止油脂天然有害物质污染

降低棉籽油中游离棉酚的含量主要有两种方法：一是采用热榨法，棉籽经蒸炒加热游离

棉酚能与蛋白质作用形成结合棉酚，压榨时多数留在棉籽饼中。故热榨法的油脂中游离棉酚可大为降低，一般热榨法生产的油脂中棉酚含量仅为冷榨法的 1/20～1/10；二是碱炼或精炼，棉酚在碱性环境下可形成溶于水的钠盐而被除去，碱炼或精炼的棉籽油棉酚可在 0.015%左右。国外研究证明，棉籽饼中游离棉酚在 0.02%以下时对动物不具有毒性，我国规定棉籽油中游离棉酚含量≤0.02%。另一天然有害污染物芥子苷可利用其挥发性加热去除掉。为了预防芥酸对人体可能存在的危害，欧盟规定食用油脂芥酸含量不得超过 5%。

四、 食用油脂的卫生要求

（一） 感官指标要求

具有正常植物油应有的色泽；具有产品应有的气味和滋味，无焦臭、酸败及其他异味；具有产品应有的状态，无正常视力可见的外来异物。

（二） 理化指标要求

应符合如表 4-25 所示的要求。

表 4-25   食用油脂的理化指标

项　目	指　标		
	植物原油	食用植物油（包括调和油）	煎炸过程中的食用植物油
酸价（KOH）/（mg/g）			
米糠油	≤	25	
棕榈（仁）油、玉米油		3	5
橄榄油、棉籽油、椰子油	≤	10	
其他		4	
过氧化值/（g/100g）	≤	0.25	0.25	—
极性组分/%	≤	—	—	27
溶剂残留量[①]/（mg/kg）	≤	—	20	—
游离棉酚/（mg/kg）			
棉籽油	≤	—	200	200

注：划有"—"者不做检测。①压榨油溶剂残留量不得检出（检出值<10mg/kg 时，视为未检出）。

（三） 污染物限量和真菌毒素限量

1. 污染物限量

应符合如表 4-26 所示的要求。

表 4-26   油脂中污染物限量指标

项　目	限量/（mg/kg）
铅	
油脂及其制品	≤0.1
砷	

续表

项　　目	限量/（mg/kg）
油脂及其制品（总砷）	≤0.1
镍	
油脂及其制品	
氢化植物油及氢化植物油为主的产品	≤1.0
苯并（a）芘	
油脂及其制品	≤10μg/kg

2. 真菌毒素限量

黄曲霉毒素 B_1 的限量为：植物油脂（花生油、玉米油除外）≤10μg/kg，花生油、玉米油≤20μg/kg。

（四）　农药残留限量

应符合如表4-27所示的要求。

表4-27　　　　　　　　　　　油脂中农药残留限量

项　　目	限量/（mg/kg）	项　　目	限量/（mg/kg）
矮壮素		丙溴磷	
菜籽毛油	≤0.1	棉籽油	≤0.05
倍硫磷		草甘膦	
植物油（初榨橄榄油除外）	≤0.01	棉籽油	≤0.05
初榨橄榄油	≤1	敌草快	
苯线磷		食用植物油	≤0.05
花生毛油	≤0.02	毒死蜱	
花生油	≤0.02	棉籽油	≤0.05
吡丙醚		多效唑	
棉籽毛油	≤0.01	菜籽油	≤0.5
棉籽油	≤0.01	对硫磷	
丙硫克百威		棉籽油	≤0.1
棉籽油	≤0.05（临时限量）	其他农药	按GB 2763—2016的规定执行

第八节　冷饮食品的卫生

冷饮食品是冷冻饮品和饮料的总称。冷冻饮品包括冰淇淋、冰棍、雪糕和食用冰；饮料按物态可分为液态饮料和固态饮料。液态饮料包括碳酸饮料（普通汽水、可乐型饮料、茶饮料）、果（蔬）汁饮料、含乳饮料（发酵型和非发酵型）、植物蛋白饮料、瓶装饮用水（矿泉水和纯净水）等。固态饮料包括麦乳精、果味粉和咖啡等。冷饮食品的消费量在逐年上升，但也成为肠道传染病和食物中毒的一个诱因，搞好冷饮食品卫生管理，是控制夏秋季肠道传染病发生与流行的重要措施之一。

一、　冷饮食品的卫生问题

（一）　微生物污染

生产冷饮食品所使用的原料、容器、工具、包装材料以及操作人员的手臂等都可能存在着细菌、霉菌和酵母菌；加工过程中如果瓶口密封不严或贮存时温度过高，会引起微生物污染。当果汁、不含汽饮料等污染了霉菌后就可能出现絮状或球状悬浮物，如被酵母菌污染，则酵母菌在发酵其中糖分的过程中会产生大量二氧化碳，使容器膨胀或爆裂。另外，酵母菌也可使果汁的色泽发生变化，如丝状菌可使果汁变成白色、绿色或棕色。冷冻饮品原料中的乳、蛋、果汁通常带有大量微生物，所以，对原料进行杀菌和冷却是保证产品卫生的关键。

（二）　化学性污染

冷饮食品在生产过程中也容易受到化学性污染，而使产品质量发生不良变化。如生产雪糕、冰棍时模具破漏或操作不当都可以使冷水槽中的氧化钙污染到食品而造成苦味。在冰淇淋生产中调节酸度时使用小苏打过量也可产生苦涩味。果汁生产中如污染了铁离子，则容易出现棕色或黑褐色的环状浸渍挂在瓶壁上。另外，生产冷饮食品用的容器、管道材料的质量不好，也会造成锌、铜等化学污染，轻者有金属味，重者则可造成食物中毒。

（三）　食品添加剂

冷饮食品的加工需使用多种食品添加剂，如甜味剂、酸味剂、防腐剂、乳化剂、增稠剂、人工着色剂等。超量或超范围的使用会造成对冷饮食品的污染，危害人体健康。

（四）　杂质及异物污染

生产冷饮食品所用的原料、辅料和水等在灌装前需要进行过滤去杂，包装用的瓶子也需要用过滤水彻底冲洗，否则会使产品中混有杂质和异物，造成质量不合格。

（五）　掺杂掺假

饮料中掺入非食用色素或直接用色素，香精加水勾兑成饮料。有的不法分子为达到杀菌目的，在冷饮中掺入漂白粉，致使饮料中残留氯大大超过国家卫生标准，直接危害人体健康。

二、 冷饮食品的加工卫生

（一） 冷饮食品原料的卫生要求

冷饮食品主要原料为水、甜味料、乳品、蛋品、果蔬原汁或浓缩汁、食用油脂、食品添加剂和二氧化碳等，原料的卫生状况直接影响产品的卫生质量。

1. 冷饮食品用水

加工冷饮食品用水最好是自来水或深井水，若使用地面水，则水源周围应无污染源。原料用水必须经沉淀、过滤（砂滤）和消毒，并达到国家生活饮用水质量标准。除此之外，饮料用水还必须符合加工工艺的要求，如水的硬度不宜过大，否则就会导致钙、镁离子与有机酸结合形成沉淀物。人工或天然泉水应按允许开采量开采。天然泉水应建立自流式建筑物，以免天然因素或人为因素造成污染。

2. 原辅材料

甜味料如白砂糖、绵白糖、淀粉糖浆、果葡糖浆，乳及乳制品、蛋及蛋制品和果蔬汁等，必须符合国家相关的卫生标准。果汁应选新鲜、成熟度高的水果加工制成，具有正常的色泽和香味，微生物和农药残留应符合国家卫生标准。酒精应使用符合蒸馏酒卫生标准的食用级酒精，不得使用工业酒精或医用酒精配制低度酒精饮料。

碳酸饮料所使用的二氧化碳，需经纯化系统处理，质量应符合 GB 1886.228—2016《食品安全国家标准 食品添加剂 二氧化碳》的规定，纯度应大于 99%，不应含有一氧化碳、二氧化硫、氢气、氨气、矿物油等杂质。

3. 食品添加剂

冷饮食品使用的食品添加剂种类较多，包括甜味料、酸味剂、着色剂（天然色素和人工合成色素）、防腐剂、乳化剂、增稠剂和食用香精等。在使用范围和剂量上必须符合国家的 GB 2760—2014《食品安全国家标准 食品添加剂使用标准》的有关规定。

（二） 冷饮食品加工过程的卫生要求

1. 液体饮料

液体饮料最易出现质量问题，必须搞好原料、设备、包装容器、灌装卫生，同时控制好杀菌工序。

（1）水处理 水是液体饮料最主要的成分，水质好坏直接影响饮料质量和风味。因此，水处理是饮料生产的重要工艺，也是饮料生产重要技术措施，包括去除悬浮性杂质和溶解性杂质。前者属于初级处理，一般采用活性炭吸附和砂滤棒过滤。活性炭可吸附异物、氯离子、三氯甲烷和某些有机物，但不能吸附金属离子，因而也不改变水的硬度。

去除溶解性杂质目前最常用的方法为：

①电渗透法：利用直流电场将水中阴、阳离子分开使阴离子通过渗透膜进入阳极区，阳离子进入阴极区，从而达到去除杂质的目的。此法的优点是可实现水处理的连续化、自动化，且除垢方便。但是它不能除去有机物和微生物。

②反渗透法：利用反渗透膜去除比水分子直径大的绝大多数杂质，包括各种阴、阳离子，有机物和微生物。目前使用的反渗透膜为孔径 $0.0001 \sim 0.0002\mu m$ 的醋酸纤维膜、中空纤维膜和复合膜三种。

根据不同饮料对水质的要求进行不同的组合以达到最佳处理效果。电导率是反映处理后水纯度的简便而实用的指标。电导率越低说明水中杂质越少，纯度越高。

（2）包装容器　包装容器种类很多，有玻璃瓶、塑料瓶（袋）、易拉罐以及纸盒等。包装容器的材料应无毒无害并具有一定的稳定性，即耐酸、耐碱、耐高温和耐老化。包装容器使用前均须严格检验，不合格容器不得使用。各类包装容器使用前必须经过消毒、清洗，消毒、清洗后的回收包装容器必须抽检杂菌和大肠菌群，要求洗净的空瓶（或其他容器）细菌数不得超过 50 个/瓶（罐），大肠菌群不得检出。工厂应制定洗瓶操作的工艺规程，规定碱度、浓度、温度和浸瓶时间，定时检查、化验。空瓶周转箱也必须经常清洗。

（3）杀菌　杀菌工序是控制原辅材料或终产品微生物污染，延长产品保质期和食用者安全的重要措施。根据产品的性质可选择不同的杀菌方法：①巴氏消毒法：此法适用于发酵型乳饮料。②加压蒸气杀菌：此法适用于非碳酸型饮料，特别是非发酵型含乳饮料、植物蛋白饮料、果（蔬）汁饮料等。在罐装后应按杀菌规程进行杀菌，一般蒸气压为 $1kg/m^2$，温度为 120℃，持续 20~30min，经杀菌后产品可达到商业无菌要求。③紫外线杀菌：紫外线可使繁殖型细菌蛋白质和核酸变性而起到杀菌作用，适用于原料的杀菌。应选择 250~280nm 杀菌峰值波长，水层厚度不超过 2cm，并适当控制水流流速。④臭氧杀菌：臭氧是一种强氧化剂和消毒剂，杀菌速率为氯的 30~50 倍，且半衰期短，无残留。因而特别适用于各种瓶装饮用水的杀菌。臭氧发生器应根据水温、pH 和水质还原性物质含量加以调节。一般认为，水中臭氧浓度达到 0.3~0.5mg/L，即可获得满意的杀菌效果。

（4）灌装　灌装设备、管道、冷却器等最好使用食用级不锈钢、塑料、橡胶和玻璃材料。用前必须彻底消毒、清洗，管道应无死角、无盲端、无渗漏，便于拆卸和清洗；材质应无毒、无异味、耐腐蚀、无吸附性；瓶装饮料灌装前后均应进行灯光照检，光源照度应在 1000lx 以上，检查空瓶时应采用减弱的荧光灯，背景要求均匀洁白；检验成品时，需采用较强的白炽灯。检瓶速度在每分钟 100 以上时，连续检瓶时间不超过 30min，在每分钟 100 以下时，连续检瓶时间不超过 40min，以防止因视力疲劳而漏检。

（5）灌装间的环境卫生　灌装一般在暴露和半暴露条件下进行，尤其对无终产品消毒的品种环境的卫生特别重要，其中空气净化是防止微生物污染的重要环节。首先应将灌装工序设在单独房间，或用铝合金玻璃隔断，形成独立的灌装间与厂房其他工序隔开，避免空气交叉污染。其次是对灌装间消毒，一般采用紫外线照射，按 $1W/m^3$ 功率设置。也可采用过氧乙酸熏蒸消毒，按 $0.75~1g/m^3$ 配制。有条件的企业灌装间最好安装空气净化器，灌装间空气中菌落总数以 CFU/平皿<30 为宜。

2. 冷冻饮品

冷冻饮品是以饮用水、食糖、食用油脂、乳与乳制品或蛋与蛋制品等为主料，添加增稠剂、增香剂、豆类或果汁等，按一定工艺凝冻或冷冻而成的软质、半软质冷食品。冷冻饮品有冰淇淋、冰棍、雪糕及食用冰等。

（1）生产冷冻饮品的原辅料均须符合有关卫生标准。冷冻饮品中含有营养丰富的乳品、蛋品及淀粉类原料，如在生产中不讲究卫生和操作制度，易造成微生物的繁殖，所以冷冻饮品生产所使用的原料必须经检验合格后才能投产。

（2）在冷冻饮品生产过程中，要准确地按工艺操作要求进行操作，严格按杀菌条件进行控制。如在雪糕生产中，熬料温度应控制在 80℃以上，保持 20min，灭菌后要求在 4h 内将温度降至 20℃以下，以防止微生物大量繁殖造成污染。

（3）冷冻饮品生产所需的各种设备、容器、管道、工具最好采用不锈钢材料制作，禁止使用镀锌、镀镍材料。各种设备、容器在使用后及时清洗，使用时严格进行消毒和清洗。

（4）操作人员要有严格的个人卫生与健康要求。生产车间的设计与设施应符合卫生要求，包装间的空气应每日进行紫外线照射消毒。

（5）冷冻饮品的包装材料及容器必须符合卫生标准及有关规定。人工包装操作要求配有75%酒精棉球或消毒毛巾，每10min擦拭双手一次，严防食品污染。

（6）每批产品必须检验感官指标、细菌指标及重量规格，检验合格后方可出厂。

（7）运输应采用冷藏车，运输工具要清洁卫生。

（8）成品宜存放于-10℃的专用库或冰箱内。冰淇淋冷冻温度宜低于-18℃。仓库事先必须清洗、消毒，成品堆放必须离地、离墙。

3. 固体饮料

固体饮料按卫生学意义分为三类：

（1）蛋白型　以糖、乳及乳制品、蛋及蛋制品或植物蛋白等为主要原料，添加适量辅料和（或）食品添加剂而制成；

（2）普通型　以糖、果汁或食用植物浓缩提取物为主要原料，添加适量辅料和（或）食品添加剂而制成；

（3）焙烤型　以焙烤后的咖啡豆磨碎所提取的浓缩物为主要原料，添加适量辅料和（或）食品添加剂经脱水而制成。

固体饮料因含水分少，即使有微生物污染一般在封闭包装条件下也不易繁殖，特别是此类饮料多以开水冲溶热饮，所以微生物污染的问题不大。应该注意的是水分含量、化学性污染和金属污染等问题。

三、 冷饮食品的卫生管理

冷饮食品销售量大，涉及人群面广，加之制售过程污染环节多，因而冷饮食品的卫生问题历来是卫生防疫部门的重要工作内容之一。我国已经颁布多项相关的卫生标准，卫生规范和管理办法，为冷饮食品经营者开展科学管理和食品卫生监督人员的监督执法提供理论和实践依据，在保障食用者安全上发挥着重要作用。

（1）严格执行冷饮食品卫生管理办法的有关规定，实行企业经营卫生许可制度。一般冷饮食品多为季节性生产，新企业正式投产之前或老企业在每年开业之前必须经食品卫生监督机构检查、审批、合格后方可允许生产。

（2）冷饮食品从业人员，包括销售摊贩每年进行一次健康检查，凡患痢疾、伤寒、病毒性肝炎或病原体携带者，活动型肺结核、化脓性或渗出性皮肤病者均不得直接参与冷饮食品的生产和销售。同时要建立健全从业人员的培训制度和个人健康档案。

（3）冷饮食品生产单位应远离污染源，周围环境应经常保持清洁。生产车间应设不用手开关的洗手设备和供洗手用的清洗剂，入门处设鞋靴消毒槽，门窗应有防蝇、防虫、防尘设施，地面、墙壁应便于冲刷清洗；生产工艺和设备布置要合理，避免交叉污染。机械设备、管道、盛器和容器等实行生产前彻底清洗、消毒。原料库和成品库要分开，并应有防鼠设施。冷冻饮品企业必须有可容纳3d产量的专用成品库，专有的产品运输车。

（4）冷饮食品企业应有与生产规模和产品品种相适应的质量和卫生检验能力。做到批批检验，确保合格产品出厂。冷冻食品的不合格成品可分情况加工复制，复制后产品应增加三倍采样量复检，若仍不合格应废弃。

（5）产品包装要完整严密，做到食品不外露。商品标志应有产品名称、生产厂名、厂址、生产日期、保存期等标志以便监督检查。

四、 饮料的卫生检验

（一） 饮料的卫生检验

1. 感官要求

具有该产品应有的色泽，无异味，无异臭，无正常视力可见外来异物，液体饮料状态均匀，固体饮料无结块。

2. 理化指标

应符合表 4-28 所示的规定。

表 4-28　　　　　　　　　　　　　饮料的理化指标[①]

项 目	指 标
锌、铜、铁总和[②]/（mg/L）	≤20
氰化物（以 HCN 计）[③]/（mg/L）	≤0.05
脲酶试验[④]	阴性

注：①固体饮料、浓缩饮料按产品标签标示的冲调比例稀释后应符合本标准要求。
　　②仅适用于金属罐装果蔬汁饮料。
　　③仅适用于以杏仁为原料的饮料。
　　④仅适用于以大豆为原料的饮料。

3. 污染物限量和真菌毒素限量

（1）污染物限量　应符合表 4-29 所示的规定。

表 4-29　　　　　　　　　　　　　饮料中污染物限量

项 目	限量/（mg/L）
铅	
饮料类（包装饮用水、果蔬汁类及其饮料、含乳饮料、固体饮料除外)	≤0.3
包装饮用水	≤0.01
果蔬汁类及其饮料［浓缩果蔬汁（浆）除外]、含乳饮料	≤0.05
浓缩果蔬汁（浆）	≤0.5
固体饮料	≤1.0mg/kg
镉	
包装饮用水（矿泉水除外）	≤0.005
矿泉水	≤0.003

续表

项　目	限量/（mg/L）
汞	
矿泉水（总汞）	≤0.001
砷	
包装饮用水（总砷）	≤0.01
锡	
饮料类	≤150mg/kg
亚硝酸盐	
包装饮用水（矿泉水除外）	≤0.005（以 NO$_2^-$计）
矿泉水	≤0.1（以 NO$_2^-$计）
硝酸盐	
包装饮用水（矿泉水除外）	—
矿泉水	≤45（以 NO$_3^-$计）

（2）真菌毒素限量　果蔬汁类及其饮料（仅限于以苹果、山楂为原料制成的产品）中，展青霉素≤50μg/kg；对于赭曲霉毒素 A，研磨咖啡（烘焙咖啡）≤5.0μg/kg，速溶咖啡≤10.0μg/kg。

4. 农药残留限量

应符合如表 4-30 所示的规定。

表 4-30　　　　　　　　　　　　饮料中农药残留限量

项　目	最大残留限量/（mg/kg）	项　目	最大残留限量/（mg/kg）
阿维菌素		草甘膦	
啤酒花	≤0.1	茶叶	≤1
百草枯		虫螨腈	
啤酒花	≤0.1（临时限量）	茶叶	≤20
		除虫脲	
苯醚甲环唑		茶叶	≤20
茶叶	≤10	哒螨灵	
丙环唑		茶叶	≤5
咖啡豆	≤0.02	代森联	
草铵膦		啤酒花	≤30
茶叶	≤0.5（临时限量）	其他农药	按 GB 2763—2016 的规定执行

5. 微生物限量

应符合表 4-31 所示的规定。另外，经商业无菌生产的产品应符合商业无菌的要求。

表 4–31   饮料的微生物限量

项　目		采样方案[1]及限量			
		n	c	m	M
菌落总数[2]/（CFU/g 或 CFU/mL）		5	2	10^2（10^3）[3]	10^4（5×10^4）
大肠菌群/（CFU/g 或 CFU/mL）		5	2	1（10）	10（10^2）
霉菌/（CFU/g 或 CFU/mL）		≤20（50）			
酵母[4]/（CFU/g 或 CFU/mL）		≤20			
致病菌（包装饮用水、碳酸饮料除外）/（若非指定，均以/25g 或/25mL 表示）	沙门氏菌	5	0	0	—
	金黄色葡萄球菌	5	1	100CFU /g（mL）	1000CFU /g（mL）

注：n：同一批次产品应采集的样品件数；c：最大可允许超出 m 值的样品数；m：微生物指标可接受水平的限量值；M：微生物指标的最高安全限量值。

①样品的采样及处理按 GB 4789.1 和 GB/T 4789.21 执行。②括号中的限值仅适用于固体饮料，且奶茶、豆奶粉、可可固体饮料菌落总数的 $m = 10^4$CFU/g。③不适用于活菌（未杀菌）型乳酸菌饮料。④不适用于固体饮料。

（二）　冷冻饮品卫生检验

1. 感官要求

具有产品应有的正常色泽，无异臭，无异味。具有产品应有的状态，无正常视力可见外来异物。

2. 污染物限量

冷冻饮品中铅≤0.3mg/kg。

3. 微生物限量

应符合如表 4–32 所示的规定。

表 4–32   冷冻饮品中微生物限量

项　目		采样方案及限量			
		n	c	m	M
菌落总数[1]/（CFU/g 或 CFU/mL）		5	2（0）[2]	2.5×10^4（10^2）	10^5（—）
大肠菌群/（CFU/g 或 CFU/mL）		5	2（0）	10（10）	10^2（—）
致病菌［冰淇淋类、雪糕（泥）类、食用冰、冰棍类］/（若非指定，均以/25g 或/25mL 表示）	沙门氏菌	5	0	0	—
	金黄色葡萄球菌	5	1	100CFU /g（mL）	1000CFU /g（mL）

注：n：同一批次产品应采集的样品件数；c：最大可允许超出 m 值的样品数；m：微生物指标可接受水平的限量值；M：微生物指标的最高安全限量值。

①括号内数值仅适用于食用冰。②不适用于终产品含有活性菌种（好氧和兼性厌氧益生菌）的产品。

第九节　酒类的卫生

酒类很可能是人类最早利用微生物发酵制造的精纯食物之一，迄今至少有数千年的历史。在现代社会中，酒类已成为人们日常生活中不可缺少的饮料，甚至在一些国家和地区饮酒已经形成一种独特的饮食文化。

酒类的主要成分是乙醇。酿造的基本原理为利用原料自身的或微生物的糖化酶将原料中多糖分解为单糖和寡糖，然后再由微生物的乙醇发酵酶将糖转化为乙醇。

少量饮酒可促进消化液分泌和增进食欲，而且能促进血液循环。但过量或过度饮酒会对人体造成不同程度的伤害。乙醇是水溶性的小分子化合物，与蛋白质、脂肪、碳水化合物不同，乙醇不需经过酶的分解即能吸收。饮酒后乙醇通过简单扩散的方式能迅速地在消化道吸收并进入血液循环和全身各组织中。血液中的乙醇浓度在饮酒后 1~1.5h 达到最高，以后逐渐降低。分布在全身各组织中的乙醇，大部分在肝脏中氧化分解，只有很少一部分在其他组织中分解。

乙醇在肝脏中先经醇脱氢酶催化，被氧化成为乙醛，然后在醛脱氢酶作用下，氧化为乙酸，大部分乙酸进入血液，加入正常的乙酸代谢，最后生成二氧化碳和水。乙醛氧化为乙酸的速度较快，一般在饮酒量范围内，乙醛不致在体内潴留，并出现中毒症状。酒醉后，次日不适感往往与乙醛中毒有关。

摄入的乙醇绝大部分（95%以上）通过以上途径分解，有很少一部分乙醇直接从肺呼出和尿中直接排泄出去。乙醇可使脂肪在肝脏中蓄积，从而诱发脂肪肝形成。主要原因是脂肪氧化受到抑制而促进合成；其次，是脂肪从外周向肝中流入量增加。饮酒与脂肪性肝硬化有极为明显的相关关系，许多试验已证实。除脂肪性肝硬化之外，慢性酒精中毒对其他健康方面的危害还有很多，例如多发性神经炎、心肌病变、脑病变、造血功能障碍、胰腺炎、肾炎、溃疡病等。

酒类生产从原料到加工过程诸环节若不符合卫生要求就可能产生和带入有毒有害物质，并对食用者安全构成威胁。酒的种类繁多，从工艺学和食品卫生学的角度大致可分为三类：蒸馏酒（白酒）、发酵酒（葡萄酒、啤酒、黄酒、果酒）和配制酒。不同种类的酒卫生问题不同。

一、酒的卫生问题

（一）蒸馏酒的卫生问题

蒸馏酒在我国通称为白酒，它是以粮食、薯类和糖蜜为主要原料，在固态或液态下经糊化、糖化、发酵和蒸馏而成。酒精度较高，一般在 40°~60°，如我国的茅台酒、汾酒、国外的威士忌、白兰地等。在发酵过程中除了乙醇外，还可能产生多种少量或微量的其他物质，原料中某些挥发性物质也可以进入终产品中，其中一些成分如甲醇、氰化物、铅等对人体有害。

1. 甲醇

酒中的甲醇来自原料中的果胶、木质素或半纤维素。果胶主要存在于植物的果皮、种皮、块茎等细胞间质，在果胶酶或酸、碱作用下，可分解为果胶酸和甲醇。糠麸、薯干和某些水果中含果胶丰富，黑曲霉比其他曲霉中的果胶酶活力高，以上述物质作酿酒原料，以黑曲霉作糖化发酵剂时酒中甲醇含量常常较高。此外，糖化发酵温度过高，时间过长也会使甲醇含量增加。

甲醇在体内分解缓慢并有蓄积作用，对机体组织细胞有直接毒害作用，对视神经的毒性作用最强。甲醇不如乙醇那样迅速氧化为二氧化碳和水，甲醇经氧化变为甲醛和甲酸，都是毒性较强的物质，甲醛和甲酸的毒性分别比甲醇大 30 倍和 6 倍，因此极少量的甲醇有时能引起慢性中毒。视神经对甲醇的毒性作用最为敏感，可导致视网膜受损甚至失明。另一方面可能是由于甲醇引起机体内酸碱平衡的失调以及由于甲酸及机体代谢紊乱时所产生的乳酸等，常使机体呈现酸中毒状态。一次摄入 4g 以上即可引起急性中毒，其临床表现为头痛、恶心、呕吐、胃痛和视力模糊，严重者可出现呼吸困难、低钾血症、昏迷甚至死亡。致盲剂量为 7~8mL，致死剂量为 30~100mL，经抢救康复者几乎无一例外地遗留程度不同的视力障碍。长期少量摄入可导致慢性中毒，除了头痛、头晕、消化功能紊乱外，其特征性的临床表现为视野缩小及不能矫正的视力减退。

2. 杂醇油

杂醇油是比乙醇碳链长的多种高级醇统称。它们是原料中蛋白质和糖类分解的产物，包括正丙醇、异丁醇和异戊醇等，其中异戊醇含量较高。高级醇的毒性和麻醉力与碳链的长短有关，碳链越长者毒性越强，如戊醇的毒性比乙醇大 39 倍。杂醇油在体内氧化分解缓慢，可使中枢神经系统充血，含量高的酒常造成饮用者头痛及大醉。

固态白酒蒸馏采用土甑间歇蒸馏，杂醇油含量酒头中最多，故须掐头去尾。

根据风险评估的结果，GB 2757—2012《食品安全国家标准　蒸馏酒及配制酒》去掉了原 GB 2757—1981《蒸馏酒及配制酒卫生标准》中杂醇油的限量标准，不必再进行杂醇油的检测。

3. 氰化物

使用木薯、果核、野生植物等原料制酒时，由于原料中含有氰苷，在制酒过程中经水解后产生氰氢酸，致使酒中含有氰化物。

氰化物是剧毒物质，人口服 50~100mg 几乎可立即停止呼吸，造成骤死。轻度中毒者，早期可出现乏力、头昏、头痛、胸闷及口腔、咽喉麻木、流涎、恶心、呕吐、腹泻、气促、血压略有增高，脉搏加快，皮肤黏膜呈血红色，瞳孔缩小，心律不齐，继而出现阵发性和强直性抽搐，昏迷和血压骤降，呼吸变浅变慢，以致完全停止。中毒者还能出现紫绀，往往表现为呼吸衰竭。

氰化物的去除方法：对原料进行预处理，可用水充分浸泡，蒸煮时增加排气量，挥发氰化物。也可将原料晒干，使氰化物大部分消失。也可在原料中加入 2% 黑曲，保持 40% 左右水分，在 50℃ 左右搅拌均匀，堆积保温 12h，然后清蒸 45min，排出氰氢酸。

4. 铅

铅主要来自镀锡的蒸馏器、贮酒器、管道等。蒸馏酒在发酵过程中可产生少量的有机酸，如丙酸、丁酸、酒石酸和乳酸等，含有机酸的高温酒蒸气能使蒸馏器壁中的铅溶出，总酸含量高的酒铅含量往往也高，锡的纯度是影响铅含量的主要因素。长期饮用铅含量高的白酒可导致慢性铅中毒，近20年来的研究，普遍认为铅与认知和行为异常有关，并提出铅可能是一种潜在致癌物，故对酒中的铅含量必须严加限制。

对于含铅量过高的白酒，可利用生石膏（$CaSO_4 \cdot 2H_2O$）或麸皮进行脱铅处理，使酒中的铅盐凝集而共同析出。在白酒中加2kg/1000kg的生石膏或麸皮，搅拌均匀，静置1h后再用多层绒布过滤，能除去酒中的铅，但这样处理会使酒的风味受到一定的影响，需再进行调味。

对含铅量过高的白酒也可将其置于精馏塔中重蒸处理。

5. 醛类

蒸馏酒中醛类主要有甲醛、乙醛、糠醛和丁醛等。毒性比相应的醇高，其中甲醛属于细胞原浆毒，可使蛋白质变性和酶失活。浓度在30mg/100mL时即可产生黏膜刺激症状，出现烧灼感和呕吐。由于醛类在低温排醛过程中可大部分去除，因此我国关于蒸馏酒安全标准中对醛类未作限量规定。

（二） 发酵酒的卫生问题

以粮谷、水果、乳类等为主要原料，经发酵或部分发酵酿制而成的饮料酒。酒精含量较低，一般为3%~20%，如啤酒、葡萄酒、黄酒和果酒等。

1. 真菌毒素污染

发酵酒主要以粮谷、水果、乳类等为主要原料，易受霉菌污染，某些霉菌在代谢过程中产生有毒物质在发酵过程不能去除而留在酒体中，因此对发酵酒来说，原料的卫生问题要比蒸馏酒意义大得多，要妥善管理，防止原料发霉变质。

2. 甲醛

啤酒中的甲醛主要来自两个途径，一是过去传统工艺中在生产过程中添加的甲醛，主要用作稳定剂，第二个来源是啤酒在发酵过程中产生的，由于啤酒要经过微生物发酵，只要新陈代谢就有甲醛产生，因此即便不额外添加甲醛，啤酒生产过程中本身也会有甲醛残留的可能。

甲醛属于细胞原浆毒，可使蛋白质变性和酶失活，因此GB 2758—2012《食品安全国家标准　发酵酒及配制酒》限制啤酒中甲醛的含量。

3. 二氧化硫残留

在葡萄酒或其他果酒配制过程中常加入二氧化硫达到抑菌、澄清、增酸和护色的作用。但若用量过多或发酵时间过短，就会造成二氧化硫残留，危害人体健康。

4. 发酵酒的微生物污染

发酵酒由于酒精含量较低，在生产过程中如果管理不严，易引起其他杂菌污染，既影响了产品质量也给消费者健康带来一定的危害。原标准中熟啤酒（生啤酒）的微生物指标有三项，对产品的检测主要是"菌落总数"和"大肠菌群"，因方法检测时间长，不能满足啤酒产品销售的要求。因啤酒的近代化生产工艺，加强了卫生管理，现在除了个别异常外，似乎这两项指标不合格的可能性很小，市场样品抽检结果也如此，故这两项指标被取消了。而第三项微生物指标"肠道致病菌"，过去要求检测沙门氏菌、金黄色葡萄球菌、志贺菌，修订后删除了志贺菌。

（三） 配制酒的卫生问题

配制酒是以发酵酒和蒸馏酒为酒基，以添加可食用的辅料配制而成（也称露酒）。所谓可食用的辅料包括水果和水果汁、食用糖、食用香精、食用色素等。配制酒所使用的原辅料，必须符合相关的卫生要求，特别是香精、色素应符合我国食品添加剂使用卫生标准的要求。酒基必须符合我国 GB 2757—2012《食品安全国家标准　蒸馏酒及配制酒》、GB 2758—2012《食品安全国家标准　发酵酒及配制酒》，不得使用工业酒精和医用酒精作为配制酒的原料。

二、 酒的卫生管理

酒类生产厂必须遵守相应的卫生规范，远离污染源，周围环境和室内环境应保持清洁；酿酒用原料主要有高粱、大米、玉米、小麦、葡萄及其他水果等质量必须符合相应的卫生标准，不得使用对人体有毒、有害的物质做酿酒原辅料；发酵所用纯菌种应防止退化、变异和污染；酒类生产中使用的添加剂应符合 GB 2760—2014《食品安全国家标准　食品添加剂使用标准》；生产用水必须符合 GB 5749—2006《生活饮用水卫生标准》；生产、贮存、运输、销售过程中所用容器、管道、蒸馏冷凝器、酒池等的材料和涂料必须无毒无害，符合相应卫生标准和要求；生产发酵酒的工具、管道、酒池、槽车、盛酒容器等必须及时清洗消毒；在酒类生产销售过程中，不得掺假掺杂，影响其卫生质量。

三、 酒的卫生要求

（一） 蒸馏酒

1. 感官要求

透明无色液体，无沉淀杂质，无异臭异味，应符合相应产品标准的有关规定。

2. 标签要求

（1）蒸馏酒及其配制酒标签除酒精度、警示语和保质期的标识外，应符合 GB 7718—2011《食品安全国家标准　预包装食品标签通则》的规定。

（2）应以"%vol"为单位标示酒精度。

（3）应标示"过量饮酒有害健康"，可同时标示其他警示语。

（4）酒精度≥10%（vol）的饮料酒可免于标示保质期。

3. 理化指标要求

应符合表 4-33 所示的要求。

表 4-33　　　　　　　　　　蒸馏酒的理化指标

项　　目		指　　标	
		粮谷类	其他
甲醇[①]／（g/L）	≤	0.6	2.0
氰化物[②]（以 HCN 计）／（mg/L）	≤	8.0	

注：①②甲醇、氰化物指标均按 100% 酒精度折算。

4. 污染物限量和真菌毒素限量

（1）污染物限量 蒸馏酒中铅≤0.5mg/kg。

（2）真菌毒素限量 蒸馏酒（仅限于以苹果、山楂为原料制成的产品）中展青霉素≤50μg/kg。

（二） 发酵酒的卫生要求

1. 感官要求

具有各类产品应有的色泽、滋味、气味和组织形态，应符合相应产品标准的有关规定。

2. 标签要求

（1）发酵酒及其配制酒标签除酒精度、原麦汁浓度、原果汁含量、警示语和保质期的标识外，应符合 GB 7718—2011 的规定。

（2）应以"%vol"为单位标示酒精度。

（3）啤酒应标示原麦汁浓度，以"原麦汁浓度"为标题，以柏拉图度符号"°P"为单位。果酒（葡萄酒除外）应标示原果汁含量，在配料表中以"××%"表示。

（4）应标示"过量饮酒有害健康"，可同时标示其他警示语。用玻璃瓶包装的啤酒应标示如"切勿撞击，防止爆瓶"等警示语。

（5）葡萄酒和其他酒精度≥10%vol 的发酵酒及其配制酒可免于标示保质期。

3. 理化指标要求

啤酒中甲醛含量应≤2mg/L。

4. 污染物限量和真菌毒素限量

（1）污染物限量 铅（Pb）：黄酒≤0.5mg/kg，其他发酵酒≤0.2mg/kg。

（2）真菌毒素限量 发酵酒（仅限于以苹果、山楂为原料制成的产品）中展青霉素≤50μg/kg；葡萄酒中赭曲霉毒素 A≤2.0μg/kg。

5. 微生物指标要求

应符合表 4-34 所示的要求。

表 4-34　　　　　　　　　发酵酒的微生物指标

项目	采样方案* 及限量		
	n	c	m
沙门氏菌（25mL）	5	0	0
金黄色葡萄球菌（25mL）	5	0	0

注：n：同一批次产品应采集的样品件数；c：最大可允许超出 m 值的样品数；m：微生物指标可接受水平的限量值。

　　*样品的分析及处理按 GB 4789.1 执行。

第十节　罐头食品的卫生

罐头食品（canned food）是指密封容器包装，经过适度热杀菌（达到商业无菌），在常温下可长期保存的食品。根据原料的属性分为肉、禽、水产、蔬菜和水果罐头；亦可根据包装容器的属性分为金属罐、玻璃罐和塑料金属复合膜软罐头。

一、 罐头食品的卫生问题

（一） 微生物污染

1. 杀菌不彻底致罐头内残留有微生物

罐头食品在加工过程中，为了保持产品正常的感官性状和营养价值，在进行加热杀菌时，不可能使罐头食品完全无菌，只强调杀死病原菌、产毒菌，实质上只是达到商业无菌程度。罐内残留的一些非致病性微生物在规定的保存期限内，一般不会生长繁殖，但是如果罐内条件发生变化，贮存条件发生改变，这部分微生物就会生长繁殖，造成罐头变质。经高压蒸汽杀菌的罐头内残留的微生物大都是耐热性芽孢，如果罐头贮存温度不超过43℃，通常不会引起内容物变质。

2. 杀菌后发生漏罐

罐头经杀菌后，若封罐不严则容易造成漏罐致使微生物污染。重要污染源是冷却水，这是因为罐头经热处理后需通过冷却水进行冷却，冷却水中的微生物就有可能通过漏罐处而进入罐内，一些耐热菌、酵母菌和霉菌都从外界侵入。罐内氧含量升高，导致各种微生物生长旺盛，从而内容物 pH 下降，严重的会呈现感官变化。空气也是造成漏罐污染的污染源，但较次要。

（二） 化学性有害物质的污染

1. 包装材料对内容物的污染

（1） 锡、铅的污染　罐头金属壁由于锡层涂的不严密，同时因食品酸性过高，结果罐壁金属与食品中的有机酸长期作用使锡、铅迁移到罐头食品中，往往因罐头内锡、铅含量增加，不能食用。

（2） 封口胶中有害物质的污染。

（3） 硫化物的形成　原料不新鲜引起的黑变最为多见，例如赤贝罐在 80℃ 加热 40min 后罐内就有硫化氢产生，所以仅有新鲜的原料才适宜于罐藏；使用焦亚硫酸钠保护食品的颜色时，其 SO_2 的残留是罐内硫的另一来源；铁、铜离子促使含硫氨基酸分解产生硫化氢，故加工设备应采用不锈钢而不用铁、铜制品。

2. 添加剂的污染

肉类罐头在制作加工过程中需要添加硝酸盐或亚硝酸盐作为防腐剂和发色剂，以阻止肉类发生腐败变质及抑制肉毒梭菌产毒的作用，并使肉品呈现鲜艳的粉红色，但过量添加硝酸盐或亚硝酸盐可引起食物中毒。此外，在适宜的条件下亚硝酸盐又能与胺类物质生成强致癌物亚硝胺或亚硝酰胺，因此必须严格控制在肉类罐头中硝酸盐或亚硝酸盐的使用量。

3. 其他有害物质的污染

主要是霉菌毒素、多环芳烃、农药等的污染；溶剂残留；保管不当；掺伪等。

二、 罐头食品生产的卫生

1. 容器卫生

罐头容器质量的好坏，对罐头产品的质量和保藏性有一定的影响，因此，在装罐前对空罐及底盖进行严格检查和选择十分重要。罐头容器按其材料性质，可分为玻璃容器、金属容器、软罐头。

（1）玻璃瓶　顶盖橡胶圈或涂橡胶混合物应为食品工业专用材料，由于填充剂氧化锌可引起过敏反应，其用量不宜超过干胶的3%。

（2）金属罐　金属罐的主要材质为镀锡薄钢板、镀锌薄钢板和铝金属薄板。镀锡薄钢板又称马口铁，锡纯度应在99%以上，含铅量不得超过0.04%。镀锡层要求均匀无空斑，否则在酸性介质中将形成铁锡微电偶，加速锡铅溶出，严重者可造成穿孔，形成漏罐。金属罐有三片罐和二片罐（冲拔罐或易拉罐）之分，三片罐中缝及罐身与罐底的焊接应采用高频电焊或粘合剂焊接，以减少铅污染。镀铬薄钢板主要用于罐头底盖和皇冠盖；铝金属薄板不生锈、延展性好是冲拔罐（易拉罐）的良好材质。金属罐内壁必须涂膜，以防止金属与食物直接接触，涂料应根据灌装内容物性质及工艺需要加以选择。抗酸涂料主要为环氧酚醛树脂，多用于水果类酸性罐头；抗粘涂料多采用环氧酯化氧化锌磁漆，用于脂肪含量高的午餐肉等空罐的涂布。涂料应无毒、无害、无臭、无味，并且应有良好的稳定性和附着性。

（3）塑料金属复合膜　由三层不同材质的薄膜经粘合而成，外层为12μm聚酯薄膜，具有加固和耐热性能；中层为9μm的铝箔，起避光和密闭作用；内层为70μm改性聚乙烯或聚丙烯，具有良好的安全性和热封性。三层间普遍采用聚氨酯型粘合剂，该黏合剂中含甲苯二异氰酸酯，其水解产物2，4-氨基甲苯具有致癌性，因此必须加强对甲苯二异氰酸酯的检测。空罐在使用前必须经热水冲洗、蒸汽消毒和沥干（每个空罐残留水不超过1mL）。如用回收玻璃罐需在40~50℃、2%~3%碱水中浸泡5~10min，然后彻底冲洗。

2. 罐头食品加工过程的卫生

（1）原料要求　所有食品原料应保持新鲜清洁状态。

果蔬类原料应无虫蛀、无霉烂、无锈斑和无机械损伤，根据不同的品种还应有适宜的成熟度，装罐前需进行分选、洗涤、修整、漂烫及抽空处理。漂烫的目的主要是破坏酶活性，杀死部分附着在原料上的微生物，同时有脱水护色、软化组织和改善风味的作用。一些低酸性原料如荸荠、蘑菇等为了增强杀菌效果和护色作用，在漂烫液或预煮液中应加入适量柠檬酸，使pH4.2~4.5。抽空处理可以排除原料组织中空气，以减少罐壁腐蚀和果蔬变色。

畜禽肉类必须经严格检疫，不得使用病畜禽肉和黄膘猪肉作为原料，原料应严格修整，去除毛污、血污、淋巴结、粗大血管和伤肉。水产品原料挥发性盐基氮应在15mg/kg以下。

生产用水应符合国家生活饮用水质量标准。由于硝酸盐可促进镀锡金属罐的锡溶出，因此，要求水中NO_3^-含量在2mg/kg以下。

罐头食品所使用的辅料、调味品和添加剂也必须符合卫生要求。

（2）装罐、排气和密封　装罐、排气和密封应连续进行，尽量缩短工艺流程，避免积压以减少微生物污染和繁殖机会，为杀菌创造良好条件。罐装固体物料要有适当顶隙，以免在杀菌或冷却时出现突角、爆节和瘪罐。排气和密封方法可分为热力排气、真空封罐和喷蒸汽封罐三种。需浇注汤汁的品种，如某些蔬菜、水果罐头、红烧扣肉等通过采用热力排气法，排气箱温度为82~98℃，当罐内容物中心温度为70~80℃时进行密封，封罐时，罐内温度过高易引起大型罐出现瘪罐，过低则可导致胖听；真空封罐适于热传导慢或不宜受热时间过长的产品，如午餐肉和容易软烂的水果罐头等；喷蒸汽封罐一般只限于氧溶解量和吸收量很低的某些罐头；密封后应迅速进入杀菌工序。

（3）杀菌和冷却　杀菌的目的是杀灭食品中的致病微生物和在常温下能在其中繁殖的非致病微生物，以保证产品的耐藏性。杀菌条件应根据物料品种、罐内容物 pH、热传导性能、微生物污染程度、杀菌前初温和罐型大小等因素加以确定。一般低酸性、蛋白质含量高的品种要求温度高，时间长，例如肉类、禽类和水产品罐头，某些中性甚至偏碱性的蔬果类罐头多采用高温杀菌。酸性罐头主要为水果罐头和酸渍蔬菜罐头，为保持色、形、味，一般采用在常压下水浴加热和水喷淋加热杀菌。

杀菌后必须快速冷却，罐中心温度要在短时间内降至 40℃ 左右，以防止嗜热芽孢菌发育和繁殖，该温度也有利于冷却后罐外水分挥发，防止生锈。高温短时杀菌大罐型产品易采用压缩空气或水反压冷却，其压力应略高于器内压力，以免出现胖听和爆节。冷却用水应符合国家生活饮用水质量标准。

三、罐头食品的卫生检验

罐头食品卫生鉴定多数情况下是指对市售商品的监督、监测并作出结论，内容包括商品标签、外观和内容物三个方面。主要检查是否超过保存期，有无锈听、漏听和胖听，内容物有无变色变味，必要时进行罐内容物微生物学检验。

（一）　感官要求
应符合如表 4-35 所示的规定。

表 4-35　　　　　　　　　　　　　罐头食品的感官要求

项　目	要　求
容器	密封完好，无泄漏、无胖听。容器外表无锈蚀，内壁涂料无脱落
内容物	具有该品种罐头食品应有的色泽、气味、滋味、形态

（二）　理化指标
应符合如表 4-36 所示的规定。

表 4-36　　　　　　　　　　　　　罐头食品的理化指标

项　目	指　标
组胺[1]/（mg/100g）	$\leq 10^2$
米酵菌酸[2]/（mg/kg）	≤ 0.25

注：[1]仅适用于鲐鱼、鲹鱼、沙丁鱼罐头。
　　[2]仅适用于银耳罐头。

（三）　污染物限量
铅（Pb）：八宝粥罐头 ≤ 0.5mg/kg；镉（Cd）：鱼类罐头（凤尾鱼、旗鱼罐头除外）≤ 0.2mg/kg；凤尾鱼、旗鱼罐头 ≤ 0.3mg/kg。

（四）　微生物限量
应符合罐头食品商业无菌要求。另外，番茄酱罐头霉菌计数（%视野）≤ 50。

第十一节 调味品的卫生

调味品的品种繁多,有酱油、味精、酱、醋、盐、糖及八角、茴香、花椒等。调味品使用的目的主要是改善和增强食品的感官性质,促进食欲,提高食物的消化吸收率,赋予食物以满足食用者饮食习惯要求的某些味道和气味。本节主要讲述酱油类调味品、食醋及食盐的卫生。

一、 酱油类调味品的卫生

酱油类调味品的生产多是以含蛋白质较丰富的植物性食物(大豆或豆粕、面粉)或动物性食物(鱼、虾、蟹、牡蛎等)为原料经天然或人工发酵,经微生物酶分解其中蛋白质而获得相应风味的半固态或液态调味品。以大豆为原料制成的称酱或酱油,以虾、蟹为原料制成的分别称为虾酱或虾油、蟹酱或蟹油,酱油和酱是使用最为广泛的调味品。其中的氨基酸态氮即是通常所说的低分子含氮浸出物的主要成分,是酱油、酱中的主要呈鲜味物质,越好的品种氨基酸态氮含量越高。

以大豆为原料经人工发酵制成,根据烹调及饮食习惯,在南方酱油称为生抽或老抽,生抽色淡,常用于凉拌菜或餐桌佐餐,老抽色浓,多用于烧制菜肴。酱油按生产工艺分为发酵酱油和化学酱油,发酵酱油又包括天然发酵酱油和人工发酵酱油。发酵酱油是以大豆或豆粕为原料,经清洗浸泡,在特定温度和压力下蒸煮后,以传统固定的工艺制曲发酵酿制。天然发酵酱油是利用微生物的酶分解大豆蛋白质,经压榨或淋出而获得含低分子含氮浸出物丰富的液态呈鲜味物基质,再添加适量盐、色素,调味而制成的酱油称为天然发酵酱油。与天然发酵不同,人工发酵酱油在发酵时需接种专用曲菌,有控制的进行发酵酿制。化学酱油是以盐酸水解大豆蛋白质,经抽滤,添加适量食盐、色素,勾兑调味制成,风味通常较差。

以海产小鱼、小虾、小蟹为原料,经盐腌、较长时间的天然发酵、抽滤、提炼加工制成液态或半固态鲜咸味调味品,如鱼露、虾油、虾酱等多用于潮汕风味菜肴的佐餐;以鲜牡蛎为原料,经温水浸泡、煮制、抽提、调味及增稠而制成蚝油,广泛用于粤菜的烹调和餐桌佐膳。

以大豆(豆粕)和面粉、蚕豆和面粉、面粉等为原料经蒸煮后天然发酵,利用微生物酶分解其中的蛋白质而获得的黄豆酱、豆瓣酱、面酱等也广泛用于调味品及直接用佐餐。

(一) 酱油的卫生问题

1. 原料卫生

不得使用变质或未去除有毒物质的原料,来加工制作酱油类调味品,大豆、脱脂大豆、小麦、麸皮等必须符合 GB 2715—2016《食品安全国家标准 粮食》的规定;若用浸出法榨油后的渣饼,应注意多环芳烃的污染,使用代用原料棉籽饼时应注意除去棉酚等有毒物质;生产用水应符合 GB 5749—2006《生活饮用水卫生标准》;不得用味精废液配制酱油。

2. 生产中可能的化学性污染

(1) 色素 生产酱油时用于酱色的主要物质是焦糖色素,我国传统焦糖色素的制作方法是用食糖加热聚合生成的一种深棕色色素,是安全的。如果以加胺法生产焦糖色素,不可避免地产生 4-甲基咪唑，一种可引起人和动物惊厥的物质。因此，严格禁止以加胺法生产焦糖色素。

（2）3-氯丙醇　化学法生产酱油时盐酸水解大豆蛋白产品中会残留 3-氯丙醇，它是一种致癌物，应严格控制化学法配制酱油的蛋白水解液的质量和 3-氯丙醇的含量。

（3）砷、铅　生产使用的盐酸必须是食品工业用盐酸，并限制酱油中砷、铅的含量。

（4）防腐剂　苯甲酸、山梨酸及其盐类的使用必须符合 GB 2760—2014《食品安全国家标准　食品添加剂使用标准》。

3. 可能的霉菌毒素污染

生产人工发酵酱油所接种的曲霉菌是专用曲菌，是一种不产毒的黄曲霉菌。鉴于黄曲霉菌产毒的不专一性和变异性，需定期对菌种进行筛选、纯化和鉴定，防止杂菌污染、菌种退化和变异产毒。使用新菌种时，应按《新食品原料安全性审查管理办法》进行审批后，方可用于生产。

4. 肠道致病菌污染

酱油含丰富的可被微生物利用的营养物质和水分。酱油中常带有大量的细菌，甚至条件致病菌，这些微生物污染酱油，除可能引起相应肠道传染病或食物中毒外，微生物本身的酶，主要是脱羧酶可继续分解酱油中的含氮物质氨基酸，使产品的质量下降；此外，在较高温度下，由于产膜性酵母菌的污染，酱油表面会生成一层白膜，使酱油失去食用价值，因此酱油生产、包装、消毒、灭菌极为重要。酱油生产应采用机械化、密闭化生产系统，压榨或淋出的酱油必须先经中热灭菌，然后注入沉淀，取其上清液罐装。酱油的消毒多采用高温巴氏消毒法，即 85~90℃瞬间灭菌，灭菌后的酱油需符合 GB 2717—2018《食品安全国家标准　酱油》的规定。对容器，特别是回收瓶、滤布等可采用蒸煮或漂白粉上清液消毒，为卫生安全，应提倡不使用回收瓶而采用一次性独立小包装。此外，酱油生产人员必须例行每年至少一次的健康检查，以排除痢疾、伤寒、病毒性肝炎等消化道传染病，活动性肺结核，化脓性或渗出性皮肤病等疾病，以保证酱油的卫生质量。

适当的食盐浓度不但可以起到调味的作用，并可抑制某些寄生虫、微生物的生长繁殖。

5. 酱油的酸败

酱油、酱在发酵酿制过程中，曲霉菌的酶也使原料中糖发酵，形成有机酸类，有机酸是构成酱油特殊风味的物质之一，因此，酱油、酱应有一定的酸度。当酱油或酱制品受微生物污染时，其中的糖可被微生物发酵成有机酸，使酱油或酱的酸度增加，这意味着酱油的酸败，酸败的酱油品质下降甚至失去食用价值。

（二）酱油的卫生要求

1. 感官要求

具有产品应有的色泽、滋味和气味，无异味，不混浊，无正常视力可见外来异物，无霉花浮膜。

2. 理化指标要求

氨基酸态氮 ≥0.4g/100mL。

3. 污染物限量和真菌毒素限量

（1）污染物限量　酱油中铅（Pb）≤1.0mg/kg；总砷（As）≤0.5mg/kg；3-氯-1，2-丙二醇（仅限于添加酸水解植物蛋白的产品）≤0.4mg/kg。

（2）真菌毒素限量　酱油中黄曲霉毒素 B_1 ≤5.0μg/kg。

4. 微生物限量

应符合如表4-37所示的规定。

表4-37 酱油的微生物指标

项 目		采样方案*及限量			
		n	c	m	M
菌落总数/（CFU/mL）		5	2	$5×10^3$	$5×10^4$
大肠菌群/（CFU/mL）		5	2	10	10^2
致病菌/（若非指定，均以/25g或/25mL表示）	沙门氏菌	5	0	0	—
	金黄色葡萄球菌	5	2	100CFU/g（mL）	10000CFU/g（mL）

注：n：同一批次产品应采集的样品件数；c：最大可允许超出m值的样品数；m：微生物指标可接受水平的限量值；M：微生物指标的最高安全限量值。

*样品的采样及处理按GB4789.1执行。

二、 食醋的卫生

食醋通常以谷类（大米、谷糠）为原料经蒸煮冷却后，按6%~15%接种黑曲霉及酒精酵母，再经淀粉糖化、酒精发酵后，利用醋酸杆菌进行有氧发酵，形成醋醪。醋醪淋醋制成米醋；醋醪加水熏烤两周，再淋醋制成熏醋；将普通米醋陈酿一年，即陈醋。不同的食醋具有不同的芳香和风味，这是发酵过程中所形成的低级脂肪酸酯及有机酸的共同作用。

（一） 食醋的卫生问题

1. 原料卫生

生产食醋的原料需无霉变、无杂质及无污染，符合GB 2715—2016《食品安全国家标准 粮食》的规定；生产食醋的用水需严格执行GB 5749—2006《生活饮用水卫生标准》；添加剂的使用严格执行GB 2760—2014《食品安全国家标准 食品添加剂使用标准》。

2. 微生物污染

食醋生产用发酵菌种应定期筛选、纯化及鉴定，防止变异产毒。菌种的移接必须按无菌操作规范进行，种曲应贮藏于通风、干燥、低温、洁净的专用房间，以防霉变。

食醋因具一定的酸度（3%~5%），对不耐酸的细菌有一定的杀菌能力。但生产过程可污染醋虱和醋鳗，耐酸霉菌也可在醋中生长而形成霉膜，故食醋应严格杀菌、添加适量的防腐剂。

3. 化学性污染

食醋具有一定的腐蚀性，故不可用金属或普通塑料容器酿造或存放食醋，以防止重金属或塑料单体毒物溶出。

直接用冰醋酸配制或勾兑的醋可能含有对人体有害的NO_3^-，或SO_4^{2-}，或含有过多的砷、铅等重金属毒物，我国卫生部门禁止生产和销售此类醋。

（二） 食醋的卫生要求

1. 感官要求

具有产品应有的的色泽、滋味和气味，尝味不涩，无异味，不混浊，可有少量沉淀，无正常视力可见外来异物。

2. 理化指标

总酸（以乙酸计）/（g/100mL）：食醋≥3.5，甜醋≥2.5。

3. 污染物限量和真菌毒素限量

（1）污染物限量　食醋中铅（Pb）≤1.0mg/kg；总砷（As）≤0.5mg/kg。

（2）真菌毒素限量　食醋中黄曲霉毒素 B_1 ≤5.0μg/kg。

4. 微生物限量

应符合如表4-38所示的规定。

表4-38　　　　　　　　　　　　　食醋的微生物限量

项　　目	采样方案*及限量			
	n	c	m	M
菌落总数/（CFU/mL）	5	2	10^3	10^4
大肠菌群/（CFU/mL）	5	2	10	10^2

注：n：同一批次产品应采集的样品件数；c：最大可允许超出 m 值的样品数；m：微生物指标可接受水平的限量值；M：微生物指标的最高安全限量值。

* 样品的分析及处理按 GB4789.1 执行。

三、食盐的卫生

食盐是指海盐、湖盐、井盐、矿盐。海盐是将海水纳潮入池，经日晒蒸发结晶析出的颗粒粗大的产品，称原盐；原盐经饱和盐水冲洗，再粉碎甩干而成的粉状盐称洗粉盐；精制盐是将原盐溶解，经沉淀除去杂质、过滤、经蒸发结晶而形成，故也称再制盐。海盐占我国食盐总产量的75%~80%。我国河北、山东、江苏、浙江、广东、福建等地是海盐主产区，居民以食海盐为主。湖盐是我国内蒙古、陕西、甘肃、宁夏、青海、新疆等地区居民的食用盐，一般不经加工粉碎即可食用。井盐以含盐井水为卤原直接制盐。矿盐以淡水冲洗含盐矿床而获得卤原，经冷冻法或机械法脱硝、蒸发、脱水、干燥制成矿盐。

以化学工业的副产品生产的工业盐，因不可食用，不包括在内。

（一）食盐的卫生问题

1. 井盐、矿盐的卫生

矿盐中硫酸钠含量通常过高，使食盐有苦涩味道，并在肠道影响食物的吸收，应经脱硝法除去。此外，矿、井盐还含有钡盐，钡盐是肌肉毒，长期少量食入可引起慢性中毒，临床表现为全身麻木刺痛、四肢乏力，严重时可出现弛缓性瘫痪。

2. 精制盐中的抗结剂

食盐常因水分含量较高或遇潮而结块，目前食盐的抗结剂主要是亚铁氰化钾，最大使用量参照 GB 2760—2014《食品安全国家标准　食品添加剂使用标准》，为 0.01g/kg（以亚铁氰根计）。

3. 营养强化食盐

碘盐中使用碘化钾，按营养强化剂的卫生标准添加。

（二）　食盐的卫生要求

1. 感官要求

白色，味咸，无异味；结晶体，无正常视力可见外来异物。

2. 理化指标

应符合如表 4-39 所示的规定。

表 4-39　　　　　　　　　　食盐的理化指标

项　目	指　标
氯化钠[①]（以干基计）/（g/100g）	≥97.00
氯化钾[②]（以干基计）/（g/100g）	10~35
碘[③]（以 I 计）/（mg/kg）	<5
钡（以 Ba 计）/（mg/kg）	≤15

注：①不适用于低钠盐。

②仅适用于低钠盐。

③强化碘的食用盐碘含量应符合 GB 26878—2011 的规定。

3. 污染物限量

食盐中铅（Pb）≤2.0mg/kg；镉（Cd）≤0.5mg/kg；总汞（Hg）≤0.1mg/kg；总砷（As）≤0.5mg/kg。

第十二节　水的卫生

一、水体污染及其对人的危害

由于人类活动排放的污染物进入水体，使水和水体底泥的物理、化学性质或生物群落组成发生变化，从而降低了水体的使用价值，这种现象称为水体污染（water pollution）。轻度的水体污染可通过水的自净作用消除，严重的污染则必须进行人工净化处理。

（一）　造成水体污染的原因

1. 工业三废

工业废水含有悬浮固体、各种有机物、重金属。如果不经处理直接排放到水中，它们会污染河流与湖泊，耗尽水中的氧，威胁人类的健康。工业除了排出的废水直接注入水体引起污染外，固体废物和废气也会污染水体。工业废水含污染物多，成分复杂，不仅在水中不易净化，而且处理也比较困难。因此，工业引起的水体污染最严重，它是造成水体污染的最主要的原因。

2. 农业污染

首先是由于耕作或开荒使土地表面疏松，在土壤和地形还未稳定时降雨，大量泥沙流入水中，增加水中的悬浮物。另一个重要原因是近年来农药、化肥的使用量日益增多，而使用的农药和化肥只有少量附着或被吸收，其余绝大部分残留在土壤和漂浮在大气中，通过降雨，经过地表径流的冲刷进入地表水或渗入地表水形成污染。

3. 生活污水

人们日常生活中排出的各种污水的混合液，统称为生活污水。随着人口的增长与集中，城市污水已成为一个重要污染源。生活污水包括厨房、洗涤、浴室和厕所排出的污水等，这部分污水大多通过城市下水道与部分工业废水混合后排入天然水域，有的还汇合城市降水形成的地表径流。由城市下水道排出的废污水成分也极为复杂，有 0.1% ~ 1% 的杂质。

生活污水中悬浮杂质有泥沙、矿物质、各种有机物、胶体和高分子物质（包括淀粉、糖、纤维素、脂肪、蛋白质、油类、洗涤剂等）；溶解物质则有各种含氮化合物、磷酸盐、硫酸盐、氯化物、尿素和其他有机物分解产物；还有大量的各种微生物如细菌、多种病原体，据统计，每毫升生活污水中含有几百万个细菌。

（二） 水体污染的类型

按污染源可分为生物性污染、化学性污染和物理性污染。

1. 生物性污染

生物性污染是指水体受细菌、藻类、霉菌、酵母菌、病毒、各种浮游生物、寄生虫及虫卵的污染。

据报道大约有40多种传染病可通过水而传播，如霍乱、痢疾、伤寒、副伤寒等肠道传染病，肝炎、脊髓灰质炎、眼结膜炎等病毒性疾病和血吸虫病、钩端螺旋体病、阿米巴痢疾等寄生虫病。通过饮用或接触受病原体污染的水而传播的疾病称介水传染病。

介水传染病的病原体主要有三类：①细菌，如伤寒杆菌、副伤寒杆菌、霍乱弧菌、痢疾杆菌等。②病毒，如甲型肝炎病毒、脊髓灰质炎病毒、柯萨奇病毒和腺病毒等。③寄生虫引起的疾病，如蛔虫、血吸虫病、钩端螺旋体病等。

2. 化学性污染

常见化学性污染物有氟、砷、铅、汞、镉、氰、铬、酚类化合物、硝酸盐和亚硝酸盐、农药等，这些污染物造成的危害程度，可因各种具体情况而有差异。

3. 物理性污染

水体的物理性污染物包括悬浮物、热污染和放射性污染。

（1）悬浮物质污染　悬浮物质污染是指水中含有的不溶性物质，包括固体物质和泡沫塑料等。它们是由生活污水、垃圾和采矿、采石、建筑、食品加工、造纸等产生的废物泄入水中或农田的水土流失所引起的。悬浮物质影响水体外观。

（2）热污染　来自各种工业过程的冷却水，若不采取措施，直接排入水体，可能引起水温升高、溶解氧含量降低、水中存在的某些有毒物质的毒性增加等现象。此外，高温还会熔化和破坏管道接头，从而影响水处理设施的使用。

（3）放射性污染　由于原子能工业的发展，放射性矿藏的开采，核试验和核电站的建立以及同位素在医学、工业、研究等领域的应用，使放射性废水、废物显著增加，造成一定的放射性污染。放射性物质释放的射线会使人的健康受损，最常见的放射病就是血癌，即白血病。

（三） 水体污染对人的危害

1. 无机悬浮物

主要指泥沙、土粒煤渣、灰尘等颗粒状物质，在水中可能呈悬浮状态。这类物质一般无毒，会使水变浑浊，带颜色，因此属于感官指标，但这类物质常吸附和携带一些有毒物质，扩大有毒物质污染。

2. 有机污染物

有机污染物分耗氧有机物和难降解有机物。耗氧有机物在水体中即发生生物化学分解作用，消耗水中的氧，从而破坏水生态系统，对渔业影响较大。难降解有机物一旦污染环境，其危害时间较长。如有机氯农药，由于化学性质稳定，在环境中毒性减低一半需要十几年，甚至几十年；而水生生物对有机氯农药有极高的富集能力，其体内蓄积的含量可比水中的含量高几千倍到几百万倍，最后通过食物链进入人体。这类中毒往往呈慢性，弄清症状需要花很长时间。

3. 重金属

重金属毒性强，对人体危害大，是当前人们最关注的问题之一。饮用水含微量重金属，即可对人体产生毒性效应，一般重金属产生毒性的浓度范围大致是 $1 \sim 10mg/L$，毒性强的汞、镉产生毒性的浓度为 $0.1 \sim 0.01mg/L$。重金属进入人体后不容易排泄，往往造成慢性累积性中毒。

4. 酚类化合物

人口服酚的致死量 $2 \sim 15g$。长期摄入超过人体解毒剂量的酚，会引起慢性中毒。

5. 氰类化合物

氰化物能抑制细胞呼吸，引起细胞内窒息，造成人体组织严重缺氧的急性中毒。$0.12g$ 氰化钾或氰化钠可使人立即致死。

6. 病原微生物

最常见的是引起各类肠道传染病，如霍乱、伤寒、痢疾、胃肠炎及阿米巴、蛔虫、血吸虫等寄生虫病。另外还有致病的肠道病毒、腺病毒、传染性肝炎病毒等。

二、 水资源种类与卫生学特征

（一） 水资源种类

1. 降水

由地表蒸发至大气的水汽随着气流传播各处，在特定条件下，遇冷凝结成高度分散的液态和固态的凝结物，并以雨、雪、雹等形式降落下来，统称为降水。

2. 地表水

降水在地面径流和汇集后形成的水体。包括江河水、湖泊水、水库水等。

3. 地下水

降水和地表水经土壤地层渗透到地表以下而形成。有浅层地下水、深层地下水和泉水。浅层地下水是指潜藏在地表下第一个不透水层上的地下水。深层地下水是指在第一个不透水层以下的地下水。泉水是地下水经地表裂隙自行涌出的地下水。

（二） 卫生学特征

1. 降水的卫生学特征

（1）水质较好，含矿物质少。

（2）水量无保证，受季节、地域影响较大。

（3）不同地区降水组成不同。

（4）能反映大气物质组成，易被污染。

2. 地表水的卫生学特征

（1）水质和水量受流经地区地质状况、气候、人为活动等因素的影响较大。

（2）水质一般较软，含盐量较少。

（3）由于流经地表，能将大量泥沙及地表污染物冲刷至水中，故其浑浊度大，细菌含量较高。

（4）暴露于大气，水中溶解氧含量也较高。

3. 地下水的卫生学特征

（1）浅层地下水　水质物理性质良好、细菌数较地面水少；硬度增加；水中溶解氧因被土壤中生物化学过程消耗而减少。

（2）深层地下水　水量较稳定，水质透明无色，水温恒定，细菌数很少，但矿物盐类含量高，硬度大。

三、 水质卫生评价指标

（一） 物理性状指标

通过水质物理性状的测定，可判断水质的好坏，也可间接推断水质是否受到了污染。评价水质的物理指标主要有：

1. 温度

温度是水的重要物理指标，可影响水生生物及水体的自净。地表水的温度随四季的变化而改变，但地下水的水温比较恒定，当地下水的水温发生突然变化时，可能是大量地面水渗入所致。

2. 色

洁净水是无色的，当水质呈颜色时说明水中含有无机物或有机物的分解产物，如水中腐殖质过多时呈棕黄色，黏土使水呈黄色，铁的氧化物使水呈黄褐色。

3. 臭和味

洁净水无臭气和异味。天然水中臭和味主要来源于水生动植物或微生物的繁殖和衰亡，有机物的腐败分解，溶解的气体如硫化氢等，溶解的矿物盐或混入的泥土。受生活污水、工业废水污染时可呈现出特殊的臭和味。

4. 浑浊度

水的浑浊度是指悬浮于水中的胶体颗粒产生的散射现象，表示水中悬浮物和胶体物对光线透过时的阻碍程度。浑浊度常用来判断水是否遭受污染的一个表现特征。

（二） 化学指标

由于水质的化学成分复杂，因此评价水质的化学指标较多，常用的有：

1. pH

天然水的 pH 一般在 7.2~8.5，当水体受到大量有机物或大量酸性或碱性废水的污染时，水的 pH 可发生明显的变化。

2. 总固体

总固体是指水样在一定温度下缓慢蒸发至干后的残留物总量，是水中溶解性固体与悬浮性固体的总称。总固体越少，水质越清洁。当水被污染时，总固体增高。

（1）溶解性固体 水样经过滤后，再将滤液蒸干所得。其含量主要取决于溶解在水中的矿物性盐类和溶解性有机物的多少。

（2）悬浮性固体 水中不能通过滤器的固体物干重。

3. 硬度

硬度是指溶于水的钙、镁等盐类的总量，以 $CaCO_3$（mg/L）表示。地面水仅河床、湖底与地表接触，且水中 CO_2 含量较低，故地面水的硬度较低。当地面水受硬度高的工矿废水污染时，或排入水中的有机污染物分解释出 CO_2，使地面水溶解力增大时，则可使水的硬度增高。地下水的硬度高于地面水。

水硬度高对不适应的人可引起暂时性肠道功能紊乱，如消化不良、腹泻等；使茶变味，蔬菜鱼肉不易煮熟；皮肤干燥、粗糙等。

4. 含氮化合物

含氮化合物包括有机氮、蛋白氮、氨氮、亚硝酸盐氮和硝酸盐氮等。

有机氮是有机含氮化合物的总称。蛋白氮是指已经分解成较简单的有机氮。此二者主要来源于动植物，如动物粪便、植物腐败、藻类和原生动物等。当水中的有机氮和蛋白氮显著增高时，说明水体新近受到明显的有机性污染。

氨氮是天然水被人畜粪便等含氮有机物污染后，在有氧条件下经微生物分解形成的中间产物。水中氨氮增高时，表示新近可能有人畜粪便污染。亚硝酸盐氮是水中氨在有氧条件下经亚硝酸菌作用形成的，是氨硝化过程的中间产物。亚硝酸盐含量高，该水中有机物的无机化过程尚未完成，污染危害仍然存在。硝酸盐氮是氮有机物氧化分解的最终产物，如水体中硝酸盐氮含量高，而氨氮、亚硝酸盐氮含量不高，表示该水体过去曾受到有机物污染，现已完成自净过程。若氨氮、亚硝酸盐氮、硝酸盐氮均增高，提示该水体过去和新近均有污染，或过去受污染，目前自净正在进行。氨的硝化过程是指含氮有机物在有氧条件下经微生物作用分解成氨，再经亚硝酸菌作用生成亚硝酸盐，后者再经硝酸菌作用生成硝酸盐的过程。

因此，排除自然原因引起的空气氮（雷雨）、植物氮（水流经沼泽地）污染后，水中氮含量的增加主要是受到人、畜粪便中的蛋白氮污染，其分解产物为氨氮，且在环境中能进一步无机化分解，产生亚硝酸盐氮和硝酸盐氮，此过程可用于分析水体受到人畜粪便污染的现况。

5. 溶解氧（dissolved oxygen，DO）

溶解氧是指溶解在水中的氧含量。其含量与空气中的氧分压、水温有关，空气中氧分压越高，水温越低，水中 DO 含量就越高。清洁地面水的溶解氧含量接近饱和状态，水层越深，溶解氧含量通常愈低。当水中有大量藻类植物生长时，其光合作用释出的氧可使水中溶解氧呈过饱和状态。当有机物污染水体或藻类大量死亡时，水中溶解氧可被消耗。若消耗氧的速度大于空气中的氧通过水面溶入水体的复氧速度，则水中溶解氧持续降低，进而使水体处于厌氧状态，此时水中厌氧微生物繁殖，有机物发生腐败分解，使水发臭发黑。

因此，溶解氧含量可作为评价水体受有机性污染及其自净程度的间接指标。

6. 化学耗氧量（chemical oxygen demand，COD）

化学耗氧量是指在一定条件下，用强氧化剂（如高锰酸钾、重铬酸钾等）氧化水中有机物所消耗的氧量。它代表水中可被氧化的有机物和还原性无机物的总量，可间接反映水体中有机物的含量。有机物越多，COD 越高。但有的有机物降解主要靠生物降解作用，因此不能反映水中有机物在水中降解的实际情况。

7. 生化需氧量（biological oxygen demand，BOD）

生化需氧量是指水中需氧性微生物分解有机物时所消耗的溶解氧量，能准确反映水体受到有机物污染的程度。水中有机物越多，生化需氧量越高。

生化需氧量与温度、时间有关，故常用 BOD_5^{20} 表示。BOD_5^{20} 是指一定水样在 20℃ 培养 5d 后，1L 水中减少的溶解氧量，称五日生化需氧量。

8. 氯化物

天然水中均含氯化物，各地水中含量不同，同一区域水体中氯化物含量相对稳定。水中氯化物含量突然增高，表明可能受到人畜粪便、生活污水或工业废水的污染。

9. 硫酸盐

天然水中均含硫酸盐，含量主要受地质条件的影响。水中硫酸盐含量突然增加，表明水可能受到生活污水、工业废水或硫酸铵等化肥等的污染。

10. 总有机碳（total organic carbon，TOC）和总需氧量（total oxygen demand，TOD）

TOC 是指水中全部有机物的含碳量，相对表示水中有机物的含量，是评价水体有机需氧污染程度的综合性指标之一，不能说明有机污染的性质。

TOD 是指 1L 水中还原性物质（有机物和无机物）在一定条件下氧化时所消耗的氧的质量（mg），是评定水体污染程度的一个重要指标，数值越大，污染越严重。

由于目前生化需氧量测定时间较长，不能迅速反映水体被需氧有机物污染的程度，因此，TOC 和 TOD 的检测可代替生化需氧量测定。

11. 有害物质

有害物质是指水体中重金属和难分解的有机物，如汞、镉、砷、铬、酚、氰化物、有机氯和多氯联苯等。

来源除少量如汞、砷等可能与地层有关外，主要受工业废水的污染。

（三） 微生物指标

1. 细菌总数

细菌总数是指 1mL 水在营养琼脂培养基中经 37℃、48h 培养后所生长的细菌菌落总数。水体受污染越严重，水的细菌总数越多，但不能指示出有无病原菌的存在，只能作为水被微生物污染的参考指标。

2. 总大肠菌群

总大肠菌群是一群存在于人和动物肠道内的需氧及兼性厌氧的，在 37℃，24h 内能使乳糖发酵、产酸产气的 G^- 无芽孢杆菌。

总大肠菌群包括人及温血动物粪便内的大肠菌群和其它环境中的大肠菌群，可作为粪便污染的指示菌。

3. 粪大肠菌群

粪大肠菌群是指培养于（44.5±0.2）℃ 的温水浴内能生长繁殖使乳糖发酵而产酸产气的大肠菌群细菌。它是水质粪便污染的重要指示菌，检出表明饮水已被粪便污染，有可能存在肠道致病菌和寄生虫等病原体的危险。

来自人及温血动物粪便的大肠菌群主要是粪大肠菌群，而自然环境中存活的大肠菌群在

44.5℃下培养时，不能生长。

四、 饮用水的卫生要求

（一） 饮用水的基本卫生要求

1. 流行病学上安全

要求饮水中不含致病微生物，不会造成肠道传染病、寄生虫病及其他感染性疾病发生。

2. 化学组成对人体有益无害

水中应含有适量的对人体健康所必需的矿物质；对人体有害的物质应控制在卫生标准允许的范围内，不得引起急慢性中毒及产生远期影响。

3. 水感官性状良好

饮用水应透明无色、无臭、无味，不含肉眼可见物。

4. 水量充足，使用方便

要符合远期发展的水需要量。

（二） 饮用水的卫生质量评价

饮用水及食品用水必须符合 GB 5749—2006《生活饮用水卫生标准》的规定，具体指标有 106 项，常规检验项目及限值如表 4-40 所示。

表 4-40　　　　　　　　　　　　　水质常规检验项目及限值

项　　目	限　　值
微生物指标[①]	
总大肠菌群/（MPN/100mL 或 CFU/100mL）	不得检出
耐热大肠菌群/（MPN/100mL 或 CFU/100mL）	不得检出
大肠埃希杆菌/（MPN/100mL 或 CFU/100mL）	不得检出
菌落总数/（CFU/mL）	100
毒理指标	
砷/（mg/L）	0.01
镉/（mg/L）	0.005
铬/（六价 mg/L）	0.05
铅/（mg/L）	0.01
汞/（mg/L）	0.001
硒/（mg/L）	0.01
氰化物/（mg/L）	0.05
氟化物/（mg/L）	1.0
硝酸盐（以 N 计）/（mg/L）	10，地下水源限制时 20
三氯甲烷/（mg/L）	0.06
四氯化碳/（mg/L）	0.002
溴酸盐（使用臭氧时）/（mg/L）	0.01

续表

项　目	限　值
甲醛 (使用臭氧时) / (mg/L)	0.9
亚氯酸盐 (使用二氧化氯消毒时) / (mg/L)	0.7
氯酸盐 (使用复合二氧化氯消毒时) / (mg/L)	0.7
感官性状和一般化学指标	
色度 (铂钴色度单位)	15
浑浊度 (NTU-散射浑浊度单位)	1 (水源与净水技术条件限制时为 3)
臭和味	无异臭、异味
肉眼可见物	无
pH	大于 6.5；小于 8.5
溶解性总固体/ (mg/L)	1000
总硬度 (以 $CaCO_3$ 计) / (mg/L)	450
耗氧量 (COD_{Mn} 法, 以 O_2 计) / (mg/L)	3 (水源限制, 原水>6mg/L 时为 5)
挥发酚类 (以苯酚计) / (mg/L)	0.002
阴离子合成洗涤剂/ (mg/L)	0.3
铝/ (mg/L)	0.2
铁/ (mg/L)	0.3
锰/ (mg/L)	0.1
铜/ (mg/L)	1.0
锌/ (mg/L)	1.0
氯化物/ (mg/L)	250
硫酸盐/ (mg/L)	250
放射性物质[②]	
总 α 放射性/ (Bq/L)	0.5
总 β 放射性/ (Bq/L)	1

注：①MPN，最大可能数；CFU，菌落形成单位。当水样检出总大肠菌群时，应进一步检验大肠杆菌或耐热大肠菌群；水样未检出总大肠菌群，不必检验大肠杆菌或耐热大肠菌群。水样中检出大肠杆菌或耐热大肠菌群表示该水体已受到人或动物粪便污染。
②放射性指标超过指导值，应进行核素分析和评价，判定能否饮用。

五、 包装饮用水卫生

在 GB 19298—2003《瓶 (桶) 装饮用水卫生标准》及 GB 17324—2003《瓶 (桶) 装饮用纯净水卫生标准》的基础上，整合修订形成了 GB 19298—2014《食品安全国家标准　包装饮用水》。该国标适用于直接饮用的包装饮用水，即：密封于符合食品安全标准和相关规定的包装容器中，可供直接饮用的水，不适用于饮用天然矿泉水。不得以水以外的一种或若干种成分来命名包装饮用水，如"太空水""矿物质水""苏打水""富氧水"等。该标准于

2016 年 1 月 1 日开始实施。

（一）　包装饮用水的卫生问题

包装饮用水是通过对原水进行物理化学处理达到净化、清洁和卫生的直接饮用水，容易出现的卫生问题主要集中在微生物超标和化学物质超标两个方面。

1. 微生物超标

包装饮用水最常见、最突出的问题是大肠菌群和铜绿假单胞菌超标。大肠菌群对瓶装水生产常用的紫外线、臭氧或二氧化氯等消毒手段极为敏感，而铜绿假单胞菌对此则具有相当的抗性。故应用大肠菌群作为瓶装水常规污染指示菌，并不能反映铜绿假单胞菌的污染程度。造成微生物超标的生产因素主要是：

（1）消毒杀菌设备达不到要求或使用不当，不认真进行过程检验。部分企业使用水氧混合阀代替氧化塔向半成品水注入臭氧，由于混合阀承压能力有限，水氧混合的效果普遍不佳，漏气现象也比较普遍。还有不少企业人员对因温度湿度变化而变化的臭氧注入量至今停留在模糊的经验上，没有上升成为准确的、工人可以遵照执行的作业指导书。另外，作为对关键控制点的验证，在混合出水点取水进行臭氧浓度测试也被不少企业所忽视。这些因素都造成了混合出水的臭氧浓度往往达不到充分抑菌的要求，非常容易造成水中细菌过快滋生。

（2）对过滤设备的日常清洗消毒工作不到位。机械过滤器、活性炭过滤器等过滤设备使用一段时间后，由于截污过多，滤层表面及内部的滤料空隙被水中的杂质堵塞，使得过滤能力下降，造成水头损失增大，滤压异常增加，出水水质变差，细菌大量繁殖，这时应进行一段时间的反冲，将污垢冲走，再加入消毒剂进行一定时间的正洗和消毒。

（3）部分企业灌装车间的空气洁净度达不到整体 10000 级的要求，灌装间墙体密闭性能不好，空气净化装置老化严重，过滤介质更换、清洗不及时，布局数量达不到净化室的要求，非生产时间紫外灯辐照时间不足，都能导致灌装时饮用水极易受到空气中的悬浮菌（尤其是霉菌）的污染。

（4）不少桶装饮用水瓶盖质量较差，多数瓶盖质地脆硬或太软，没有良好的张持弹性，不能很紧密的贴在瓶口，造成饮用水即便生产合格，却由于密闭不严格，在储运和销售的过程中受到外界污染而造成细菌超标。

（5）对桶盖和回收桶的清洗不规范，使用的消毒剂浓度过低（低于 200mg/kg）、浸泡时间过短（少于 1min），无法有效杀死包装物内侧残留的细菌（主要是霉菌），为今后细菌的快速繁殖留下了隐患。

（6）对源水池的保护、清洗消毒不够，造成微生物的大量滋生。部分企业的源水池没有封闭及专人看护，这造成了生产水源非常容易受到周边环境的影响和污染。

（7）生产人员卫生习惯差，进入生产区域尤其是罐装区域前没有进行认真的洗手、鞋靴消毒，造成人为污染水体，大肠菌群超标。

（8）生产设备维修不及时，关键操作环节由手动操作代替自动化生产。

2. 化学物质超标

包装饮用水限量的化学物质有余氯、四氯化碳、三氯甲烷、溴酸盐、挥发性酚和阴离子合成洗涤剂，常见的主要是余氯和溴酸盐超标问题。

（1）余氯　氯可以杀灭细菌和病毒，也可以杀灭其他水生生物，游离氯和化合氯对发光细菌都具有很强的急性毒性，因此含氯消毒剂是饮用水主要的消毒杀菌方法之一。但是，如果处理不当或人为故意，过高的残留氯会对人体健康造成损害。

（2）溴酸盐　溴酸盐是矿泉水或天然水等自然水源在经过臭氧消毒后生成的副产物，在国际上被定为2B级的潜在致癌物。多数饮用水生产企业采用混入臭氧的方式来达到长效抑制水体中细菌生长的目的，而多数自然水源本身含有一定量的溴化物，源水经过粗滤和精滤形成的半成品水中仍有部分溴化物残留，这部分溴化物在与臭氧接触后被氧化形成溴酸盐。制好臭氧使用量和成品水中臭氧残留量是降低溴酸盐含量的最有效途径。

（二）　包装饮用水卫生要求

1. 感官要求

应符合表4-41所示的要求。

表 4-41　　　　　　　　　　　　包装饮用水的感官要求

项　　目	要　　求	
	饮用纯净水	其他饮用水
色度/度	≤5	≤10
浑浊度/NTU	≤1	≤1
状态	无正常视力可见外来异物	允许有极少量的矿物质沉淀，无正常视力可见外来异物
滋味、气味	无异味、无异臭	

2. 理化指标

应符合表4-42所示的规定。

表 4-42　　　　　　　　　　　　包装饮用水的理化指标

项　　目	指　　标	项　　目	指　　标
余氯（游离氯）/（mg/L）	≤0.05	挥发性酚[①]（以苯酚计）/（mg/L）	≤0.002
四氯化碳/（mg/L）	≤0.002	氰化物（以 CN⁻计）[②]/（mg/L）	≤0.05
三氯甲烷/（mg/L）	≤0.02	阴离子合成洗涤剂[③]/（mg/L）	≤0.3
耗氧量（以 O_2 计）/（mg/L）	≤2.0	总 α 放射性[③]/（Bq/L）	≤0.5
溴酸盐/（mg/L）	≤0.01	总 β 放射性[③]/（Bq/L）	≤1

注：①仅限于蒸馏法加工的饮用纯净水、其他饮用水。

②仅限于蒸馏法加工的饮用纯净水。

③仅限于以地表水或地下水为生产用源水加工的包装饮用水。

3. 污染物限量

应符合表4-29所示《饮料中污染物限量》的规定。

4. 微生物限量

应符合表4-43所示的规定。

表 4-43　　　　　　　　　　　　包装饮用水的微生物限量

项　目	采样方案*及限量		
	n	c	m
大肠菌群/（CFU/mL）	5	0	0
铜绿假单胞菌/（CFU/250mL）	5	0	0

注：n：同一批次产品应采集的样品件数；c：最大可允许超出 m 值的样品数；m：微生物指标可接受水平的限量值。

＊样品的采样及处理按 GB 4789.1 执行。

🔍 复习思考题

1. 简述豆类种子中存在哪些有毒、有害因子，应如何去除。
2. 粮豆的安全水分是多少？
3. 蔬菜、水果的卫生问题有哪些？如何进行卫生管理？
4. 宰后肉尸有哪些变化？如何进行肉类的卫生管理？
5. 乳及乳制品的卫生问题有哪些？如何进行乳类的卫生管理？
6. 精炼油的方法有哪些？如何进行油脂的卫生管理？
7. 以任意一种糕点为例，阐述糕点、面包类食品如何进行卫生管理。
8. 酒的分类有哪些？存在哪些卫生问题？如何进行卫生管理？
9. 试述水产品在贮藏过程中的变化。
10. 试述冷饮食品的主要卫生问题及预防措施。
11. 试分析引起蔬菜污染的原因，说明当前蔬菜存在的主要卫生问题及生产中应注意的事项。
12. 如何有效预防油脂酸败，提高食用油的卫生质量？
13. 目前饮用水存在哪些卫生问题，水体污染会造成哪些危害？

食物中毒及其预防

1. 掌握食物中毒的概念、分类、特点；
2. 熟悉各种食物中毒发生的原因条件以及常见的污染源；
3. 了解主要中毒食品和相应的预防措施。

第一节　食物中毒概论

一、　食物中毒的概念

食物中毒（food poisoning）是指摄入了含有生物性、化学性有毒有害物质的食品或把有毒有害物质当作食品摄入后所出现的非传染性（不属于传染病）急性、亚急性疾病。

以下几种情况不属于食物中毒：

（1）暴饮暴食引起的急性肠胃炎。

（2）食源性肠道传染病（如伤寒、霍乱）。

（3）人体寄生虫病（如旋毛虫病、囊虫病）。

（4）食物过敏。

（5）因一次大量或长时间少量摄入某些有毒有害物质而引起的以慢性毒害为主要特征（如致畸、致癌、致突变）的疾病。

在我国食品安全问题中，食物中毒仍是最普遍、最主要的危害。

二、　食物中毒的分类

（一）　中毒食品种类

中毒食品指含有有毒有害物质并引起食物中毒的食品。中毒食品分以下几类：

1. 细菌性中毒食品

细菌性中毒食品是指含有细菌或细菌毒素的食品。

2. 真菌性中毒食品

真菌性中毒食品是指被真菌及其毒素污染的食品。

3. 动物性中毒食品

（1）将天然含有有毒成分的动物或动物的某一部分当作食品；

（2）在一定条件下，产生了大量的有毒成分的可食的动物性食品（如鲐鱼等）。

4. 植物性中毒食品

（1）将天然含有有毒成分的植物或其加工制品当作食品（如桐油、大麻油等）；

（2）在加工过程中未能破坏或除去有毒成分的植物当做食品（如木薯、苦杏仁等）；

（3）在一定条件下，产生了大量的有毒成分的可食的植物性食品（如发芽马铃薯等）。

5. 化学性中毒食品

（1）被有毒、有害的化学物质污染的食品；

（2）添加非食品级的、伪造的或禁止使用的食品添加剂、营养强化剂的食品，以及超量使用食品添加剂的食品；

（3）含有非食品添加剂类化学物质的食品；

（4）营养素发生化学变化（如油脂酸败）的食品。

（二）　食物中毒的分类

1. 细菌性食物中毒

细菌性食物中毒是食物中毒中最常见的一类，是指人们摄入细菌性中毒食品而引起的食物中毒。其发病率较高，但大多数细菌性食物中毒病死率较低，发病季节性较为明显，以5~10月份最为多见。

细菌性食物中毒按照侵入方式又分为三个类型：

（1）感染型　病原菌污染食品并在其中大量繁殖，随同食品进入机体后，直接作用于肠道而引起的食物中毒。如沙门氏菌食物中毒，链球菌食物中毒等。

（2）毒素型　由致病菌在食品中产生毒素，因食入该毒素而引起食物中毒，如葡萄球菌毒素和肉毒梭状芽孢杆菌毒素等。

（3）混合型　某些致病菌引起的食物中毒是致病菌的直接参与和其产生的毒素的协同作用称混合型细菌性食物中毒，如副溶血性弧菌引起的食物中毒。

2. 真菌性食物中毒

真菌性食物中毒是指食用被产毒真菌及其毒素污染的食物而引起的急性疾病，如赤霉病麦、霉变甘蔗等。因其生长繁殖及产生毒素需要一定的温度和湿度，因此中毒往往有比较明显的季节性和地区性，如霉变甘蔗常见于初春的北方。真菌毒素稳定性较高，用一般的烹调方法加热处理不能将其破坏。其发病率较高，死亡率因菌种及其毒素种类而异。

3. 动物性食物中毒

动物性食物中毒是指食入动物性中毒食品引起的食物中毒。如食入河豚鱼、鱼胆、有毒贝类、动物甲状腺等，其发病率较高，病死率因动物种类的不同而有所不同。在我国常见的是河豚鱼中毒。

4. 有毒植物中毒

有毒植物中毒是指食入植物性中毒食品或摄入因加工、烹调不当未除去有毒成分的植物性食物而引起的中毒。此类食物中毒季节性、地区性比较明显，其发病率高，病死率因植物种类而异。多数没有特效疗法，对一些能引起死亡的严重中毒，尽早排除毒物对中毒者的预后非常重要。引起中毒的植物性食品主要是毒蘑菇、果蔬类和谷制品。最常见的植物性食物中毒为菜豆中毒、毒蘑菇中毒、木薯中毒。

5. 化学性食物中毒

化学性食物中毒是指食入化学性中毒食品而引起的中毒，如亚硝酸盐、农药、甲醇等中毒。其发病率和病死率均较高，但季节性和地区性不明显。

三、 食物中毒的发病特点

食物中毒发生的原因各不相同，但其发病均有共同特点。掌握食物中毒的发病特点，对食物中毒的诊断具有重要的意义。

（一） 发病与特定的食物有关

患者在相近的时间内都食用过同样的中毒食品，未食用者不发病。停止食用该食物后发病很快停止，发病曲线在突然上升后呈突然下降的趋势，无余波，这也是与肠道传染病的明显区别。

（二） 潜伏期短， 来势急剧， 呈暴发性

短时间内可能有较多的人发病，发病曲线呈突然上升趋势。

（三） 临床表现相似

最常见的临床表现就是恶心、呕吐、腹痛、腹泻等消化道症状，且病程较短。

（四） 人与人之间无直接传染性

食物中毒的临床症状虽与某些肠道传染病症状基本相似，但由于病因不同，人与人之间不直接传染或间接传染。

四、 食物中毒的流行病学特点

（一） 中毒原因特点

从国内外发生的食物中毒来看，无论从发生的起数和患病人数，都以细菌性为主。如日本以副溶血性弧菌食物中毒最多见，可占细菌性食物中毒的50%以上。我国以沙门氏菌属细菌引起者最多，但东南沿海地区则以副溶血性弧菌食物中毒较为多发。其次为化学性食物中毒。

（二） 中毒食物特点

引起中毒的食物以动物性食物多见，动物性食物中毒中以畜禽肉类最为常见，其次是水产品，最后是乳、蛋类。

（三） 食物中毒的暴发有明显的季节性

食物中毒发生的季节与食物中毒的种类有关。季节或气候因素可改变人体的抵抗力，如在夏秋季气温较高、湿度较大的情况下，人体胃肠道的抵抗力降低，同时高温高湿的环境又适合于病原微生物的生长繁殖。因此，细菌性食物中毒主要发生于夏、秋季。

（四）　某些食物中毒有一定的地区性特点

绝大多数食物中毒的发生有明显的地区性，如肉毒中毒主要发生在新疆等西北地区；霉变甘蔗中毒多见于北方地区。地区性主要与致病因素分布的区域、地理环境及特点有关，如副溶血性弧菌主要存在于沿海海水及泥地中，故在我国的沿海省份副溶血性弧菌食物中毒最常见。

五、　食物中毒的一般急救处理

在毒物性质未查明之前，不一定要等待明确诊断，只要符合食物中毒的特点，就应立即进行一般急救处理。

（一）　尽快排除进入消化道的未吸收的毒物

1. 催吐

如果食用时间在 1~2h 内，可使用催吐的方法。立即取食盐 20g 加温开水 200mL 溶化，冷却后一次喝下，如果不吐，可多喝几次，迅速促进呕吐。也可用鲜生姜 100g 捣碎取汁用 200mL 温水冲服。如果吃下去的是变质的荤食品，则可服用十滴水来促使迅速呕吐。还可用筷子、手指或鸡毛等刺激咽喉，引发呕吐。

2. 洗胃

洗胃应在食后 4~8h 进行。洗胃应反复进行，直到洗出澄清液为止。常用的洗胃剂有温开水，1%~2%的盐水，0.02%~0.05%的高锰酸钾溶液。

3. 导泻

中毒时间较长，估计毒物已进入肠内，如果精神尚好，则可服用些泻药，以减少毒物在肠内的吸收。一般用大黄 30g 一次煎服，老年患者可选用元明粉 20g，用开水冲服，即可缓泻。对老年体质较好者，也可采用番泻叶 15g 一次煎服，或用开水冲服，也能达到导泻的目的。

4. 灌肠

中毒较久的人应做高位连续灌肠。可用清水、肥皂水或 1%盐水。但应注意患有肝硬化、胃溃疡、心脏病患者禁用催吐、洗胃方法，孕妇禁用导泻。

（二）　应用局部拮抗剂

在没有明确毒物之前，可采用通用解毒剂，如活性炭 4 份、氧化镁和鞣酸各 2 份、水 100 份。如果吃了变质的鱼、虾、蟹等引起的食物中毒，可取食醋 100mL 加水 200mL，稀释后一次服下。此外，还可采用紫苏 30g、生甘草 10g 一次煎服。若是误食了变质的饮料或防腐剂，最好的急救方法是用鲜牛奶或其他含蛋白的饮料灌服。

（三）　应用全身拮抗药

明确毒物后，可应用通用的解毒剂，但目前只对少数中毒有针对性的药物。

例如：肉毒中毒——多价肉毒抗毒素血清

　　　　鱼类组胺中毒——口服盐酸苯海拉明，严重者静滴葡萄糖酸钙

　　　　神经毒毒蝇伞中毒——阿托品

　　　　溶血毒素中毒——肾上腺皮质激素

　　　　含氰苷植物中毒——亚硝酸异戊酯、亚硝酸钠、也可用 1%美兰

　　　　砷中毒——二巯基丙醇

亚硝酸盐中毒——1%亚甲蓝，大剂量维生素 C

有机磷农药中毒——解磷啶、阿托品

（四） 促进已吸收的毒物排出

已吸收进入血管的毒物，应采用利尿药，因为毒物进入机体后由肝脏解毒或经肾脏由尿排出。

（五） 对症疗法

1. 防止脱水和酸中毒

剧烈呕吐、腹泻会致使机体发生脱水和酸中毒。一般可进行输液，5%葡萄糖+0.9%生理盐水。

2. 防止心脏衰竭（供血）和呼吸衰竭（供氧）

防止心脏衰竭和呼吸衰竭可注射强心剂。根据不同情况可采取肾上腺素、樟脑水、洋地黄、尼可刹米等。

第二节　细菌性食物中毒

细菌性食物中毒是指因摄入被致病性细菌或（和）其毒素污染的食品而引起的非传染性的急性、亚急性疾病。近几年来统计资料表明，我国发生的细菌性食物中毒以沙门氏菌、变形杆菌和葡萄球菌食物中毒较为常见，其次为副溶血性弧菌、蜡样芽孢杆菌、致病性大肠埃希菌、肉毒梭菌食物中毒。

一、　细菌性食物中毒的流行病学特点

（一） 发病率高，病死率各异

细菌性食物中毒是发病率最高的一类食物中毒，病死率因致病菌而异。常见的细菌性食物中毒，如沙门氏菌、副溶血性弧菌、变形杆菌、葡萄球菌食物中毒等病程短、恢复快、预后好、病死率低。但李斯特菌、肉毒梭菌食物中毒的病死率较高，为 20%~100%，且病程长，病情重，恢复慢。

（二） 有明显的季节性

细菌性食物中毒全年皆可发生，但夏秋季高发，以 5~10 月份较多。这与夏季气温高，细菌易于大量繁殖和产生毒素密切相关，也与机体防御功能降低、易感性增高有关。

（三） 动物性食物为主要中毒食品

动物性食物中毒中，畜肉类及其制品居首位，其次为禽肉、鱼、乳、蛋类。植物性食物如剩饭、米糕、米粉则易引起金黄色葡萄球菌、蜡样芽孢杆菌等食物中毒。家庭自制的发酵食品可引起肉毒梭菌食物中毒。

二、　细菌性食物中毒的发病机制

细菌性食物中毒分为感染型、毒素型和混合型三种。不同中毒机制的食物中毒其临床表现通常不同，感染性食物中毒常伴有发热，而毒素型食物中毒少有发热的症状。一般而言，感染型食物中毒潜伏期较长，毒素型食物中毒潜伏期大多较短，但肉毒毒素、椰毒假单胞菌

酵米面亚种等潜伏期较长。

（一） 感染型

病原菌随食物进入肠道，在肠道继续生长繁殖，靠其侵袭力附着于肠黏膜或侵入黏膜及黏膜下层，引起肠黏膜的充血、白细胞浸润、水肿、渗出等炎性病理变化。有些病原体进入黏膜固有层后可被吞噬细胞吞噬或杀灭，病原菌菌体裂解，释放内毒素。内毒素作为致热源刺激体温调节中枢引起体温升高。

（二） 毒素型

某些病原菌污染食品后，在合适的条件下大量繁殖并产生外毒素（肠毒素）。肠毒素进入肠道后刺激肠壁上皮细胞，激活腺苷酸环化酶或鸟苷酸环化酶。在活性腺苷酸环化酶的催化下，胞质内的三磷酸腺苷和三磷酸鸟苷脱去两个磷酸并进行环化，使环磷酸腺苷（cAMP）或环磷酸鸟苷（cGMP）浓度增高。cAMP 和 cGMP 可促进蛋白质磷酸化过程，并激活细胞有关酶系统，改变细胞的分泌功能，使 Cl^- 的分泌亢进，并抑制肠壁上皮细胞对 Na^+ 和水的吸收，导致腹泻。

（三） 混合型

某些病原菌进入肠道后，除侵入黏膜引起肠道黏膜炎性反应外，还可以产生肠毒素引起急性胃肠道症状，如副溶血性弧菌等。这类病原菌引起的食物中毒是致病菌对肠道的侵入及其产生肠毒素的协同作用，因此，其发病机制为混合型。

三、 细菌性食物中毒发生的原因及条件

一般来讲，细菌性食物中毒的发生都是由三个条件组成的。

（一） 食物被细菌污染

食物被细菌污染即食品在生产、加工、贮存、运输及销售过程中受到细菌污染。

污染的途径主要有：

1. 生熟食品的交叉污染

（1）加工食品用的刀案、揩布、盛器、容器等生熟不分，加工或盛放生食品后未彻底清洗消毒即用作加工或盛放直接入口的熟食品，致使工具、容器上的细菌污染直接入口的食品，引起中毒。

（2）生熟食品混放或混装造成二者之间的交叉污染。

2. 从业人员卫生习惯差或本身带菌

从业人员卫生习惯差，接触食品时不注意操作卫生，会使食品重新受到污染，引起食品的变质从而引起食物中毒。如果从业人员本身是病原携带者，则危害性更大，它随时都有可能污染食品，引起消费者食物中毒或传染病的传播、流行。

从业人员带菌污染食品往往有多种情况：

（1）从业者患有某种传染病（呼吸道及消化道传染病等），通过自然腔道向体外排菌污染食品。

（2）从业者为病毒携带者。

（3）从业者患有各种皮肤病如皮肤渗出性、化脓性疾病及各种体癣等。

3. 食品生产及贮存环境不卫生

食品生产及贮存环境不卫生，使食品容易受苍蝇、老鼠、蟑螂等害虫叮爬和尘埃污染，

从而造成食品的细菌污染。

（二） 食品水分含量高且贮存方式不当

水分是微生物生长繁殖的必要条件。一般含水量高的食品受细菌污染后易发生腐败变质。被细菌污染的食品，若在较高的温度下存放，尤其放置时间过长则为细菌的大量繁殖及产毒创造了良好的条件。通常情况下，熟食被污染后，在室温下放置3~4h，有的细菌就可繁殖到中毒量。

（三） 食品在食用前未被彻底加热

被细菌污染的食品，食用前未经加热或加热时间短或加热温度不够，则不能将食品中的细菌全部杀灭及毒素破坏，导致食物中毒发生。

四、 常见的细菌性食物中毒

（一） 沙门氏菌属食物中毒

1. 病原菌

沙门氏菌属（*Salmonella*）属肠杆菌属，是一大群寄生于人和动物肠道的革兰阴性杆菌，无芽孢，无荚膜，兼性厌氧。该菌属种类繁多，迄今已发现约2000个以上的血清型，在我国已发现100多个血清型。

对人类有致病性的沙门氏菌仅少数。引起食物中毒的沙门氏菌属主要有：鼠伤寒沙门氏菌，猪霍乱沙门氏菌，肠炎沙门氏菌。此外，也有关于纽波特沙门氏菌、都柏林沙门氏菌、鸭沙门氏菌等引起人类食物中毒的报道。

沙门氏菌的最适生长繁殖温度为20~37℃，在水中可生存2~3周，在粪便和冰水中可生存1~2个月，在含12%~19%食盐浓度的咸肉中可存活75d。但该菌在100℃时立即死亡，75℃时5min，60℃时15~30min，55℃时1h也可将其杀灭。由于沙门氏菌属不分解蛋白质，因此，食物被沙门氏菌污染后通常没有感官上的变化，应予注意。

2. 流行病学特点

沙门氏菌属细菌广泛分布于自然界，在人和动物中有广泛的宿主。如家畜中猪、牛、马、羊、猫、犬，家禽中鸡、鸭、鹅等。健康家畜、家禽肠道沙门氏菌检出率为2%~15%，病猪肠道沙门氏菌检出率可高达70%。正常人粪便中沙门氏菌检出率为0.02%~0.2%。因此，食物受沙门氏菌污染的机会很多，易受污染的食物种类也很多。

（1）引起中毒的食物 沙门氏菌食物中毒多由动物性食物引起，特别是畜肉类及其制品，其次为禽肉、蛋类、乳类及其制品。

（2）食物中沙门氏菌的来源 沙门氏菌广泛分布于自然界，在人和动物中有广泛的宿主。

①家禽、家畜生前感染：即家禽、家畜在宰杀以前即感染沙门氏菌。此种感染是肉类食品中沙门氏菌的主要来源。

②畜肉、禽肉的沙门氏菌污染：指在屠宰过程中或屠宰后至销售的各个环节中，水、土、冰、容器、饮具等造成的污染。

③蛋类沙门氏菌污染：蛋类沙门氏菌污染有两个途径，一是产蛋前的污染，即家禽患有某些疾病，生殖器官的杀菌作用减弱，来自肠道中的细菌可侵入卵黄部，使蛋液染有各种细菌的机会；二是产蛋后的污染，即蛋从禽类的产道产出后因某种原因，蛋壳表面受到污染，

沙门氏菌可通过气孔进入蛋内，在保存及加工不妥的情况下引起食物中毒。

④奶中沙门氏菌的污染：包括挤奶前及挤奶后的污染。患沙门氏菌病的乳牛其奶中可能带菌，即为挤奶前污染；健康奶牛的奶挤出后也可受到病牛粪便或其他污物以及病原携带者（工作人员）造成的污染，此为挤奶后污染。

⑤熟食品中沙门氏菌的污染：熟食品中沙门氏菌的污染主要是由于生熟交叉污染及带菌的从业人员造成。

此外，水产品的沙门氏菌污染主要是水源污染所致。

（3）发病季节分布　沙门氏菌食物中毒全年皆可发生，但多见于夏、秋季，即5~10月份。这两季发病起数和发病人数可达全年发病总起数和总人数的80%。

（4）发病率　沙门氏菌食物中毒的发病率较高，一般40%~60%，最高达90%。沙门氏菌不产生外毒素，主要是食入活菌引起的食物中毒。食入活菌数越多，发生食物中毒的机会就越大。由于各种血清型沙门氏菌致病性强弱不同，引起食物中毒的菌量也不相同。对于儿童、老年人及体弱者，食入少量沙门氏菌即可引起中毒。

3. 发病机制

长期以来，学者们认为沙门氏菌食物中毒是沙门氏菌活菌对肠黏膜的侵袭及其内毒素的协同作用，目前，至少可以肯定，某些沙门氏菌如鼠伤寒沙门氏菌、肠炎沙门氏菌所产生的肠毒素在导致食物中毒中也起重要的作用。

随食物进入肠道的沙门氏菌可侵入肠黏膜上皮细胞及黏膜下固有层，引起肠黏膜充血、水肿、渗出等炎性病理变化。侵入固有层的沙门氏菌，迅速被该区域淋巴组织中巨噬细胞吞噬并在其细胞质中继续生长繁殖，后经淋巴系统进入血液，引起暂时性菌血症和全身性感染。当沙门氏菌在单核吞噬细胞系统被激活的吞噬细胞杀灭时，释放出内毒素。内毒素除作为致热原刺激体温升高外，也可激活白细胞趋化因子，吸引白细胞使肠黏膜局部发生炎性反应。

某些沙门氏菌，如肠炎沙门氏菌、鼠伤寒沙门氏菌可产生肠毒素，该肠毒素可通过对小肠黏膜细胞膜上腺苷酸环化酶的激活，使小肠黏膜细胞对Na^+吸收抑制而对Cl^-分泌亢进，使Na^+、Cl^-、水在肠腔潴留而致腹泻。

4. 中毒的临床表现

当沙门氏菌污染食品后，在适宜的条件下大量繁殖，随同食物摄入总量超过10万个即可引起中毒。沙门氏菌食物中毒的临床表现主要是由活菌引起的急性胃肠炎型症状。中毒的潜伏期一般为12~14h，主要有头昏、全身乏力、恶心、呕吐、腹痛、腹泻。腹泻为水样便，一日数次。病人多数有发烧，体温38~40℃或更高。一般3~5d内迅速减轻。病死率约1%。

除上述胃肠炎型中毒的主要临床表现外，少数病人还可表现为类霍乱型、类伤寒型、类感冒型及类败血症型症状。

5. 诊断和治疗

沙门氏菌食物中毒的诊断包括临床诊断和病因诊断两方面。根据临床表现及流行病学特点可做出临床诊断。病因诊断需进行细菌学检验和血清学鉴定。细菌学检验是用可靠办法分离培养出致病菌，检验时常取可疑食物、患者呕吐物或粪便进行细菌的分解培养，以获得同一血清型沙门氏菌。血清学鉴定是取患者起病第二周后的血清与由可疑食物或患者呕吐物、粪便中分离出的菌株或已知的沙门氏菌抗原进行抗原抗体反应，即肥达反应。凝集效价明显增高，1∶100为可疑，1∶160以上则为阳性。

沙门氏菌食物中毒的治疗以对症处理为主。因呕吐、腹泻致脱水和电解质紊乱者，补充水和电解质，对重症患者可考虑食用抗菌药物，并针对其症状分别采用镇静、升压或抗休克治疗等。

6. 预防措施

针对细菌性食物中毒发生的三个环节，采取针对性预防措施，可有效地防止沙门氏菌食物中毒的发生。

（1）防止食品被沙门氏菌污染　引起沙门氏菌食物中毒的食品主要是动物性食品，尤其是肉类食品。防止肉类食品被沙门氏菌污染，首先，必须严格控制带沙门氏菌的肉类食物，包括急宰或病死的患原发性沙门氏菌病或激发型沙门氏菌病的畜、禽肉尸和内脏，防止其流入市场。为此，畜、禽在宰杀前应进行严格的兽医卫生检验，区别健康畜、禽和病畜、病禽，并查明病因做出诊断，以便按有关卫生条例和规定进行处理。第二，在屠宰健康家畜、家禽时应严格遵守合理屠宰过程的卫生要求，避免肉尸受到带菌皮毛、粪便、污水、容器等污染。第三，食品在贮藏、运输、加工、烹调或销售的各个环节应加强卫生管理，防止食品生熟交叉污染和食品从业人员带菌者对熟食的污染。为此，食品从业人员定期进行肠道沙门氏菌带菌情况的检查是必需的。

（2）控制沙门氏菌繁殖　低温贮存食品是控制沙门氏菌繁殖的重要措施。因此，食品工业、集体食堂、食品销售网点均应配置冷藏设备，并按食品低温贮藏的卫生要求贮存食品。

（3）食用前彻底杀灭沙门氏菌　加热杀死致病菌是防止食物中毒的重要措施。对肉类食品中沙门氏菌加热灭菌的效果与加热温度、持续时间、加热方式、肉块体积大小、沙门氏菌的型别以及污染程度等多种因素有关。为彻底杀灭肉类中可能存在的各种沙门氏菌并灭活其毒素，应使肉块深部的温度至少达到80℃，并持续12min。为此，加热肉块重量应不超过2kg，肉块厚度不超过8cm，持续煮沸2.5~3h；蛋类应煮沸8~10min。

（二）　葡萄球菌食物中毒

1. 病原菌

葡萄球菌食物中毒是因摄入被葡萄球菌肠毒素污染的食物所引起。能产生肠毒素的葡萄球菌主要是金黄色葡萄球菌和表皮葡萄球菌。

葡萄球菌为革兰阳性兼性厌氧菌，在28~38℃均能生长，最适生长温度为37℃；生长繁殖的pH为4.5~9.8，最适pH为7.4；具耐盐性，在10%~15%高盐培养基中仍能生长；对热具有较强的抵抗力，70℃需加热1h方可灭活。葡萄球菌对营养要求不高，在普通培养基上即可良好地生长，如在培养基中加入可被分解的糖类则有利于毒素的形成。

葡萄球菌肠毒素是单一的多肽链，相对分子质量为28000~35000。按其抗原性和等电点的差异分为A、B、C_1、C_2、C_3、D、E、F 8个血清型。除F型与毒性休克综合征有关外，其余各型均能引起食物中毒，其中A和D型较多，B、C型次之。一株金黄色葡萄球菌能产生两种以上的肠毒素，能产生肠毒素的菌株凝固酶试验常呈阳性。各型肠毒素耐热性及毒性强弱不同，以B型耐热性最强，100℃加热30min仍保持部分活性。因此，破坏食物中存在的葡萄球菌肠毒素需加热100℃并持续2h。各种肠毒素毒性以A型最强，摄入1μg/mg即可引起中毒。D型肠毒素的毒性较弱，摄入25μg/mg方能引起中毒。

2. 流行病学特点

葡萄球菌广泛分布于自然界，如空气、水、土壤和物品上，是最常见的化脓性球菌之一。食品受其污染的机会很多。

（1）季节性 全年皆可发生，但多见于夏、秋季节。

（2）引起中毒的食物 引起葡萄球菌肠毒素中毒的食物种类很多，如乳、肉、蛋、鱼及其制品。国内报道以乳及其制品如奶油糕点（奶油花蛋糕等）、冰淇淋最为常见。此外，剩饭、油煎荷包蛋、糯米凉糕、凉粉和米酒等引起的葡萄球菌食物中毒也有报道。

（3）食物中葡萄球菌来源及肠毒素形成的条件 如前所述，葡萄球菌广泛分布于自然界，人和动物的鼻腔、咽、消化道带菌率均较高。健康人带菌率为20%~30%。此外，葡萄球菌是常见的化脓性球菌之一，人和动物的化脓性感染部位常成为污染源。

食物被葡萄球菌污染后，肠毒素的形成与下列因素有关：①食物受葡萄球菌污染的程度，食物中葡萄球菌污染越严重，繁殖越快越易形成毒素。②食物存放的湿度及环境，在37℃内，湿度越高，产生肠毒素需要的时间越短，如薯类和谷类食品中污染的葡萄球菌在20~37℃的温度下经4~8h产生毒素，而在5~6℃的温度下经18d方可产生毒素。此外，因葡萄球菌为兼性厌氧菌，当通风不良氧分压降低时，肠毒素易于形成（如污染葡萄球菌的剩饭在通风不良的条件下存放，极易形成毒素）。③食品的种类及形状，一般而言，含蛋白质丰富，含水分较多，同时含一定淀粉的食物（如奶油糕点、冰淇淋、冰棒、剩饭、凉糕等）或含油脂较多的食物（如油炸鱼罐头、油煎荷包蛋）受葡萄球菌污染后易形成毒素。

3. 发病机制

葡萄球菌食物中毒表现为呕吐、上腹部痉挛性疼痛及腹泻，以呕吐为其主要特征。呕吐的机制目前尚未全面阐明。用恒河猴的研究结果表明，其肠毒素可能以完整的分子吸收入血。葡萄球菌肠毒素亦可通过对小肠黏膜细胞膜上腺苷酸环化酶的激活作用，使细胞内cAMP浓度增加，引起黏膜细胞分泌功能的改变，使Na^+、Cl^-、水在肠腔内潴留，胃肠运动加快，导致腹泻。

4. 中毒的临床表现

葡萄球菌食物中毒的潜伏期短，一般为2~4h，最短为1h，最长为6h。其主要症状为恶心、剧烈而频繁的呕吐，呕吐物中常有胆汁、黏液和血液，同时伴有上腹部剧烈疼痛。腹泻为水样便。体温一般正常，偶有低热。因剧烈频繁的呕吐加之腹泻，可致虚脱和严重脱水。葡萄球菌食物中毒病程一般较短，1~2d即可恢复，预后一般良好。

5. 诊断和治疗

诊断需进行细菌培养、分离鉴定和肠毒素检验。取剩余食物、中毒患者呕吐物或粪便进行葡萄球菌分离鉴定的同时，接种于肉汤培养基，孵育后取滤液给6~8周龄幼猫或猴作腹腔注射，4h后发生呕吐、腹泻，提示有肠毒素存在。近年来，采用免疫学方法酶联免疫吸附（ELISA）检测葡萄球菌肠毒素，不仅敏感、特异，且简便快速。

葡萄球菌食物中毒的治疗可根据一般急救处理的原则，以补水和电解质等对症、支持治疗为主，一般不需用抗生素。

6. 预防

葡萄球菌食物中毒的预防包括防止葡萄球菌污染和防止其肠毒素形成两方面。

（1）防止葡萄球菌污染食物

①防止带菌人群对各种食物的污染：定期对食品加工人员、饮食从业人员、保育员进行健康检查，对患局部化脓性感染、上呼吸道感染（鼻窦炎、化脓性咽炎、口腔疾病等）者，

应暂时调换其工作。

②防止葡萄球菌对乳的污染：定期对奶牛的乳房进行健康检查，患化脓性乳腺炎时，其奶不能食用。健康奶牛的奶在挤出后，除应防止葡萄球菌污染外，也应迅速冷却至10℃以下，防止在较高温度下，该菌的繁殖和毒素的形成。

③患局部化脓性感染的畜、禽肉尸应按病畜、病禽肉处理，将病变部位除去后，按条件可食肉经高温处理以熟制品出售。

（2）防止肠毒素的形成　在低温、通风良好条件下贮藏食物，不仅是防止葡萄球菌生长繁殖，也是防止毒素形成的重要条件。因此，食物应冷藏或置阴凉通风的地方，如剩饭在常温下存放应置阴凉通风的地方，其放置时间不应超过6h，尤其是气温较高的夏、秋季节。食前还应彻底加热。

（三）　副溶血性弧菌食物中毒

1. 病原菌

副溶血性弧菌是一种嗜盐性细菌，存在于近岸海水、海底沉积物和鱼、贝类等海产品中。副溶血性弧菌食物中毒是我国沿海地区最常见的一种食物中毒。

副溶血性弧菌常呈弧状、杆状、丝状等，有鞭毛，运动活泼，为革兰阴性菌。最适生长温度37℃，最适生长pH7.7，在含3.5% NaCl的培养基中生长最佳。副溶血性弧菌抵抗力较弱，56℃加热5min，或90℃加热1min，或1%食醋处理5min均可将其杀灭。副溶血性弧菌在淡水中存活不超过2d，但在海水中可存活47d以上。

副溶血性弧菌的O抗原是耐热的菌体抗原，已发现12种；K抗原是不耐热的包膜抗原，有70种，均可用于血清学鉴定。

将副溶血性弧菌培养液离心后，可从上清液或滤液中分离出耐热型溶血毒素。该毒素经100℃加热10min仍不被破坏。该毒素除有溶血作用外，还具有细胞毒、心脏毒、肝脏毒和致腹泻作用。给大鼠静脉注射25μg耐热性溶血毒素，1min后大鼠死亡。

2. 流行病学特点

（1）流行的地区性和季节性　副溶血性弧菌食物中毒很多国家都有发生，如日本及我国沿海喜食海产品地区发病率较高。据调查，我国沿海水域、海产品中副溶血性弧菌检出率也较高，在夏、秋季节，尤其是7~9月份常是副溶血性弧菌食物中毒的高发季节。

（2）引起中毒的食物　引起中毒的食物主要是海产食品和腌渍食品，如海产鱼、虾、贝等。

（3）食物中副溶血性弧菌的来源

①近海海水及海底沉淀物中副溶血性弧菌对海产食品的污染。根据调查，几种主要海产品副溶血性弧菌的带菌率为：带鱼40%~90%，海蟹79.8%，墨鱼93%，熟盐水虾35%。在不同季节，海产品的带菌率也不相同，冬季带菌率较低，甚至呈阴性；夏季带菌率较高，平均94.8%。

②人群带菌者对各种食品的污染：沿海地区饮食从业人员、健康人群及渔民副溶血性弧菌带菌率为0~11.7%，有肠道病史者带菌率可达31.6%~88.8%，带菌人群可污染各类食品。

③生熟交叉污染：食物容器、砧板、切菜刀等处理食物生熟不分开时，生食物中的副溶血弧菌可通过上述工具污染熟食物或凉拌菜。

受副溶血性弧菌污染的食物，在较高的温度下存放，食前不加热（生吃）或加热不彻底；或食品烹调后重新受到污染，食物中副溶血性弧菌可随食物进入人体肠道，在肠道生长繁殖，当达到一定数量时，即可引起食物中毒。其耐热性溶血毒素也可引起食物中毒。

3. 发病机制

副溶血性弧菌食物中毒发生的机制多为大量副溶血性弧菌的活菌侵入肠道及其所产生的耐热性溶血毒素对肠道的共同作用。

4. 中毒的临床表现

副溶血性弧菌食物中毒的潜伏期一般为 6~10h，最短者为 1h，长者可达 24~48h，潜伏期短者病情较重。主要症状为腹痛、腹泻（大部分为水样便，重者为黏液便和黏血便）、恶心、呕吐，体温一般 37~38℃，其次尚有头痛、发汗、口渴等症状。

副溶血性弧菌食物中毒预后一般良好，大部分病人发病后 2~3d 恢复正常，少数严重病人由于休克、昏迷而死亡。发病率为 35%~90%。

5. 预防

本病预防应紧紧抓住防止污染、控制繁殖和杀灭致病菌三个主要环节。其中控制繁殖和杀灭致病菌尤为重要，应低温贮藏各种食品，尤其是海产食品及各种熟制品。鱼、虾、蟹、贝类等海产品应烧熟煮透，蒸煮时需加热至 100℃ 并持续 30min。对凉拌食物（如海蜇）要清洗干净后置食醋中浸泡 10min 或在 100℃ 沸水中漂烫数分钟以杀灭副溶血性弧菌。

（四） 大肠杆菌食物中毒

1. 病原菌

O157：H7 大肠杆菌属于肠杆菌科埃希菌属。该菌的生物学特征符合大肠杆菌的主要特点，大小为 $2\mu m \times 1\mu m$，革兰染色阴性，具有菌体（O）及鞭毛（H）抗原。但与大肠杆菌明显不同的是它多不发酵山梨醇和鼠李糖，也不产生 β-葡萄糖醛酸酶，但一般均发酵棉子糖和卫矛醇。

该菌具有较强的耐酸性，pH2.5~3.0；37℃ 可耐受 5h；耐低温，能在冰箱内长期生存；在自然界的水中可存活数周至数月；不耐热，75℃ 经 1min 即被灭活；对氯敏感，可被 1mg/L 的余氯杀灭。对氨苄西林、先锋霉素、庆大霉素、卡那霉素、氯霉素、新霉素、复方新诺明等抗菌药物敏感。

2. 流行病学特点

流行病学调查表明，O157：H7 大肠杆菌可从牛肉、奶牛或乳制品、蔬菜、饮料及水中分离到。该菌主要通过食品以及消化道感染人体，其中牛肉是最主要的传播载体。日本的暴发流行与食用生肉、生鱼片及一些三明治有关。已报告的相关食品有：汉堡包、烤牛肉、生奶、鲜榨苹果汁、酸乳酪、干酪、发酵香肠、煮玉米、蛋黄酱、莴苣、萝卜苗等。国内爆发地区调查中，检出 O157：H7 的食品有：生羊肉、生猪肉、熟羊肚、熟羊肝、猪头肉、咸菜等。此外，据美国和英国的调查，人与人之间的传播也是该病流行的一个重要因素。

O157：H7 大肠杆菌所致的感染性腹泻的发生有明显的季节性，多发生于 6~9 月份，7~8 月份为发病高峰，11 月份至次年 2 月份很少发病。人群普遍易感，儿童和老年人的发病率明显高于其他年龄组。出血性大肠埃希氏菌感染的病死率为 0~10%。多发生于发达国家，主要以散发性为主。

3. 发病机制

其致病机制可分两个方面，即黏附及产毒。当病菌侵入宿主机体肠腔，主要依靠质粒介导的黏附因子（菌毛）使病菌黏附于盲肠和结肠。菌体黏附定植后，在盲肠和结肠内大量繁殖，产生 Vero 细胞毒素。该细胞毒素可导致肠壁毛细血管内皮细胞损伤，致使单位时间内血液循环量减少，从而引起肠壁局部毛细血管内凝血。甚至在中枢神经系统、肠道、肾脏等器官内有纤维蛋白沉着。此类现象相继出现，从而引起毛细血管病变而呈现溶血性贫血、栓塞性血小板减少性紫癜（TTP），进而发生中枢神经系统的功能障碍及肠局部出血性坏死，形成出血性肠炎（HC）。Vero 细胞毒素尚能引起急性肾皮质坏死，导致肾衰竭，最终造成死亡。

4. 中毒的临床表现

O157：H7 大肠杆菌的感染包括：轻度腹泻、出血性肠炎、溶血性尿毒综合征、栓塞性血小板减少性紫癜。大约 19% 的患者可出现呼吸道症状。出血性肠炎的典型症状是：突发性腹痛、血样便。有的患者只有水样便，低热或不发热。

该病潜伏期一般为 5~9d。患者呈急性发病，突发性腹痛、水样便，严重时转化为血样便，呕吐，发热或不发热。儿童易导致溶血性尿毒综合症、栓塞性血小板减少性紫癜等，导致肾脏损害难以恢复。儿童和年老体弱者易引起死亡。O157：H7 型感染也可表现为无症状的隐性感染者，但有传染性。

5. 诊断和治疗

仅根据其临床症状和流行病学特点，不足以确诊为 O157：H7 大肠杆菌感染。确诊需进行病原分离及其鉴定工作。首先用常规办法分离到大肠杆菌，然后可用微生物检测技术、血清学方法、DNA 探针技术、人造神经网络、PCR 技术等进行确诊。其中，DNA 探针和 PCR 方法是最特异、敏感、快速的检测技术。

本病治疗原则上与治疗其他感染性腹泻相似，应强调纠正脱水、支持疗法及对症处理的重要性。O157 型感染常发生于儿童、老人，只要及时采用抗生素治疗，一般无生命危险。O157 型对氨苄西林、氯霉素、庆大霉素、卡那霉素、先锋霉素、新霉素、复方新诺明等抗菌药物较敏感。

6. 预防

O157 型感染是一种食源性疾病，加之该菌在 80℃ 左右加热 1min 即被破坏等原因，所以只要把好"病从口入"这一关，即可防御 O157 型感染。注意不吃生的或加热不彻底的牛奶、肉等动物性食品，防止食品生熟交叉感染。

有关部门应严把食品检验关，特别是要注意原因不明的中毒事件。口岸动植物检疫部门要严格把好检疫关，防止 O157 型大肠埃希菌从境外随牛、猪等家畜、肉制品及水果等进口而传入我国。

（五）肉毒梭菌食物中毒

1. 病原菌

肉毒梭菌为革兰阳性、厌氧的短粗杆菌，在 20~25℃ 可形成椭圆形的芽孢。当 pH 低于 4.5 或大于 9.0 时，或当环境温度低于 15℃ 或高于 55℃ 时，芽孢不能繁殖，也不能产生毒素。该菌的芽孢抵抗力强，需经 180℃ 干热 5~15min 或高压蒸汽 121℃ 30min 或 100℃ 湿热 5h 方可死亡。肉毒梭菌广泛分布于自然界，特别是土壤中。

肉毒毒素产生于胞质中，当细胞死亡后，肉毒毒素以神经毒素和非毒性成分结合的复合形式被释放出来，复合形式的肉毒毒素对热敏感。在 75~85℃ 加热 5~15min 或 100℃ 加热 1min 即被破坏。复合形式的肉毒毒素在小肠内被胰蛋白酶活化并释放出神经毒素，该毒素是一种强烈的神经毒素，是目前已知的化学毒物和生物毒物中毒性最强的一种，对人的致死量为 10^{-9}mg/kg·体重。且对胃蛋白酶、胰蛋白酶、酸和低温稳定，毒素在正常胃液中 24h 不被破坏，且可被胃肠道吸收。

2. 流行病学特点

（1）季节性　一年四季均可发生，主要发生在 4~5 月份，1~2 月份也有发生。

（2）地区分布　肉毒梭菌广泛分布于土壤、江河湖海的淤泥、尘埃和动物粪便中，且不同的菌型分布也有差异。在我国新疆肉毒中毒多发区的土壤中肉毒梭菌检出率为 22.2%，未开垦荒地该菌检出率为 28.5%，宁夏为 34.4%，青海为 8.6%，西藏为 12.3%。

（3）中毒食品的种类　因地区和饮食习惯的不同而异。国内以家庭自制植物性发酵食品为多见，如臭豆腐、豆酱、面酱等，罐头瓶装食品、腊肉、酱菜和凉拌菜等引起中毒的也有报道。新疆察布查尔地区引起中毒的食品多为家庭自制谷类或豆类发酵食品，青海主要为越冬密封保存的肉制品。日本 90% 以上是由家庭自制鱼和鱼类制品引起；欧洲各国多为火腿、腊肠及其他肉类制品；美国主要为家庭自制的蔬菜或水果罐头、水产品及肉、乳制品。

（4）食物中肉毒梭菌的来源及食物中毒的原因　食物中的肉毒梭菌主要来源于带菌土壤、尘埃及粪便，尤其是带菌土壤，可污染各类食品原料。这些被污染的食品原料在家庭自制发酵和罐头食品的过程中，加热的温度或压力不足以杀死肉毒梭菌的芽孢，且为肉毒梭菌芽孢的萌发与形成并产生毒素提供了条件，尤其是发酵食品、火腿肠，制成后又不经加热而食用，更容易引起中毒的发生。

3. 中毒机制和中毒症状

肉毒梭菌食物中毒由肉毒毒素引起。随食物进入到肠道的肉毒毒素在小肠内被胰蛋白酶活化并释放出神经毒素，经吸收进入血液后，主要作用于脑神经、神经-肌肉连接部和自主神经末梢，抑制神经末梢乙酰胆碱的释放，导致肌肉麻痹和神经功能的障碍。

肉毒梭菌中毒的临床表现不同于其他细菌性食物中毒，以运动神经麻痹的症状为主，而胃肠道症状少见。潜伏期数小时至数天，一般为 12~48h，短者 6h，长者 8~10d，潜伏期越短，病死率越高。早期表现为头痛、头晕、乏力、走路不稳，以后逐渐出现视力模糊、眼睑下垂、瞳孔散大等神经麻痹症状。重症患者则首先出现对光反射迟钝，逐渐发展为语言不清、吞咽困难、声音嘶哑等，严重时出现呼吸困难，因呼吸衰竭而死亡。病死率为 30%~70%，多发生在中毒后的 4~8d。国内由于广泛采用多价抗肉毒毒素血清治疗本病，病死率已降至 10% 以下。患者经治疗可于 4~10d 恢复，一般无后遗症。

4. 预防措施

（1）宣传教育　通过宣传教育，使牧民改变肉类的贮藏方式或生吃肉的饮食习惯。

（2）清洁及蒸煮　对食品原料进行彻底的清洁处理，以除去泥土和粪便。家庭制作发酵食品时还应彻底蒸煮原料，在 100℃ 加热 10~20min，以破坏各型肉毒毒素。

（3）低温贮存　加工后的食品应迅速冷却并在低温环境储存，避免再污染和在较高温度或缺氧条件下存放，以防止毒素产生。

（4）规范操作　生产罐头食品时，要严格执行卫生规范，彻底灭菌。

（5）加热　食用前对可疑食物进行彻底加热是破坏毒素、预防中毒发生的可靠措施。

（六）李斯特菌食物中毒

1. 病原学特点

李斯特菌属是革兰阳性短杆菌，无芽孢，包括格李斯特菌、单核细胞增生李斯特菌、默李斯特菌等 8 个种。李斯特菌对外界的抵抗力较强，在土壤、牛奶、青贮饲料和人畜粪便中可存活数年。在 65℃经 30~40min 可被杀死，在-20℃可存活一年。该菌在 5~45℃的温度范围均可生长，适宜的 pH 为 6~8，耐碱不耐酸，在 pH 9.6 时仍能生长，在含 10% NaCl 的溶液中也可生长，在 4℃的 20% NaCl 中可存活 8 周。

李斯特菌分布广泛，常见于土壤、蔬菜和水。人和动物也常携带此菌。引起食物中毒的主要是单核细胞增生李斯特菌，它能致病和产生毒素，并可在血液琼脂上产生 β-溶血素，这种溶血物质称李斯特菌溶血素 O。

2. 流行病学

（1）季节性　春季可发生，发病率在夏、秋季呈季节性增高。

（2）中毒食品种类　主要为乳及乳制品、肉类制品、水产品、蔬菜及水果，尤以在冰箱中保存时间过长的乳制品、肉制品最为多见。

（3）食品中李斯特菌的污染来源　牛奶中的李斯特菌主要来自人和动物粪便。人粪便的带菌率为 0.6%~6%，即使是消毒牛奶，污染率也在 21%左右。畜类在屠宰的过程中易被污染，而在销售过程中，通过食品从业人员的手也可被污染，故生的和直接入口的肉制品该菌的污染率高达 30%，例如，经热处理的香肠中也可检测到该菌。国内有人报道，冰糕、雪糕中李斯特菌的检出率为 17.39%，其中单核细胞增生李斯特菌为 4.35%。由于该菌能在冷藏的条件下生长，故用冰箱冷藏食品，不能抑制其繁殖。

3. 中毒机制和中毒表现

大量李斯特菌的活菌侵入肠道后，在肠道中繁殖，进入血液循环。此外，细菌被吞噬后，溶血素 O 在细胞内释放，引起机体反应。健康人对李斯特菌有较强的抵抗力，免疫低下的人群易患病，且死亡率高，如孕妇、婴儿、老年人、身体虚弱者及艾滋病患者等。

临床表现为两种类型：侵袭型和腹泻型。侵袭型的潜伏期为 2~6 周。患者开始常有胃肠炎症状，最明显的表现是败血症、脑膜炎、脑脊膜炎，有时有心内膜炎。对于孕妇可导致流产、死胎等后果，对于幸存的婴儿则因患脑膜炎而导致智力缺陷；少数轻症患者仅有流感样表现。病死率高达 20%~50%。腹泻型患者的潜伏期一般为 8~24h，主要症状为腹泻、腹痛、发热。

4. 预防措施

重视乳的巴氏消毒，防止消毒后的再污染。应从食品加工原料开始控制李斯特菌在食品中出现，必须按照 HACCP 原理来建立监控系统，全过程监控。此外，冰箱应定期清洗和消毒，在冰箱冷藏的熟肉制品及直接入口的方便食品、牛奶等，食用前要彻底加热。

（七）其他细菌性食物中毒

1. 产气荚膜梭菌食物中毒

产气荚膜梭菌食物中毒曾经称为韦氏梭菌食物中毒。产气荚膜梭菌（*C. perfringens*）又称韦氏梭菌，在自然界分布很广，在土壤、污水、垃圾、家畜、昆虫及人的粪便中均可检出此菌。健康人粪便带菌率为 2.2%~22%，肠道病患者的粪便、土壤及污水中本菌检出率可达

50%以上，动物粪便检出率为 1.7%~18.4%。产气荚膜梭菌为革兰染色阳性杆菌，厌氧但不严格，可形成芽孢；其生长繁殖的最适温度为 37~45℃。该菌在代谢过程中除能产生外毒素外，还产生多种侵袭酶，其荚膜也构成强大的侵袭力。根据其产生的外毒素种类不同，可将其分为 A、B、C、D、E 五型。引起食物中毒的主要为 A 型，其次为 C 型。A 型产气荚膜梭菌多为耐热的厌氧菌株，其芽孢可耐受 100℃ 1~4h 的加热。A 型产气荚膜梭菌可在小肠内形成芽孢，芽孢形成的同时产生肠毒素。该毒素不耐热，60℃ 40min 或 100℃ 瞬时破坏。产气荚膜梭菌肠毒素是引起食物中毒的致病因子，首先引起细胞离子通透性改变、大分子（DNA 和 RNA）合成受阻，组织形态学改变，细胞溶解消失，长绒毛上皮脱落，最终引起体液严重流失。

产气荚膜梭菌食物中毒有明显的季节性，以夏秋季为多。中毒食品以畜肉、鱼、禽肉类及植物蛋白质性食品为主。引起中毒的食品（大块肉、整鸡、整鸭）往往都是食用前 1d 或数小时前预先烧煮，在室温下放置，食用前不再加热或加热不彻底造成食物中毒。

食物产气荚膜梭菌污染的来源：一是人及动物的健康带菌者，与食品接触或通过昆虫污染食品；另一途径是土壤中的本菌污染食品，以及畜禽在屠宰中的污染。

产气荚膜梭菌食物中毒一般潜伏期 8~24h，主要症状为腹痛和腹泻，恶心、呕吐症状少见，可伴头痛、无力、发烧。病程 1~4d。除老、幼及体弱者外，一般预后良好。

预防：加强对肉类食品的卫生管理，控制污染源；熟肉制品低温贮存并尽量缩短存放时间；剩余食品食用前再次加热是预防本菌食物中毒的主要措施。

2. 小肠结肠炎耶尔森菌食物中毒

小肠结肠炎耶尔森菌（*Yersinia enterocolitica*）为肠杆菌科耶尔森菌属中的一种，为革兰染色阴性小杆菌，需氧或兼性厌氧，无芽孢、荚膜。本菌耐低温，0~5℃即能生长繁殖，属低温菌。本菌具有侵袭性并能产生耐热肠毒素，是引起人类食物中毒和小肠结肠炎的重要病原菌，其产毒的温度范围为 4~35℃。

小肠结肠炎耶尔森菌食物中毒多发生在春秋凉爽季节。引起中毒的食品主要是动物性食品，如牛奶、肉类、豆腐等。在市售的猪肉、牛肉、羊肉中都可检出本菌。

小肠结肠炎耶尔森菌为人畜共有菌，广泛存在于人和动物肠道中，如牛带菌率为 11%，猪带菌率为 4.5%~21.6%，鼠带菌率为 35.2%，带菌的粪便、受污染的水源及鼠类等均可污染食品，苍蝇也可带本菌污染食品。由于本菌在低温下可以生长繁殖，因此冷冻、冷藏食品均可检出本菌，检出率为 2.08%~11.1%。

小肠结肠炎耶尔森菌食物中毒是由该菌的侵袭性及产生的肠毒素共同作用引起。该菌所致食物中毒潜伏期长，一般 3~5d，短者 1~3d，长者 10d。中毒表现以消化道症状为主，腹痛、腹泻、水样便；发烧，体温 38~39.5℃，其次有恶心、呕吐、头痛等。病程一般为 2~5d，长者可达 2 周。发病率 50% 左右，儿童发病率比成人高。此外，该菌也可引起结肠炎、阑尾炎、关节炎及败血症等。

预防：参考沙门氏菌食物中毒。此外应注意，在冰箱冷藏的熟食品，食用前一定要加热。

3. 椰毒假单胞菌酵米面亚种食物中毒

椰毒假单胞菌酵米面亚种食物中毒传统上称为酵米面食物中毒。

椰毒假单胞菌酵米面亚种（*Pseudomonas cocovenenans* subsp. *farinefermentans*）又称酵米面

黄杆菌。本菌为革兰染色阴性、无色透明的小杆菌，专性厌氧，无芽孢；生长温度为 25~37℃，最适 pH 为 7.0 左右。菌体本身抵抗力弱，56℃ 5min 即可被杀死，但它可在食品中产生强烈的外毒素：米酵菌酸和黄毒素。米酵菌酸对人和动物均有强烈的毒性作用，是引起食物中毒和死亡的主要因素；米酵菌酸对热稳定，一般烹调、蒸煮方法均不能将其破坏。黄毒素为一种水溶性色素，耐热，不为一般烹调方法破坏，具抗生素作用。

米酵菌酸的毒性最早认为是干扰糖代谢，以后人们一直在研究其机制。米酵菌酸的毒性作用主要是损害脑、肝、肾、心等实质性脏器，引起一系列病理变化。

椰毒假单胞菌酵米面亚种广泛分布于土壤、淡水及海水中，通过土壤、水源污染食物或食物原料。引起中毒的食品与居民的饮食习惯有关。印尼多为发酵椰子食物，我国传统中毒食品是酵米面。酵米面是一种家庭自制的发酵制品，又称臭米面。尽管一些农村地区食用酵米面较普遍，但食物中毒的发生仍属偶然。因为新酵米面制成后如立即食用并不引起中毒，而中毒都是发生在酵米面制成又经过晾晒及贮存之后，在晾晒和贮存过程中椰毒假单胞菌酵米面亚种产生了外毒素。据资料报道，酵米面中毒发生的最早季节是 5 月，最晚 10 月，多集中于 7~9 月份。流行地区过去主要是东北三省及广西等吃酵米面的地区，近年来扩大至四川、河北、内蒙、山西、山东、广东、湖北、河南、贵州等十几个省及自治区，占我国行政区的 53.3%。引起中毒的食品种类也逐渐增多，除谷类发酵制品外，变质银耳及薯类淀粉制品也是引起本菌食物中毒的食品。引起中毒的酵米面可有霉斑，变质银耳颜色暗黄、发黏，耳片丧失弹性，有刺鼻气味，甚至糜烂。

椰毒假单胞菌酵米面亚种食物中毒的潜伏期一般 5~9h，长者可达 48h 以上。由于多种脏器受到毒素侵害，临床症状也有多种类型，如脑型、肝型、肾型及混合型等。发病初期表现为胃部不适、恶心、呕吐，呕吐物多为棕褐色，并伴有腹胀、腹痛、腹泻，随后出现脑、肝、胃或多种脏器损伤的症状。如脑型病人表现为头晕、头痛、嗜睡、谵妄、抽搐以致昏迷；肝型病人表现为肝功能异常、肝肿大、黄疸等，严重者出现肝昏迷而死亡；肾型病人可表现为少尿、无尿或血尿，重者肾功能衰竭等。

对椰毒假单胞菌酵米面亚种食物中毒的预防主要是在流行地区进行广泛宣传，不制作、不食用酵米面，或现做现吃，不贮存；注意银耳生产中的卫生要求及收获的管理，出现烂耳及时剔出并销毁，收获的银耳立即晒干或烘干。此外，要注意保管好粮食，变质严重的粮谷，不宜做淀粉、加工粉条等，应做其他综合利用。

第三节　真菌性食物中毒

一、　赤霉病麦中毒

感染赤霉病的小麦即赤霉病麦，也称昏迷麦。除能引起人中毒外，还能引起猴、犬、猪、马、猫等动物中毒。

1. 病原学

赤霉病麦的病原菌属镰刀菌属，据国外报道主要有禾谷镰刀菌（*Fusarium graminearum*）、黄色镰刀菌（*F. culmorum*）、雪腐镰刀菌（*F. nivale*）、燕麦镰刀菌（*F. avenaceum*）、串珠镰刀菌（*F. moniliforme*）等，而国内报道主要是禾谷镰刀菌，占94.5%。禾谷镰刀菌在气温16~24℃、湿度85%时最适宜在谷物上繁殖。小麦、大麦、元麦等在田间抽穗灌浆时，如条件合适即可发生赤霉病，玉米、稻谷、甘薯等作物也可发生。另外，谷物在生长过程中虽未受到镰刀菌的感染，但在收获后若保存不当，遇有禾谷镰刀菌等也可引起感染、繁殖和产毒。

发生赤霉病的病麦在外表上与正常麦粒不同，皮发皱，呈灰白色且无光泽，颗粒不饱满，易碎成粉；受害麦粒也可出现浅粉红色或深粉红色，也有形成红色斑点状的，当赤霉病麦检出率在3%~6%，人食用后就容易发生食物中毒。用赤霉病麦制成的面粉，只要其中毒素达到一定数量，无论制成何种面制品，也无论用何种烹调方法，食后都可发生食物中毒。

近年来，已知能引起麦类或玉米赤霉病的镰刀菌可产生两大类霉菌毒素，一类是单端孢霉烯族化合物，具有致呕吐作用；该毒素耐热，110℃加热1h才能被破坏。另一类是具有雌性激素作用的玉米赤霉烯酮类。赤霉病麦中毒是单端孢霉烯族化合物所致，与玉米赤霉烯酮无关。

赤霉病麦食物中毒一年四季均可发生，麦收季节多见。

2. 发病机制

其致病因子主要是禾谷镰刀菌，此种真菌在有性阶段称为玉米赤霉菌，它可产生单端孢霉烯族化合物类真菌毒素。目前已知引起赤霉病麦中毒的主要毒素是单端孢霉烯族化合物中的脱氧雪腐镰刀菌烯醇（DON，呕吐毒素）、雪腐镰刀菌烯醇（NIV）、T-2毒素等。

3. 中毒表现

本食物中毒的特点是：起病急，症状轻，病程短，可自愈。潜伏期短者10~15min，长者4~7h。一般0.5~1h。主要症状有：初起胃部不适，恶心，继之有明显的呕吐、头晕、头痛、无力、腹胀、腹痛、腹泻等症状。中毒轻者一般在呕吐过后2h左右恢复正常，但仍有全身不适、乏力。老、幼、体弱者或进食量大者，症状较重，可有四肢酸软、心悸、呼吸加快、颜面潮红、步态不稳，形似醉酒，故称"醉谷病"。部分病人体温、脉搏略有升高。一般停食病麦后1~2d即可恢复，死亡病例尚未发现。本中毒的发病率为33%~79%。

4. 预防

（1）防止污染 加强田间管理，推广抗赤霉病的谷物品种，收获后及时脱落，晒干或烘干并贮存于干燥、通风场所，控制粮食水分在11%~13%。

（2）降低或除去赤霉病麦粒及毒素

①分离病麦：由于病麦较轻，可用风选和水选将病麦与正常麦粒分开。

霉变小麦麦粒的形态、颜色、味道和重量等与正常麦粒有明显差异，主要表现在：麦粒小、皱缩、干瘪，呈灰白或青白色，但麦胚呈紫红色，质地疏松易粉碎；麦粒虽饱满，但表面或麦胚部有明显粉红或紫红色斑；千粒重（即一千粒麦粒的重量）低于正常麦粒；有霉味。

②稀释处理：将正常麦粒与病麦混合，使病麦稀释，降低病麦比例。病麦检出率降至1%以下才安全。

（3）适当碾轧 病麦毒素多集中于麦粒外层，经适当加工磨去部分外层，可降低毒素含量。

（4）改变食品加工方法 赤霉病麦毒素对热稳定，一般的加工办法不能破坏，可将病麦做成发酵食品，如醋、酱油。感染严重的病麦，可做工业淀粉或工业酒精，但不能作饲料。

二、 霉变甘蔗和甘薯中毒

（一） 霉变甘蔗中毒

甘蔗盛产于我国南方，运至北方后通常经过一个冬天的贮存于次年春季才出售。由于贮存不当，霉菌大量繁殖，甘蔗发生霉变，食后即会中毒。因此，霉变甘蔗中毒多发生在北方的初春季节。此外，有的甘蔗在产地收获时未完全成熟即被收割，这种甘蔗含糖量低（约为7.76%），更有利于霉菌的生长、繁殖和产毒。

1. 病原学及中毒成分

霉变的甘蔗质地较软，外皮失去光泽，并可见各种颜色霉菌生长；内瓤部呈浅色或深褐色。闻之有霉味和酒糟味或酸味。

从霉变甘蔗中可分离出产毒真菌，称为甘蔗节菱孢霉（$Arthrinium$），其产生的毒素为耐热的 3-硝基丙酸（3-nitropropionic acid，3-NPA），人们食用霉变的甘蔗可导致中毒。新鲜甘蔗中甘蔗节菱孢霉的侵染率极低，仅为 0.7%~1.5%，其最适宜的产毒条件是 15~18℃，pH 为 5.5，培养基含糖量 2%~10%。3-NPA 具有很强的嗜神经性，主要损害中枢神经，也累及消化系统，但较轻。

2. 发病机制

目前认为引起甘蔗变质的霉菌为甘蔗节菱孢霉，该菌为世界性分布的一种植物腐生菌，其产生的毒素为 3-硝基丙酸。3-硝基丙酸为一种神经毒素，是引起霉变甘蔗中毒的主要毒性物质，进入人体后迅速吸收，短时间内引起广泛性中枢神经系统损害，干扰细胞内酶的代谢，增强毛细血管的通透性，从而引起脑水肿、脑疝等。严重者导致缺血坏死，出现各种有关的局灶症状，有些损害为不可逆性。

3. 中毒表现

霉变甘蔗中毒潜伏期短者 10min，长者十几个小时，一般潜伏期越短，症状越重。轻度中毒者有头晕、头疼、恶心、呕吐、腹泻，有的病人有眩晕、视力障碍、不能站立或不能坐，24h 后恢复健康，不留后遗症。重度中毒者初有恶心、呕吐、腹痛、头晕、视力障碍，剧烈呕吐后出现阵发性抽搐，抽搐时眼球偏侧凝视（大多向上），四肢强直、屈曲内旋，手呈鸡爪样，面肌颤动，大小便失禁，抽搐后进入昏迷。体温初期正常，几天后增高。

患者多死于呼吸衰竭，幸存者则留下严重的神经系统后遗症，如痉挛性偏瘫、语言障碍、吞咽困难、眼睛同向偏视、身体卷曲状等，少有恢复。

霉变甘蔗中毒无特效治疗方法，主要应在发现中毒后尽快洗胃、灌肠以排出毒物，并对症治疗。

4. 预防

甘蔗必须成熟后再收割，收割、贮存及运输过程中防冻、防霉菌污染繁殖。贮存期不宜太长，而且要定期对甘蔗进行检查，发现霉变甘蔗立即销毁。加强食品卫生监督检查，严禁出售霉变甘蔗，也不能将霉变甘蔗加工成鲜蔗汁出售。食用甘蔗前仔细检查其质量。

（二） 霉变甘薯中毒（黑斑病甘薯中毒）

1. 病原学

甘薯（又称白薯、地瓜）黑斑病是由甘薯长喙壳菌（$Ceratocystis\ fimbriata$）或茄病镰刀菌（*F. solani*）所引起。它们多寄生在甘薯的伤口、破皮、裂口处。被侵害部位呈淡黄色，与空气接触后即变褐或黑色，病变部位较坚硬，表面稍凹陷，食之味苦。人或牲畜食后可引起中毒。

引起霉变甘薯中毒的毒素有甘薯黑斑毒酮（甘薯酮）、甘薯霉斑醇（甘薯醇）、甘薯霉斑二醇（甘薯宁）、4-薯醇等。毒素的耐热性强，无论生食或熟食均可引起中毒。毒素在中性环境下很稳定，但遇酸、碱均能破坏。

2. 发病机制

主要是由甘薯长喙壳菌或茄病镰刀菌所产生的霉菌毒素所引起，引起中毒的毒素物质主要有甘薯宁、甘薯醇、甘薯酮等。

3. 中毒表现

潜伏期为 1~24h。主要表现为：轻者头晕、头痛、恶心、呕吐、腹痛、腹泻；重者除上述症状外，同时会有肌肉震颤及痉挛、瞳孔散大、嗜睡、昏迷。3~4d 后体温升高，最后死亡。

4. 预防

做好甘薯的收获及贮藏工作，避免薯块及薯皮破损而受病菌污染；定期检查贮藏甘薯，发现黑斑病及时剔出；食用甘薯前应去除黑斑及腐烂部分。

三、 麦角中毒

1. 病原学

因食用含有麦角的谷物而引起的食物中毒称为麦角中毒。麦角是麦角菌的休眠体。麦角菌是致禾本科植物如谷物类病害的一种真菌。它的孢子进入花蕊的子房中，即在子房中继续繁殖发育，形成菌丝，经过 2~3 周，即在麦穗上出现角化而成麦角。麦角中含有麦角生物碱。麦角生物碱是一种含氮物质，能使血管收缩。现在已知的有麦角新碱、麦角异新碱、麦角胺、麦角异胺、麦角克碱、麦角异克碱等。麦角的毒性程度根据麦角中生物碱的含量多少而定，通常含量 0.015%~0.017%，高者达 0.22%。麦角的毒性非常稳定，贮存数年之久其毒性不受影响。烘烤时毒性也不被破坏。

易受麦角菌侵染的谷物主要是黑麦，其次为小麦、大麦、谷子，还有玉米、水稻、燕麦、高粱等。当谷物中夹杂有大量的麦角，在加工过程中未能清除，食用后即能引起中毒。由于不同地区谷物被污染的程度不同，所以麦角中毒常是集中发生在个别村庄或家庭里。本食物中毒的暴发常为多雨的年份。

2. 发病机制

麦角中毒可分为两类，即坏疽性麦角中毒和痉挛型麦角中毒。坏疽性麦角中毒的原因是麦角毒素具有强烈收缩动脉血管的作用，从而导致肢体坏死。麦角毒素可无需通过神经递质，直接作用于平滑肌而收缩动脉。痉挛型麦角中毒的机理目前尚不清楚。

3. 中毒表现

急性中毒有腹痛、腹泻、呕吐等胃肠炎症状。中枢神经损害有全身不适、蚁走感、眩晕，听觉、视觉、感觉迟钝，言语不清、呼吸困难、肌肉痉挛、昏迷、体温下降，血压上升等。由于麦角毒素具有强烈的收缩血管作用，因而可导致肢体坏死。中毒严重者往往死于心力衰竭。孕妇中毒时可引起流产或早产。

4. 预防

（1）消除食用粮谷及播种粮谷中毒的麦角　可用机械净化法或 25% 食盐水浮选漂出麦角。

（2）规定谷物及面粉中麦角的容许量标准　我国暂定标准为 0.1g/kg。

（3）注意检验面粉中是否含有麦角生物碱按 GB 5009.36—2016《粮食卫生标准的分析方法》中 2.13（麦角）的规定进行检验。

第四节　有毒动植物食物中毒

一、河豚鱼中毒

河豚鱼（tetrodontidae）又称河鲀、气泡鱼等，因体型呈椭圆形似"豚"，常在河口捕到而得名。河豚鱼是硬骨鱼纲豚科的各属鱼类，属于暖水性海洋底栖鱼类，在我国各大海区都有分布。其肉质鲜美，但内脏有剧毒，人畜误食后均能致死。引起中毒的主要物质是河豚毒素（tetrodotoxin，TTX），该毒素呈无色针状结晶，无嗅，微溶于水，理化性质稳定，一般加热烧煮、日晒、盐腌均不被破坏；对低 pH 稳定，但在 pH 7 以上易于降解；100℃ 24h 或 120℃加热 20~30min 才可使其完全破坏。

1. 病原学及流行病学特征

河豚毒素是一种非蛋白质、低分子量（319）、高活性的神经毒素，分子式为 $C_{11}H_{17}N_3O_8$。河豚鱼的含毒情况比较复杂，其毒力强弱随鱼体部位、品种、季节、性别及生长水域等因素而异。概括地说，在鱼体中以卵、卵巢、肝、皮的毒力最强，肾、肠、眼、鳃、脑髓、血液等次之，肌肉和睾丸毒力较小。每年春季 2~5 月份为河豚鱼生殖产卵期，此时卵巢毒力最强，因此春季易发生中毒。

河豚鱼中毒主要发生在日本、东南亚各国和我国。多为误食，也有因喜食河豚鱼但未将其毒素除净而引起中毒。

2. 中毒机制及临床表现

河豚毒素是一种毒性很强的神经毒，它对神经细胞膜的 Na^+ 通道有专一作用，能阻断神经冲动的传导，使神经末梢和中枢神经发生麻痹。河豚毒素对小鼠的经口 LD_{50} 为 8.7μg/kg·体重，对人的经口最小致死量为 40μg/kg·体重。1~2mg 河豚鱼毒素结晶可导致一个成人死亡。

河豚毒素极易从胃肠道吸收，也可从口腔粘膜吸收，因此，中毒的特点是发病急速而剧烈，潜伏期很短，一般在食后 10min~5h 即发病，病情发展迅速。初有恶心、呕吐、腹痛等胃肠症状，口渴，唇、舌、指尖等发麻，随后发展到感觉消失，四肢麻痹，共济失调，全身瘫痪，可有语言不清、瞳孔散大和体温下降。重症因呼吸衰竭而死，病死率 40%~60%。

3. 抢救与治疗

河豚鱼中毒尚无特效的解毒药。目前的抢救措施以催吐、洗胃、导泻同时配合对症治疗为主。可口服 1% 硫酸铜溶液 100mL 催吐；用 1:5000 高锰酸钾溶液或 0.5% 活性炭悬液洗胃；口服硫酸镁或甘露醇导泻或高位灌肠，同时补充水分和电解质。

4. 预防措施

（1）预防河豚鱼中毒应从渔业产销上严加控制，同时也应向群众反复深入宣传河豚鱼的毒性和危害，提高群众的食品卫生知识水平和自我保护意识。

（2）水产品收购、加工、销售等部门应按照卫生部发布的《水产品卫生管理方法》的规定严格把关，防止河豚鱼流入市场；发现河豚鱼应剔除，并妥善处理，并在有条件的地方集中加工处理。

（3）经批准加工河豚鱼的单位，必须严格按照规定进行"三去"加工，即去内脏、去皮、去头；洗净血污，再盐腌晒干。剖割下来的内脏、皮、头及经营中剔出的变质河豚鱼等应妥善处理，不得随意丢弃。

（4）产销加工单位在存放、调运河豚鱼等过程中必须妥善保管，严防流失。

二、 有毒贝类中毒

贝类中毒系食用含毒素的贝类引起的中毒。太平洋沿岸某些地区，在3~9月份，食用有些贝类后会发生中毒。美国太平洋沿岸、日本、东南亚、中国的浙江、广东皆有报告。欧洲、非洲也曾有少数报告。浙江从1967年起已报告40余起织纹螺中毒，中毒数百人，死亡数十人。

1. 病原学

有毒贝类中毒系由于食用某些贝类如贻贝、蛤贝、螺类、牡蛎等引起，中毒特点为神经麻痹，故称为麻痹性贝类中毒（paralytic shellfish poisoning）。

贝类之所以有毒与海水中的藻类有关。海洋中的许多藻类含有剧毒，当某些本来无毒而一贯供食用的贝类摄食了有毒藻类如膝沟藻科的藻类后，即被毒化。已毒化了的贝体，本身并不中毒，也无生态和外形上的变化，但当人们食用以后，毒素可迅速从贝肉中释放出来，呈现毒性作用。被毒化的贝类所带毒素统称麻痹性贝毒（PSP），其中包括多种毒素。较重要的一种是石房蛤毒素（saxitoxin，STX）。STX为分子质量较小的非蛋白质毒素，纯品为白色，也溶于水，耐热，80℃、1h毒性无变化，100℃、30min毒性减少一半；对酸稳定，对碱不稳定，胃肠道易吸收。石房蛤毒素为神经毒，主要的毒性作用为阻断神经传导。对人的经口致死量0.5~0.9mg。

贝类中毒的发生，往往与"赤潮"有关，赤潮发生时，海中毒藻密度增加，贝类被毒化。中毒多发生于沿海国家和地区，我国的浙江、福建、广东等地均曾多次发生，导致中毒的贝类有蚶子、花蛤、香螺、织纹螺等常食用的贝类。

2. 发病机制

毒贝类引起的中毒与其所含有的有毒成分有关，有毒成分主要包括：

（1）石房蛤毒素及其衍生化物 系麻痹性贝毒毒素，主要阻断神经传导；

（2）大田软海绵酸及其衍生化物 系腹泻性贝毒毒素；

（3）软骨藻酸及其异构体 系记忆丧失性（遗忘性）贝毒毒素；

（4）短裸甲藻毒素 系神经毒素性贝毒毒素；

（5）蛤仔毒素 系肝损害性贝毒毒素。

3. 中毒表现及治疗

中毒的潜伏期短，仅数分钟至数小时不等。初起为唇、舌、指尖麻木，随后四肢末端和颈部麻木，运动失调，眩晕、发音困难、流涎，伴有头痛、恶心，最后出现呼吸困难。可因呼吸衰竭窒息而死。病人血压一般无变化。中毒程度与进食量及烹调食用方法有关。病死率一般10%。

4. 预防措施

（1）建立疫情报告及定期监测制度

①监测、预报海藻生长情况：有毒贝类中毒的发生与"赤潮"有关，因此许多国家规定在藻类繁殖季节的5~10月份，对生长贝类的水样进行定期检查，当发现海藻密度大于2万个/mL时，即发出可能造成贝类中毒的报告，甚至禁止该海域贝类的捕捞和销售。

②根据赤潮发生地域和时期的规律性对海贝类产品中的PSP含量进行监测，贝类从不带毒到突然带毒，或从持续带低毒到普遍升高，都是危险的信号。

（2）对作为商品供应的贝肉规定PSP限量　美国FDA规定，新鲜、冷冻和生产罐头食品的贝类中，石房蛤毒素最高允许限量不超过80μg/100g，可做借鉴。

（3）做好卫生宣传　针对PSP耐热、水溶及在贝体内脏部分积聚较多等特点，指导群众安全的食用方法。如食前清洗漂养，去除内脏，食用时采取水煮捞肉弃汤等方法，使摄入的毒素降至最低程度。

三、含氰苷类食物中毒

1. 病原学

氰苷是由氰醇衍生物的羟基和 D-葡萄糖缩合形成的糖苷，其结构中有氰基，水解后产生氢氰酸从而对人体造成危害。

氰苷广泛存在于豆科、蔷薇科、禾本科约1000余种植物中。含氰苷类食物中毒有苦杏仁、桃仁、李子仁、枇杷仁、樱桃仁、亚麻仁等中毒及木薯中毒，其中以苦杏仁及木薯中毒最常见。在木薯、亚麻仁中含有的氰苷为亚麻苦苷，苦杏仁、桃仁、李子仁、枇杷仁、樱桃仁中含有的氰苷为苦杏仁苷，二者的毒性作用及中毒表现相似。

苦杏仁苷为剧毒，氢氰酸的最小致死口服剂量为0.5~3.5mg/kg体重。小孩吃6粒苦杏仁，大人吃10粒苦杏仁就能引起中毒；小孩吃10~20粒，大人吃40~60粒可致死。亚麻苦苷水解后也释放出氢氰酸，但亚麻苦苷不能在酸性的胃中水解，而要在小肠中进行水解。因此，木薯中毒病情发展较缓慢。

苦杏仁中毒多发生于杏熟时期，多见于儿童因不了解苦杏仁毒性，生吃苦杏仁；或不经医生处方自用苦杏仁治疗小儿咳嗽而引起中毒。

木薯中毒原因主要是木薯产区的群众，不了解木薯的毒性，食用未经合理加工处理的木薯或生食木薯造成。

2. 发病机制

苦杏仁苷引起中毒的原因是由于苦杏仁苷在酶或酸作用下水解释放出具有挥发性的氢氰酸。苦杏仁苷溶于水，食入果仁后，其所含有的苦杏仁苷在口、食道、胃和肠中遇水，经本身所含有的苦杏仁酶水解释放出氢氰酸，迅速被胃肠黏膜吸收进入血液，氰离子可抑制体内许多酶的活性，其中细胞色素氧化酶最敏感，它可与细胞色素氧化酶的铁离子结合，导致细胞的呼吸链中断，使机体陷入内窒息状态。同时氢氰酸还能作用于呼吸中枢和血管运动中枢，使之麻痹，最后导致死亡。

3. 中毒表现

苦杏仁中毒的潜伏期 0.5~12h，一般 1~2h。主要症状为口中苦涩、流涎、头晕、头痛、恶心、呕吐、心悸、四肢无力等。重者胸闷、呼吸困难，呼吸时有时可嗅到苦杏仁味。严重者意识不清、呼吸微弱、昏迷、四肢冰冷，常发生尖叫。继之意识丧失、瞳孔散大、对光反射消失、牙关紧闭、全身阵发性痉挛，最后因呼吸麻痹和心跳停止而死亡。此外，也有引起多发性神经炎的。

木薯中毒的潜伏期稍长些，一般 6~9h。临床症状与苦杏仁中毒的表现相似。

4. 治疗措施

用 50g/L 硫代硫酸钠、0.5g/L 高锰酸钾溶液洗胃，同时肌肉注射 100g/L 的 4-二甲氨基酚 2mL，或一次性口服 4~10g 硫代硫酸钠。

5. 预防措施

（1）加强宣传教育工作，尤其是向儿童宣传苦杏仁中毒的知识，不吃苦杏仁、李子仁、桃仁等。

（2）合理的加工及食用方法

①氰苷有较好的水溶性，水浸可除去含氰苷食物的大部分毒性。类似杏仁的核仁类食物在食用前均需较长时间的浸泡和晾晒，充分加热，使其失去毒性。

②不生食木薯且食用木薯前必须去皮（木薯所含氰苷 90% 存于皮内），洗涤切片后加大量水于敞锅中煮熟，换水再煮一次或用水浸泡 16h 以上弃去汤、水后食用，尽管如此，木薯中仍含有一定量的氰化物。因此，不能空腹吃木薯且一次不能吃太多，老、幼、体弱者及孕妇均不宜食用。

（3）用苦杏仁做药物治疗小儿咳嗽时，不能自行下药，要遵医嘱，且必须经过去毒处理后方可食用。

（4）推广含氰苷低的木薯品种。

四、 毒蕈中毒

1. 病原学

蕈类又称蘑菇，属于真菌植物。毒蕈是指食后可引起食物中毒的蕈类。我国目前已鉴定的蕈类中，可食用蕈 300 种，有毒蕈类约 100 种，其中含有剧毒可致死的约有 10 种。

毒蕈中所含有的有毒成分很复杂，一种毒蕈可含有几种毒素，而一种毒素又可存在于数种毒蕈之中。毒蕈中毒多发生于高温多雨的夏秋季节，往往由于个人采摘野生鲜蘑菇，又缺乏识别有毒与无毒蘑菇的经验，误食毒蕈造成。

2. 发病机制

毒蕈种类多，毒蕈中毒素成分也较复杂，多耐热。毒蕈毒素与中毒症状密切相关，主要的毒物类型有胃肠毒素、神经毒素、溶血毒素、原浆毒素、肝毒素。一种毒蕈可能含有多种毒素，一种毒素可能存在于多种毒蕈中。

3. 毒蕈毒素与中毒表现

毒蕈种类繁多，其有毒成分和中毒症状各不相同。因此，根据所含有毒成分的临床表现，一般可分为以下几个类型。

（1）胃肠毒型　误食含有胃肠毒素的毒蕈常以胃肠炎症状为主。中毒的潜伏期比较短，一般 0.5~6h。主要症状为剧烈的腹痛、腹泻、水样便、恶心、呕吐，体温不高。病程短，一般经过适当对症处理可迅速恢复，病程 2~3d，死亡率低。

引起此型中毒的毒蕈代表为黑伞蕈属和乳菇属的某些蕈类，毒素可能为类树脂物质（resinlike）。

（2）神经、精神型 导致此型中毒的毒蕈中含有引起神经精神症状的毒素。此型中毒潜伏期为 0.5~4h。临床表现除有胃肠反应外，主要是神经精神症状：流涎、流泪、大汗、瞳孔缩小、脉缓等，重症患者出现谵妄、精神错乱、幻视、幻听、狂笑、动作不稳、意识障碍等，也可有瞳孔散大、心跳过速、血压升高、体温上升等。如果误食牛肝蕈属中的某些毒蕈中毒时，还有特有的"小人国幻觉"，患者可见一尺高、穿着鲜艳的小人在眼前跑动。经及时治疗后症状可迅速缓解，病程一般 1~2d，治愈后良好，死亡率低。

引起此类中毒的毒素主要有：

①毒蝇碱：为一种生物碱，溶于酒精和水，不溶于乙醚。存在于毒蝇伞蕈、丝盖伞蕈属、杯金蕈属及豹斑毒伞蕈等中。这几种蕈在我国北方许多省份均有生长。

②蜡子树酸及其衍生物：毒蝇伞蕈属的一些毒蕈含有此类物质。这种毒素可引起幻觉症状，色觉和位置觉错乱，视觉模糊。

③光盖伞素及脱磷酸光盖伞素：存在于裸盖菇属鸡花褶伞属蕈类，一般食入 1~3g 干蕈即可引起中毒。这种毒素可以引起幻觉、听觉和味觉改变，发生异常，烦躁不安。

④幻觉原：主要存在于橘黄裸伞蕈中，我国黑龙江、福建、广西、云南等均有此蕈生长。摄入此蕈 15min 即出现幻觉，表现为视力不清，感觉房间变小，颜色奇异，手舞足蹈等，数小时后可恢复。

（3）溶血型 此型中毒由鹿花蕈引起，有毒成分为鹿花毒素，属甲基联胺化合物，有强烈的溶血作用，可使红细胞遭到破坏。此毒素具有挥发性，对碱不稳定，可溶于热水。此类中毒潜伏期一般 6~12h，多于胃肠炎症状后出现溶血性黄疸、肝脾肿大，少数病人出现蛋白尿。有时溶血后有肾脏损害。严重中毒病例可因肝、肾功能受损和心衰而死亡。

（4）脏器损害型 此型中毒最为严重，有毒成分主要为毒肽类和毒伞肽类，存在于毒伞蕈属、褐鳞小伞蕈及秋生盔饱伞蕈中。此类毒素剧毒，对人致死量为 0.1mg/kg·体重，可使体内大部分器官发生细胞变性。含此毒素的新鲜蘑菇 50g 即可使成人致死，几乎无一例外。发生中毒如不及时抢救死亡率很高，可达 50%~60%，其中毒伞蕈属中毒可达 90%。

脏器损害型中毒表现十分复杂，按病程发展分 6 期。

①潜伏期：此型中毒潜伏期较长，一般 10~24h 发展。此期长短与中毒严重程度有关。

②胃肠炎型：恶心、呕吐、腹痛、严重腹泻，水样便，同时伴头晕、头痛、全身乏力等，多在 1~2d 缓解。

③假愈期：胃肠炎症状缓解后，病人暂无症状或感轻度乏力，但精神骤然好转、自觉轻松如常，给人以假愈现象，而实际上毒肽已进入内脏，肝损害已开始。轻度中毒病人肝损害不严重，由此期可进入恢复期。多数病人在经过 18~48h 假愈期后转入脏器损害期。

④脏器损害期：中毒严重的病人在发病后 2~3d 出现肝、肾、脑、心等实质性脏器损害，以肝脏损害最严重。可出现肝大、黄疸、肝功能异常，严重者可出现肝坏死、肝昏迷；肾脏损害可出现尿少、无尿或血尿，甚至尿毒症，肾功能衰竭。

⑤精神症状期：如病情继续进展可出现此期。病人表现谵妄、烦躁不安、表情淡漠、嗜

睡，继而出现惊厥、昏迷，甚至死亡（有些病人在胃肠炎期后立即出现烦躁、惊厥、昏迷，但无肝大及黄疸，属于中毒性脑病）。

⑥恢复期：经及时治疗后患者在 2~3 周后进入恢复期，各症状好转并痊愈。

（5）光过敏性皮炎型

因误食胶陀螺（猪嘴蘑）引起。中毒时身体裸露部位如颜面出现肿胀、疼痛，特别是嘴唇肿胀、外翻，形如猪嘴唇。还有指尖疼痛、指甲根部出血等。

4. 预防

（1）广泛宣传毒蕈中毒的危险性，有组织的采集蕈类　在采菇时应由有经验的人指导，不采不认识或未吃过的蘑菇，特别是要教育儿童尤为重要。

（2）提高鉴别毒蕈的能力　熟悉和掌握各种毒蕈的形态特征和内部结构，再根据当地群众的经验来鉴别有毒蕈类，防止误食中毒。

五、 发芽马铃薯中毒

1. 病原学

马铃薯别名土豆、山药蛋等。马铃薯中含有龙葵素，龙葵素是一种难溶于水而溶于薯汁的生物碱。马铃薯的龙葵素含量随品种和季节不同而有所不同，含量一般每千克新鲜组织 20~100mg，主要集中在芽眼、表皮和绿色部分，但这一含量一般不会使人中毒。龙葵素含量在马铃薯贮藏过程中会逐渐增加，特别是当马铃薯发芽、表皮变青或储存不当出现黑斑和光照时均可大大提高龙葵素的含量，可增加数十倍之多，如芽部龙葵素含量可高达 420~730mg/100g，而一般人只要食进 200~400mg 龙葵素就会引起中毒。

龙葵素对胃肠道黏膜有较强的刺激作用，对呼吸中枢有麻痹作用，并能引起脑水肿、充血。此外对红细胞有溶血作用。

中毒的发生主要是由于马铃薯贮存不当导致发芽或变青时，其中龙葵素大量增加，烹调时未能将其除去或破坏，食后发生食物中毒。以春末夏初季节更为常见。

2. 发病机制

马铃薯其致毒成分为龙葵素，又称马铃薯毒素，龙葵素具有腐蚀性、溶血性，并对运动中枢及呼吸中枢产生麻痹作用。

3. 中毒表现

潜伏期一般 1h~12h。先有咽喉抓痒感及烧灼感，上腹部烧灼感或疼痛，其后出现胃肠炎症状。此外可有头晕、头痛、瞳孔散大、耳鸣等症状，严重者出现抽搐，可因呼吸麻痹而死亡。

4. 预防

（1）改善马铃薯的贮存条件　马铃薯宜贮存于无直射阳光、通风、干燥的阴凉处，防止发芽、变绿。近年来采用辐照处理马铃薯对抑制发芽获得满意的效果。

（2）对已发芽的马铃薯　食用时应去皮、去芽、挖去芽周围组织，经充分加热后食用。因龙葵素遇酸易分解，故烹调时放些食醋，可加速破坏龙葵素。对发芽多者或皮肉变黑绿者不能食用。

六、 其他有毒动植物食物中毒

（一） 雪卡鱼中毒（热带鱼中毒、西加鱼中毒）

雪卡鱼中毒泛指食用热带和亚热带海域珊瑚礁周围的鱼类而引起的食鱼中毒（ichthyo-sarcotoxism）现象。雪卡鱼中毒广泛分布于热带地区。雪卡鱼是指栖息于热带和亚热带海域珊瑚礁附近因食用有毒藻类而被毒化的鱼类的总称，其种类随海域不同而有所不同，有数十种，其中包括几种经济价值较重要的海洋鱼类如梭鱼、黑鲈和真鲷等。

雪卡鱼中毒的毒素称雪卡毒素（ciguatoxin），雪卡毒素对人的毒性作用机理尚未明确。中毒的症状有恶心、呕吐、口干、腹痉挛、腹泻、头痛、虚脱、寒颤，口腔有食金属味和广泛肌肉痛等，重症可发展到不能行走。症状可持续几小时到几周，甚至数月。在症状出现的几天后可有死亡发生。

由于加热和冷冻均不能破坏雪卡鱼的毒性，因此，预防雪卡鱼中毒主要以不食用含毒鱼类和软体动物为主。其他可参照有毒贝类中毒。

（二） 动物甲状腺中毒

动物甲状腺中毒一般皆因牲畜屠宰时未行摘除甲状腺而使其混在喉颈等部碎肉中被人误食所致。

甲状腺的有毒成分为甲状腺素，其毒理作用是使组织细胞的氧化率突然提高，分解代谢加速，产热量增加，并扰乱机体正常的分泌活动，使各系统、器官间的平衡失调。

误食甲状腺中毒一般多在食后 10~24h 出现症状，如头晕、头痛、烦躁、乏力、抽搐、震颤、脱皮、脱发、多汗、心悸等。

由于甲状腺毒素耐高温，一般烧煮方法不能使之无害化，因此，预防甲状腺中毒的方法，主要是在屠宰牲畜时严格摘除甲状腺，以免误食。

（三） 动物肝脏中毒

动物的肝脏（如狗肝、熊肝、鲨鱼肝、海豹肝等）含有丰富的维生素 A。动物肝脏中毒是由于维生素 A 过量引起。

维生素 A 是人体必需的一种营养物质，人体每日膳食中的供给量为 800μg 视黄醇当量（成年人）。如果摄入大量的维生素 A 即可引起中毒。成年人如一次摄入推荐摄入量的 100 倍，儿童大于 20 倍即可出现中毒。

中毒的潜伏期 0.5~12h。有头痛、恶心、呕吐、腹部不适，皮肤潮红、瘙痒，继之脱皮。一般可自愈。

预防措施主要是不过量食用含大量维生素 A 的动物肝脏。

（四） 有毒蜂蜜中毒

蜂蜜的质量和色香味等都与蜜源有关。一般蜂蜜对人有益无害，但当蜜源植物有毒时，蜂蜜也会因而含毒。在我国福建、云南、湖南等省均有报道，其有毒蜜源来自含生物碱的有毒植物，常见的为雷公藤属植物、钩藤属植物等。国外也有报道有毒蜜源植物为山踯躅、附子、梫木花等。

蜂蜜中毒多在食后 1~2d 出现症状，轻症病人仅有口干、口苦、唇舌发麻、头晕及胃肠炎症状。中毒严重者有肝损害（肝大、肝功能异常）、肾损害（尿频或少尿、管型、蛋白尿等）、心率减慢、心律失常等症，可因循环中枢和呼吸中枢麻痹而死亡。

预防措施主要是加强蜂蜜检验，以防有毒蜂蜜进入市场；向消费者宣传鉴别蜂蜜质量的知识。据实例调查和群众经验，以有毒蜜源酿成的蜂蜜，一般色泽较深，呈棕色糖浆状，有苦味。

（五）　鱼胆中毒

我国民间有以鱼胆治疗眼病或作为"凉药"的传统习惯，但因服用量、服用方法不当而发生中毒者也不少。所用鱼胆多取自青、草、鳙、鲢、鲤等淡水鱼。

鱼胆的胆汁中含胆汁毒素，此毒素不能被热和乙醇所破坏，能严重损伤人体的肝、肾，使肝脏变性、坏死，肾脏肾小管受损、集合管阻塞、肾小球滤过减少，尿液排出受阻，在短时间内即导致肝、肾功能衰竭，也能损伤脑细胞和心肌。

据资料报道，服用鱼重 0.5kg 左右的鱼胆 4~5 个就能引起不同程度的中毒；服用鱼重 2.5kg 左右的青鱼胆 2 个或鱼重 5kg 以上的青鱼胆 1 个，就有中毒致死的危险。

鱼胆中毒一般在服后 5~12h 出现症状。初期恶心、呕吐、腹痛、腹泻，随之出现黄疸、肝大、肝功能变化；尿少或无尿，肾功能衰竭。中毒严重者死亡。

由于鱼胆毒毒性大，无论什么烹调方法（蒸、煮、冲酒等）都不能去毒，预防鱼胆中毒的唯一方法是不要滥用鱼胆治病，必需使用时，应遵医嘱，并严格控制剂量。

（六）　菜豆中毒

菜豆（*Phaseolus vulgaris* L.）因地区不同又称豆角、芸豆、梅豆角、扁豆、四季豆等，是人们普遍食用的蔬菜。但因烹调不当食用菜豆中毒者在各地时有发生。

菜豆中的含毒成分目前尚不十分清楚。可能与其含有的皂苷及红细胞凝集素（hemag lutinins，具有凝血作用）有关。菜豆中毒是因为烹调时贪图脆嫩或色泽，没有充分加热，豆内所含毒素未完全破坏造成。中毒与年龄、性别无明显关系，中毒程度与食入量一致。

菜豆中毒的潜伏期一般 1~5h。主要症状有恶心、呕吐、腹痛、腹泻、头晕、头痛，少数病人有胸闷、心慌、出冷汗等，体温一般正常。本中毒病程短，恢复快，多数病人在 24h 内恢复健康。预后良好，无死亡。

预防：烹调时炒熟煮透，最好炖食，以破坏其中的毒素。

（七）　曼陀罗中毒

曼陀罗（*Datura stramonium* L.）别名洋金花，一年生草本。曼陀罗全株均有毒，以种子毒性最大，含毒成分是莨菪碱（Hyoscyamine）。莨菪碱对中枢神经系统可兴奋大脑和延髓，对末梢神经有对抗或麻痹副交感神经的功能。

曼陀罗中毒多因曼陀罗种子混入豆类中制成豆制品，食后引起中毒，也可因误食其浆果、种子或叶子引起中毒。

中毒的主要症状有：口干，皮肤干燥呈猩红色，尤其是面部显著，偶见红斑疹；头晕、血压升高、极度躁动不安，甚至抽搐；多语、谵妄、幻听、瞳孔散大、视力模糊。严重者可由躁狂、谵妄进入昏迷、血压下降、呼吸减弱，最后可死于呼吸衰竭。

预防：加强管理，防止曼陀罗种子混入粮食中；豆类加工时，注意检查并彻底清除混入的曼陀罗种子；做好宣传教育工作，教育群众不要食用曼陀罗的浆果、种子和叶子。

（八）　桐油中毒

桐油系油桐（*Aleurites fordii*）树种子榨取的工业用油，其色、味与一般植物油相似，故易误食中毒，也可因误食油桐种子而引起中毒。此外，用装过桐油的容器未经清洗干净即盛装食用油，食后也可引起中毒。

桐油中的主要有毒成分是桐酸。桐酸对胃肠道有强烈的刺激作用，经吸收后由肾脏排泄，可损害肾脏。此外，也可损害肝、心、神经等。

桐油中毒的潜伏期一般0.5~4h。轻者因桐酸刺激胃肠道而引起呕吐、腹泻等。严重者毒素吸收入血后，刺激肾脏，引起肾脏损害，可出现蛋白尿、红细胞等。如处理及时，多能迅速恢复，少有死亡。

预防：将桐油与食用油分别存放；盛放桐油的容器要专用且有明显标志，以免误食；严禁用盛装过桐油的容器盛装食用油。

（九） 鲜黄花菜中毒

黄花菜又称金针菜，为多年生草本植物。鲜黄花菜中含有秋水仙碱，这种物质本身并无毒性，但当它进入人体并在组织间被氧化后，会迅速生成二秋水仙碱，这是一种剧毒物质。成年人一次食入0.1~0.2mg秋水仙碱（相当于50~100g鲜黄花菜）即可引起中毒，一次摄入3~20mg即可导致死亡。二秋水仙碱主要对人体胃肠道、泌尿系统具有毒性并产生强烈的刺激作用。

鲜黄花菜引起的中毒一般在4h内出现症状。主要是嗓子发干、心慌胸闷、头痛、呕吐、腹痛及腹泻，重者还可出现血尿、血便、昏迷等。

预防：预防鲜黄花菜中毒，一是烹调前处理即浸泡处理：先将鲜黄花菜焯水，然后清水浸泡2~3h，中间换水，因秋水仙碱易溶于水，经此处理后可去除大部分；二是采摘后先晒干再食用，可保证安全。

（十） 白果中毒

白果（*Ginkgo biloba*）又称银杏，是我国特产。在白果的肉质外种皮、种仁及绿色的胚中含有有毒成分白果二酚、白果酚、白果酸等，其中尤以白果二酚毒性最大。

白果中毒轻重与食用量及个人体质有关。一般儿童中毒量为10~50粒。当人皮肤接触种仁或肉质外种皮后可引起皮炎、皮肤红肿。经皮肤吸收或食入白果的有毒部位后，毒素进入小肠再经吸收，作用于中枢神经系统，故中毒的主要表现为中枢神经系统损害和胃肠道症状。

中毒的潜伏期为1~12h。轻者精神呆滞、反应迟钝、食欲不振、口干、头晕、呕吐、腹泻等，1~2d可愈。重者除胃肠道症状外还有抽搐、肢体强直、呼吸困难、神志不清、瞳孔散大等。严重者常于1~2d内因呼吸衰竭、心脏衰竭而危及生命。

预防：采集白果时避免与种皮接触；不生食白果及变质的白果；生白果去壳及果肉中绿色的胚，加水煮熟后弃水再食用，但也应控制数量。

第五节 化学性食物中毒

食入化学性中毒食品引起的食物中毒即为化学性食物中毒。本节介绍几种主要的化学性食物中毒。

一、 亚硝酸盐中毒

亚硝酸盐主要是指亚硝酸钠，俗称"硝精"或"硝盐"，在建筑业搅拌于水泥及砂石中作为防冻剂；也广泛用于涂料、有机合成材料或作为医药分析试剂。肉制品生产企业用于肉制品防腐、发色。亚硝酸盐外观为白色至略带黄色的粉末或颗粒状晶体，味微咸，易溶于水，易潮解。因外观及滋味与食盐相似，常因误食引起中毒。

（一） 食物中亚硝酸盐的来源及中毒的原因

1. 误食

亚硝酸盐的外观及口感与食盐相似，易被当作食盐加入食品中而导致中毒。此类中毒多发生于建筑工地。

2. 过量添加

从事熟肉制品加工的工厂或个体加工户在肉制品加工过程中过量添加发色剂硝酸盐或亚硝酸盐。

3. 随蔬菜摄入

（1）大量食用不新鲜的蔬菜（特别是叶菜类蔬菜）而引起的亚硝酸盐中毒。许多蔬菜中（如菠菜、小白菜、甜菜叶、萝卜叶、韭菜等）都含有较多的硝酸盐，特别是土壤中大量施用氮肥及除草剂或缺乏钼肥时，蔬菜中硝酸盐的含量更高。如果蔬菜贮存温度较高，时间过久，特别是发生腐烂时，则菜内的硝酸盐可在还原菌（如大肠杆菌、沙门氏菌、产气荚膜杆菌、枯草杆菌等）的作用下转化为亚硝酸盐，大量食用后则可引起食物中毒。

（2）腌制不久的蔬菜中含有大量的亚硝酸盐（特别是食盐浓度低于15%时），食后易引起食物中毒。一般蔬菜腌制 $2 \sim 4d$，亚硝酸盐含量即升高，$7 \sim 8d$ 达高峰，一般于腌后 20d消失。

4. 井水中含量过高

有些地区的井水中含有较多的硝酸盐及亚硝酸盐，一般称为苦井水。如用这种水烹调食物并在不卫生的条件下存放过久，由于细菌的作用，使硝酸盐转变成亚硝酸盐，导致食物中亚硝酸盐的含量增高而引起中毒。

5. 体内生成

某些疾病状态下如胃肠道功能紊乱、儿童营养不良、贫血、肠道寄生虫病及胃酸浓度降低时，可使胃肠道内硝酸盐还原菌大量繁殖。此时如果大量食用含硝酸盐较高的蔬菜，肠道内的硝酸盐还原菌可将硝酸盐转化为亚硝酸盐，因来不及分解而被吸收进入血液，这种中毒称为肠原性青紫症。

（二） 中毒作用机制及中毒表现

亚硝酸盐为强氧化剂，经消化道吸收进入血液后，可使血液中正常的二价铁血红蛋白氧化成高铁（三价）血红蛋白，不仅失去携带氧的功能，还阻止正常血红蛋白释放氧，进而造成组织缺氧，产生一系列相应的中毒症状。亚硝酸盐还具有松弛血管平滑肌的作用，引起血管扩张、血压下降。小鼠经口 LD_{50} 为 220mg/kg 体重，人口服亚硝酸盐的中毒剂量为 $0.3 \sim 0.5g$，致死量为 $1 \sim 3g$。

高铁血红蛋白占血红蛋白总量的10%以下通常无症状，达到10%时仅有轻微症状，超过50%时即出现明显的缺氧症状，超过70%可导致死亡。

亚硝酸盐中毒潜伏期的长短与摄入的亚硝酸盐量和中毒的原因有关。由于误食而引起的中毒一般在食后 10min 左右发病，大量食用蔬菜引起的中毒潜伏期一般 1~3h 发病。中毒表现为头晕、头疼、乏力、胸闷、嗜睡或烦躁不安、呼吸困难，也可有恶心、呕吐、腹痛、腹泻等消化道症状。皮肤青紫是特征症状，尤以口唇青紫最为普通。稍重者可见耳廓、舌尖、指（趾）甲青紫，严重者眼结膜、颜面、手足及全身皮肤均呈紫黑色，血液呈深棕色，振摇不变色。患者心率减慢、血压下降、心律失常、昏迷和惊厥，常因呼吸循环衰竭而死亡。

（三）急救治疗

1. 排除毒物

进食不久可采用催吐、温水洗胃和清肠的方法排除未被吸收的毒物。

2. 解毒治疗

轻度中毒一般不需要治疗，重症病程发展快，须及时进行抢救，迅速给予洗胃、灌肠。静脉注射和口服美蓝（亚甲蓝）有特殊的解毒效果。亚甲蓝原为强氧化剂，在体内还原型辅酶作用下还原为白色亚甲蓝而成为还原剂，即可将高铁血红蛋白还原为低铁血红蛋白，恢复输送氧的能力；而白色亚甲蓝又可氧化成亚甲蓝，故一般情况下体内亚甲蓝可重复使用。因此，亚甲蓝应注意掌握剂量，不能过量用药，一般按 1~2mg/kg·体重计算，加入 250g/L 或 500g/L 葡萄糖溶液 20~40mL 缓慢静脉注射。严重者 1~2h 后症状无好转可再半量或全量重复注射一次。同时配合使用维生素 C 效果更好。将 0.5~1g 维生素 C 加入 500g/L 葡萄糖溶液中静脉注射，然后在 500~1000mL 的 100g/L 葡萄糖溶液中加 1g 维生素 C 静脉滴注。使用细胞色素 C、辅酶 A 也有助于解毒。

3. 对症治疗

缺氧和呼吸困难可吸氧或用呼吸兴奋剂、人工呼吸机；血压下降可用间羟胺或去甲肾上腺素。

（四）预防措施

（1）妥善保管亚硝酸盐，防止误食。对亚硝酸盐要有专人保管，专用容器存放，健全领发登记手续等。

（2）各种蔬菜以鲜食为主。如需贮藏时要注意贮存条件并避免存放过久及腐烂变质；吃剩的蔬菜不宜在较高温度下长时间存放；盐腌的蔬菜应腌透后再食用（至少腌 20d 以上），腌菜时选用新鲜蔬菜。

（3）改良水质。对饮水中硝酸盐含量较高的地区要进行水质处理。必须使用苦井水时，勿用于煮粥，烹调后的熟食品在室温下存放尽量不过夜。

（4）严格食品添加剂的卫生管理。控制发色剂的使用范围、使用剂量及食品中的残留量。

（5）改善土壤环境。如合理的施用钼肥，可降低蔬菜及粮食中硝酸盐的含量。

（6）采用合理的加工、烹调方法降低蔬菜中硝酸盐的含量。如蔬菜在烹调食用前先焯水、弃汤后再烹炒可大大降低其中的硝酸盐含量；将蔬菜放在浓度为 10g/L 的食盐水或维生素 C 的溶液中浸泡一昼夜，其中的硝酸盐含量可减少 90%。

（7）广泛宣传亚硝酸盐的毒性，提高对亚硝酸盐和食盐的鉴别能力。亚硝酸盐较食盐更易熔化（熔点 271℃），产生挥发刺激性气味，食盐难熔（熔点 801℃），故可通过烧红的铁锅做熔化试验简单验证。

二、 有机磷农药中毒

有机磷农药具有毒性，在生产和使用过程中如不注意防护，往往可发生食物中毒。由于误食引起的急性中毒，每年均有发生。

（一） 中毒原因

（1）对有机磷农药的危害性了解不够，用装过农药的瓶子盛装酱油、酒、食用油等食物；将有机磷农药与粮食或其他食品混装运输或混放，造成食品的污染；在使用农药过程中，未经洗手就吃东西、饮水而引起的中毒等。

（2）食用有机磷农药毒死的家畜禽肉可造成二次中毒。

（3）不按规定施用农药；喷洒农药的瓜果和蔬菜在安全间隔期即采摘食用，违规在蔬菜、水果上喷洒甲胺磷等高毒类农药，导致食用者中毒。

（二） 毒性及作用机制

有机磷农药对人及温血动物具有很高的毒性。对硫磷（1605）、内吸磷（1059）、甲拌磷（3911）、甲胺磷、久效磷、甲基对硫磷、水胺硫磷等属高毒类；倍硫磷、敌百虫、乐果、二嗪农、亚胺硫磷、杀螟硫磷为中等毒类。有机磷的毒性作用机理主要是抑制胆碱酯酶的活性，使组织中的乙酰胆碱不能水解，造成大量乙酰胆碱在体内堆积，导致以乙酰胆碱为传导介质的胆碱能神经（中枢神经系统的胆碱能神经元、横纹肌神经肌肉接头、交感神经节前纤维等）处于过度兴奋状态，最后转入抑制和衰竭。

（三） 中毒表现

中毒的症状：进食后短期内出现头晕、头痛、恶心、呕吐、多汗、流涎、胸闷无力、视力模糊等症状，瞳孔可能缩小，呼气中有大蒜味。重度中毒时瞳孔如针尖大、呼吸极度困难、昏迷、抽搐，甚至肺水肿。常因呼吸衰竭而死亡。

根据毒作用机制，可将神经系统中毒症状分为以下三类：

1. 毒蕈碱样症状

即 M 样症状，为乙酰胆碱对副交感神经节后纤维、支配汗腺和部分血管的交感神经节后纤维的作用，出现最早。表现为平滑肌收缩和腺体分泌增多。

2. 烟碱样症状

即 N 样症状，为乙酰胆碱对神经肌肉接头和交感神经节前纤维的作用。表现为横纹肌过度兴奋，最后麻痹。心跳加快、血压升高。

3. 中枢神经系统症状

使中枢神经系统神经元功能失调，头痛、烦躁、失眠、言语障碍、精神恍惚、昏迷。

经口急性中毒时，潜伏期多在半小时内，短者约 10min，长者可达 2h。先出现全身无力、头痛、烦躁不安；逐渐出现多汗，并先从双臂开始，然后遍及全身；流涎、口腔和鼻腔内有大量白色或淡红色泡沫样分泌物；呼出气体有大蒜味；恶心、呕吐、腹痛、腹泻，血压上升，全身束紧感、全身肌肉跳动；瞳孔缩小，视力模糊，重者对光反射消失，全身抽搐，大小便失禁，甚至陷入昏迷状态；肺水肿，呼吸极度困难，发绀，常因呼吸循环衰竭死亡。甲胺硫磷、久效磷、倍硫磷、敌敌畏、乐果等有机磷中毒时，可于中毒后 2~4d 出现中间综合征（IMS），又称肌无力综合征，表现为不能抬头、呼吸困难、眼球活动受阻、复视、声音嘶哑、吞咽困难、咀嚼无力、肩外展和髋关节屈曲困难。

（四） 急救治疗

1. 排出毒物

立即催吐，在中毒 1.5h 内效果好；反复多次彻底洗胃，常用 20~40g/L 碳酸氢钠水（敌百虫中毒除外）或用 0.2g/L 高锰酸钾（对硫磷中毒除外），然后口服活性炭 10~20g。

2. 解毒治疗

在催吐、洗胃的同时注射解毒剂。

（1）抗胆碱能药物　常用阿托品，可有效解除 M 样症状和有机磷对中枢神经的作用。使用量应足，以机体达到阿托品化为减量指征。

（2）胆碱酯酶复活剂　能使磷酰化胆碱酯酶解离，胆碱酯酶复能，对缓解 N 样症状和促进中枢清醒有作用。主要有碘解磷定和氯解磷定两大类，但胆碱酯酶复活剂对敌敌畏、乐果、敌百虫、马拉硫磷、苯硫磷、谷硫磷、磷胺中毒的治疗效果不佳。

3. 对症处理

重度患者有呼吸困难出现发绀时可进行人工呼吸；防止肺水肿、脑水肿，纠正水电解质紊乱。

（五） 预防措施

广泛深入宣传安全使用有机磷农药的知识。严格执行 GB/T 8321—2006《农药合理使用准则》，加强农药的管理，要专库存放，专人管理，喷药及拌种用的容器应专用；严禁农药与食物混装、混放；运输有机磷农药的车、船需经彻底洗净后才能运输包装严密的食品；不用盛放过农药的器具盛装食品；喷洒农药时必须遵守安全间隔期，喷过有机磷农药的水果、谷物在 1 个月内不得食用；在使用农药过程中，严禁吃东西、喝水、吸烟，使用后注意用肥皂彻底洗手、洗脸。

三、 砷化合物中毒

砷广泛分布于自然界中，几乎所有的土壤中都存在砷。元素砷本身毒性很小，但砷的氧化物和盐类则具有毒性。一般来说，三价砷化合物的毒性大于五价砷化合物。亚砷酸化合物的毒性大于砷酸化合物。三氧化二砷（As_2O_3）又名亚砷酐、砒霜、白砒或信石，为白色粉末，无臭无味，较易溶于水，可作为杀虫剂、杀鼠剂、消毒剂、防腐剂、药物等，在农业及工业（特别是染料、皮毛工业）、医药业使用，有污染食物或误食中毒的可能。

（一） 中毒原因

1. 误食砷化合物中毒是常见的中毒原因

纯的三氧化二砷外观与食盐、味精、淀粉、碱面、小苏打等很相似，此易造成误食而中毒；或误食含砷农药拌过的种子、喷洒过有机砷农药的水果蔬菜、含砷的毒饵等均可引起中毒，特别是儿童。

2. 食物污染

盛放过砷化合物的容器、用具或运输工具等又用来盛放、加工或运送食物而造成食品的砷污染；乱用砷杀虫剂喷洒果树、蔬菜，使其砷残留量过高，均可引起中毒。

（二） 毒性及毒作用机制

三氧化二砷为剧毒物质，成人的中毒剂量为 5~50mg，敏感者 1mg 即可中毒，致死剂量为 60~300mg。大鼠经口 LD_{50}：三氧化二砷为 138mg/kg·体重、砷酸铅为 125mg/kg·体重、砷酸钙为 20mg/kg·体重、亚砷酸钙为 3mg/kg·体重。三价砷无机化合物为细胞原浆毒，其毒作用机制包括：①砷化合物被吸收后与细胞酶蛋白中的巯基结合，抑制了酶的活性，从而影响组织细胞正常的功能。②对消化道产生腐蚀作用，引起急性炎症、消化道溃疡、糜烂、出血和坏死。③麻痹血管运动中枢并直接作用于毛细血管，导致血管扩张、血压降低。④对神经系统和全身实质性脏器造成损害，引起神经炎、中毒性肝炎、心脏脂肪变性、肾功能损害、脑水肿。

（三） 中毒表现

砷化合物中毒的潜伏期为数十分钟至数小时。发病初期表现为咽干、口渴、流涎、口中有金属味，咽喉和上腹部有灼烧感；随后出现恶心、反复呕吐，甚至吐出黄绿色胆汁，重者呕血；腹泻，初为稀便，后来呈米泔样便并混有血液。症状加重时全身萎缩、脱水、体温下降、昏迷和休克，并可发生中毒性心肌病、中毒性肝病和急性肾功能衰竭。重症患者如抢救不及时可因呼吸衰竭于发病 1~2d 死亡。

（四） 急救治疗

对于急性砷中毒患者，无论早期自觉症状轻重均应按重症病例处理。抢救原则是尽快彻底排除毒物、及时采取解毒治疗措施、对症处理。

1. 排除毒物采取催吐、洗胃和导泻措施

（1） 催吐 对中毒患者立即催吐，用 10~20 个生鸡蛋清加明矾末 5~10g 搅匀服下。

（2） 洗胃 因砷化合物常为颗粒状，易残存于胃黏膜皱襞而不易排出，故必须彻底洗胃。用普通温水、0.5% 活性炭悬液、0.5g/L 高锰酸钾溶液洗胃。然后口服新沉淀生成的氢氧化铁 30mL（1∶3 的硫酸亚铁加 200g/L 氢氧化镁碱液），连续 2~3 次。也可洗胃后再口服活性炭 10~20g。

（3） 导泻 用硫酸钠 20~30g。

2. 解毒治疗

特效解毒剂有二巯基丙磺酸钠、二巯基丙醇等，其解毒作用系由于巯基与砷结合力强，能夺取已与组织中酶系统结合的砷，形成稳定的环状化合物，随尿排出。

3. 对症处理

维持水电解质平衡、抗休克、保护肝肾功能、预防感染，有条件者应尽早采用血液透析清除体内毒物。

（五） 预防措施

（1） 严格砷化物的管理。砷化物应有专库储存、严密加锁，并由专人管理；储存库要远离食堂、水井、住房；在盛装砷化物的包装上必须做"有毒"标记。

（2） 严禁砷化物与粮食及其他食品混放、混装、混运；盛放或处理砷化物的器具不能用于盛饭或处理食品。

（3） 严禁食用拌过农药的粮种及含砷农药中毒死亡的家禽，并对其进行妥善处理。

（4） 使用含砷化合物的农药防治果树、蔬菜害虫时，要确定安全使用期，以减少水果蔬菜中的残留量。有的国家规定含砷杀虫剂喷雾的苹果中残留砷（以三氧化二砷计）不得超过 1.4mg/kg。

（5） 食品企业和食堂严禁使用含砷杀虫剂及灭鼠剂。

（6） 加强食品添加剂的卫生管理。食品生产过程中使用的各种添加剂及加工助剂（酸、碱等）含砷量不能超过国家标准。

四、 其他化学性食物中毒

（一） 锌化合物中毒

金属锌本身无毒，而是人体必需的微量元素，但锌的盐类如硫酸锌、硝酸锌、氯化锌等则可引起中毒，硫酸锌口服致死量为5~15g。

锌易溶于酸性溶液中，一般有机酸对锌的溶解度相当大。锌中毒的发生多是由于使用镀锌容器盛放酸性食品和饮料所致，或误服锌盐。

锌化合物的毒性作用主要是锌盐对胃肠粘膜可产生强烈的刺激和腐蚀，并可使蛋白质变性。灭鼠药磷化锌口服后在胃内生成磷化氢和氯化锌，前者能抑制细胞色素氧化酶，主要影响神经系统。

锌化合物中毒的主要表现为恶心、持续呕吐，呕吐物带有大蒜气味，口腔有烧灼感，腹痛、腹泻以及胃肠道糜烂，严重者合并休克、穿孔性腹膜炎、肾脏损害等。

急救治疗：①催吐，用10g/L鞣酸液、5%活性炭或1∶2000高锰酸钾溶液洗胃，服用牛奶沉淀锌盐，保护胃肠黏膜；用硫酸锌导泻。②用依地酸钙钠排除体内过量的锌。

预防：禁止使用镀锌的容器盛放酸性食物、醋及酸性饮料；防止误食硫酸锌或氯化锌等锌盐。

（二） 油脂酸败食物中毒

油脂贮存不当，会发生酸败。食用酸败油脂或用其制作含油脂高的食品均会引起中毒；含油脂高的食品如糕点、饼干、油炸方便面、油炸小食品等，贮存时间过长，其中的油脂酸败，食用这种油脂酸败的食品也可引起食物中毒。

油脂酸败食物中毒的发生主要是油脂酸败后产生的低级脂肪酸、醛、酮及过氧化物等引起。这些有害物质对胃肠道有刺激作用，中毒后出现肠胃炎症状如恶心、呕吐、腹痛、腹泻；或具有神经毒，出现头痛、头晕、无力、周身酸痛、发热等全身症状。病程1~4d。

预防油脂酸败食物中毒可采用以下措施：加强油脂和含油脂高的食品的保管，改善贮存条件，避免酸败；长期贮存的油脂宜用密封、隔氧、避光的容器，在较低温度下贮存并避免油脂接触金属离子如铁、铜、锰等；在油脂中加入抗氧化剂，防止酸败发生；禁止销售与使用酸败油脂；严禁用酸败油脂加工制作食品。

（三） 甲醇中毒

甲醇又称木醇，为无色透明液体，可与水或乙醇以任意比例混合，在感官上难以与白酒区别，从而易误食中毒。

1. 中毒原因

（1）饮用以甲醇或工业乙醇（含大量甲醇）兑制的白酒、米酒、黄酒等酒类。

（2）酿酒原料（薯干、马铃薯、水果、糠麸）中的果胶在蒸煮过程中分解生成甲醇，或因工艺不当导致蒸馏酒中甲醇含量过高，使饮用者中毒。

2. 毒性及作用机制

误饮5mL甲醇可导致严重的中毒。饮用400g/L的甲醇10mL可导致失明，饮用30mL为致死量。中毒的血液浓度为200mL/L，致死的血液浓度为890mL/L。

甲醇在消化道可被迅速吸收入血，主要聚集在眼玻璃体及视神经。甲醇为强烈的神经毒，可损害中枢神经系统，特别是视神经。在肝脏，经醇脱氢酶作用氧化为毒性更强的甲醛和甲酸。甲酸可导致代谢性酸中毒。

3. 中毒表现

潜伏期 8~48h，一般为 12~24h。中毒表现为头痛、头晕、乏力、意识障碍；视力模糊、眼球疼痛、视力下降、失明；恶心、呕吐咖啡色样物、腹痛、腹泻；血尿或无尿；心动过缓、休克、呼吸困难、代谢性酸中毒。严重者因呼吸停止死亡。

4. 急救治疗

（1）排除毒物 饮入甲醇 2h 以内者可催吐、洗胃（用 3% 碳酸氢钠溶液）、导泻。

（2）解毒治疗 使用乙醇、4-甲基吡唑（4-MP）、叶酸，目的是阻止甲醇氧化为甲醛和甲酸，加速已形成的甲醛代谢为二氧化碳和水。

（3）对症处理 早期静脉滴注 50g/L 碳酸氢钠溶液纠正酸中毒，注意维持水电解质平衡；采用腹膜透析或血液透析的方法清除毒物；有脑水肿、视神经损害者可给予糖皮质激素；注意避光，保护眼睛。

5. 预防措施

（1）加强对白酒尤其是散装白酒生产、销售的监督检测。

（2）对酒类生产厂家施行强制检验制度，不让不合格的产品流向市场。

（3）妥善保管工业酒精并做好标识，避免误食中毒。

（四） 毒鼠强中毒

毒鼠强化学名称为四亚甲基二砜四胺，是小分子有机氮化合物，白色粉末状，熔点250~254℃，在稀酸和碱中稳定，微溶于丙酮、氯仿和水，难溶于乙醇，在持续的沸水中可分解。其饱和水溶液放置 5 个月仍可保持稳定的活性。因其具有高残留的特点，1991 年在我国就成为禁用农药。因毒鼠强合成方法简单，在经济利益的驱使下仍有大量非法生产、销售和使用者。

1. 中毒原因

（1）误食 毒鼠强为无味白色粉末，外观上难与食盐、味精、碳酸氢钠（小苏打）、碱面加以区别。随意摆放毒饵也易导致儿童误食中毒。

（2）食品污染 在使用、保管毒鼠强时缺乏安全意识，随意摆放，通过炊具、餐具、手污染食品。

（3）二次中毒 毒鼠强被吸收后可长期甚至数年残留在动物、植物体内，食用被毒鼠强毒死的家畜家禽肉可造成人的二次中毒。

2. 毒作用机制

γ-氨基丁酸（GABA）是中枢神经系统抑制性物质。毒鼠强可与神经细胞的 GABA 受体-离子载体复合物结合，通过变构效应抑制 GABA 与受体结合，使 GABA 不能发挥作用，导致中枢神经过度兴奋。此外，毒鼠强还可对多个脏器造成损害，导致多脏器功能不全。

3. 中毒表现

潜伏期 10~45min，最短数分钟，最长达 13h，中毒的临床表现以神经系统症状为主。

（1）神经系统症状 头昏、头痛、无力、口唇麻木，有醉酒感。严重者可迅速出现癫痫大发作样症状，神志模糊、躁动不安，四肢抽搐，继而阵发性强直性抽搐，每次持续 1~6min，自行停止，间隔数分钟后再次发作，伴口吐白沫，大小便失禁等。个别重度中毒者可表现为全身阵发性或持续性抽搐，甚至呈去大脑强直状态，全身发绀，意识障碍，很快于数分钟至数小时内死亡。

（2）胃肠道症状　上腹有烧灼感，恶心、呕吐、腹痛，个别有腹泻。少数严重者可呕血。

（3）循环系统症状　心悸、胸闷，半数心电图有窦性心动过缓，少数呈窦性心动过速，个别有早搏。可有鼻出血，皮下出血等。

（4）其他症状　个别患者可有视力障碍等。

4. 急救治疗

（1）排除毒物　中毒发生后立即口服活性炭 20~50g，未发生惊厥者可用 0.5g/L 高锰酸钾洗胃，然后用硫酸镁导泻。中毒后 2~7h，对重症患者采用活性炭血液灌注有助于迅速清除血中的毒物。

（2）控制惊厥　尽快完全控制抽搐，恢复正常的通气功能，是挽救患者生命，降低死亡率的关键。可选用苯巴比妥、地西泮、咪达唑仑、冬非合剂等静脉推注，之后可维持静脉滴注。可配合使用大剂量葡萄糖酸钙以控制强制性抽搐。

（3）解毒治疗　目前，尚无特效解毒剂。但临床资料表明，二巯基丙磺酸钠或二巯基丁二酸钠和维生素 B_6 联合使用，有助于降低病死率。

（4）对症处理　心率减慢者给予适量的 654-2 或阿托品；有心肌损害表现者静脉滴注 ATP、辅酶 A、辅酶 Q_{10} 等；肝脏大或转氨酶升高者予以护肝治疗。

5. 预防措施

（1）执行《农药管理条例》，把住鼠药登记生产经营关，封住已禁用剧毒类鼠药的源头。

（2）农业、工商、公安等相关部门应加强鼠药市场的管理，取缔生产、加工、销售毒鼠强的地下加工厂，严厉禁止经营部门特别是集贸市场的个体摊点及游动商贩违法出售毒鼠强。

（3）加强宣传的力度，增强群众对毒鼠强中毒的防范意识。

第六节　食物中毒的调查处理

一、食物中毒的调查

（一）调查的目的

（1）及时掌握食物中毒发生情况，确定是不是食物中毒，找出中毒食品并努力查清致病因子及其导致中毒的途径。

（2）为病人的急救治疗提供依据，对已采取的急救治疗措施给予补充和纠正。

（3）查明中毒发生原因，采取控制措施防止蔓延。

（4）积累食物中毒资料，分析中毒发生的特点、规律，制定有效的防治措施以减少和控制类似的食物中毒的发生。

（二）　调查内容

1. 食物中毒类型的调查

首先要确定疾病的发生是否是食物中毒，如果是食物中毒，就要确定属于何种类型的食物中毒，为此，要进行三方面的工作，即流行病学调查、临床诊断和实验室诊断。

流行病学调查的核心问题是了解发病与进食的关系。要调查发病者在发病前 24~48h 所进食的食物以及在同一场所进食而未发病者的进食食物，以初步确定可疑的有毒食品，并调查发病人数、发病时间及病程变化等情况，同时还要进行食品卫生质量、食堂厨房卫生状况等卫生学调查。

临床诊断要特别注意病人发病的潜伏期和特有的中毒表现。潜伏期对于判断中毒类型是重要的线索和依据。患者的临床症状虽有某些共同之处，但也有一定的特点，如亚硝酸盐中毒时的青紫症，肉毒中毒特有的如眼睑下垂、吞咽困难等神经症状，砷中毒时咽喉烧灼感和米泔水样便等。

实验室诊断是验证流行病学调查和临床诊断结果的有效手段，为此要及时采集现场的可疑食品、餐具炊具涂拭样品及病人呕吐物、排泄物和血尿样品，并尽快地准确地进行实验室检验，提出检验报告。要注意样品的代表性和可信性，为此必须严格遵守无菌操作规程，在采样后至送检前不得发生污染或变质，对用于微生物检验的样品和易腐坏食品应低温保存运送，于 4h 内送至化验室检验。实验室检验虽很重要，但不是确定食物中毒的惟一依据，因食物中毒的发生有时环节多，较为复杂，尤其是可疑食物常被有意或无意销毁，或餐具已被消毒等，故检验结果阴性，不能完全排除是食物中毒，要综合流行病学调查，临床诊断及实验室检验进行全面分析作出正确判断。

2. 有毒食品的调查

在食物中毒调查中，调查并确定有毒食品是进行食物中毒的诊断和处理的极为重要的环节，确定可疑有毒食品的基本原则是进食该食品者发病，未进食者不发病。这里要注意进食过可疑有毒食品者的食物中毒罹患率并非 100%，但进食者中的大多数人会发病，而未进食者均不会发病。如一时难以确定可疑有毒食品，应先确定造成中毒的可疑餐次，确定可疑餐次后，再确定该餐次中的可疑有毒食品。调查最早发病者的发病情况，是推断可疑餐次的重要线索。初步确定可疑有毒食品后，应迅即采集样品送检，以检验出有毒物质或微生物污染食品情况。

3. 中毒原因的调查

中毒原因调查是指对可疑有毒食品的来源、被污染的环节、运转的途径以及造成中毒的条件等情况的调查。中毒原因调查的结果，对进一步确定有毒食品的存在，处理剩余的有毒食品，总结食品被污染的原因和途径以及加强预防、防止类似情况发生都具有重要意义。

具体调查方法，一般是按照食品来源和生产过程逐步调查。如原料、加工前贮存场所；存放温度及时间；卫生状况，加工前食品的性状；食物烹调方法及加热温度及时间，食物加工后有无污染的可能性；有无被化学物质及细菌污染。

4. 中毒患者个案调查

中毒患者个案调查是对中毒者的一般情况、进食有毒食物情况、发病情况和症状表现、实验室检验结果和病程愈后等情况进行调查，一般采用调查表形式，并进行所有中毒者调查结果的汇总分析。此项调查的意义在于通过个案调查可以总结分析出一次食物中毒的全面情况，总结出具有规律性的现象以及经验教训，以利于上报和积累经验，加强该类食物中毒的预防。这项调查分析一般是在一起食物中毒的调查处理后期进行。

（三） 调查方法和步骤

1. 调查前的准备

接到食物中毒报告后，应立即做好食物中毒调查、处理的各项准备工作。

（1）人员准备　要指派与工作量相适应的食品卫生监督专业人员赴现场调查，必要时还应配备流行病学、中毒控制、毒理学、检验或其他部门有关人员协作前往。

（2）物质准备　常备以下物品，并定期检查，及时补充：

①采样用的刀、剪、勺、镊子、夹子、吸管等；

②盛装食物的灭菌广口瓶、塑料袋、750g/L酒精、酒精灯、记号笔等；

③供涂抹用的生理盐水试管（5mL）至少20支，棉拭子若干包，有条件的应配备选择性培养基；

④供采粪便用的采便管、运送培养基各20支以上；

⑤供采呕吐物的无菌平皿、采样棉球各20个以上；

⑥供采血用的一次性注射器、灭菌试管各10支以上；

⑦保藏样品的冷藏设施等；

⑧防污染的工作衣或隔离衣、帽、消毒口罩、手套、靴子等。

（3）调查用表和记录单准备　食物中毒个案调查登记表、调查结果汇总表、现场卫生检查笔录、询问笔录、采样单、卫生监督意见书、卫生行政控制决定书等卫生监督文书。

（4）取证工具准备　照相机、录音机、摄像机等。

（5）现场快速检测设备　食物中毒快速检测箱、毒物快速分析设备、深部温度计等。

（6）参考资料准备　食品卫生相关法律法规、食物中毒诊断标准及处理原则、其他有关专业技术参考资料等。

（7）其他准备　有条件可备一些化学性、动物性食物中毒的特效解毒药，以及现场检测处理装备等物资。

2. 现场调查

（1）调查发病情况和抢救中毒病人情况　向知情人、病人和收治中毒患者的医生询问食物中毒事件发生经过、救治情况和事件发生后的报告情况。

（2）患者中毒症状和进餐史调查　调查食物中毒患者中毒症状，填写"食物中毒患者中毒症状调查表"，确定是否为食物中毒中毒类型；并对食物中毒患者进餐史进行调查，填写"食物中毒患者进餐情况调查表"（24~48h进餐史）（需对同进餐的部分健康人进行膳食史调查，作对照），确定中毒食物。调查人数：<30人逐例调查；>30人食物中毒者调查70%的患者；>100人调查50%。

（3）可疑食物的调查　根据"食物中毒患者进餐情况调查表"的分析结果，对可疑中毒食物进行调查，同时应采集剩余的可疑食物和对可能污染的环节进行涂抹采样，必要时还可以追踪至食品的供应点。

（4）食品从业人员健康调查　疑是细菌性食物中毒，对可疑食物的制作人员的健康状况进行调查。

（5）取证　利用录音机、照相机等，客观地记录下与当事人的谈话和现场卫生状况。做好个案调查记录并经被调查者复阅签字认可。

二、 食物中毒的处理

（一） 现场处理

1. 采取行政控制措施

封存可疑食物及其原料和被污染的食品工具、加工设备、容器，并责令其清洗、消毒。使用加盖卫生行政部门印章，对现场进行封存，时间为15d。

2. 对中毒食品的处理

经过现场调查与检验结果，对确认的中毒食品，卫生部门可直接予以销毁，也可在卫生行政部门监督之下，由肇事单位和个人自行销毁，对已售出的中毒食物要责令肇事者追回并销毁。

3. 对中毒场所的处理

根据不同性质的食物中毒，调查人员应指导发生中毒的单位或个人对中毒场所采取相应措施，对接触细菌性、真菌性毒物的餐具、工具、容器、设备等物品，用10～20g/L碱水煮沸，用有效氯含量为150～200mg/L的氯制剂浸泡或擦拭消毒。

4. 修正急救方案

对急救治疗方案进行必要的纠正和补充。

（二） 行政处罚

现场调查处理后，调查人员写出完整的调查报告。并依据《食品安全法》和有关具体法律法规，对造成食物中毒的个人或单位，进行相应的处理。

三、 整理资料和总结

根据资料和总结，能掌握本地区食物中毒发生规律和为制定切实可行的预防措施提出依据。

材料内容包括：就餐人数，中毒人数，死亡人数，病人表现包括潜伏期、症状、化验结果、治疗经过，引起中毒的食品，食品被污染的原因，确切诊断，对中毒事件的处理，预防措施及改进意见等情况。

对食物中毒应逐年进行统计，以明确本地区食物中毒发生的重点季节、重点食品、重点单位、重点环节，以制定更加有效的预防措施。

🔍**复习思考题**

1. 何谓食物中毒？有何特点和流行病学特征？
2. 细菌性食物中毒发生的原因及其预防措施。
3. 引起亚硝酸盐食物中毒的原因是什么？
4. 简述河豚鱼中毒的临床症状及预防措施。
5. 如何识别霉变甘蔗及怎样预防霉变甘蔗中毒。
6. 引起赤霉病麦中毒的病原物质是什么？如何预防赤霉病麦引起的食物中毒？
7. 简述毒蕈中毒的类型，举例说明。
8. 试述食物中毒的一般急救处理方法。
9. 如何进行食物中毒的现场调查和处理？
10. 简述有机磷农药中毒的原因、作用机制及预防措施。

食品安全监督管理

第一节　我国食品安全监管体制

新中国成立以来，我国对食品的管理经历了从道德管理、行政管理到法制管理的过程，监督管理体系不断完善。随着人民生活水平的不断提高，人们对食品的消费需求也由原来满足基本需要向追求质量和安全转变，构建高效的食品安全管理体系，保证食品安全，保障人民生命财产安全成为社会的迫切愿望。

一、　概述

食品安全监管体制是我国行政体制的一个组成部分，它包括食品安全监管的组织结构、权力、行政区划体制、行政规范等内容。其中，食品安全监管的组织机构及行政机构是行政体制的核心。组织结构通常是指从中央到地方的食品安全监管机构（部门）的设置，以及各监管机构（部门）内部机构的设置；权力机构则规定了行政权力的来源，以及行政机关与其他国家机关等的权力配置关系。科学合理的组织机构、权力机构的设置，是保证行政体制正常运转的关键。我国食品安全监管体制有一个历史的发展过程。

二、　我国食品安全监管体制

（一）　1949—2009 年，从卫生监督执法到分段监管模式

20 世纪 50 年代，我国就实行了食品卫生管理制度，先后颁布了《食品卫生管理试行条例》（1965 年）、《中华人民共和国食品卫生管理条例》（1979 年）和一系列食品卫生监督管

理办法及食品卫生标准，授权卫生部门负责食品卫生的监督工作和技术指导。但是这些法规还不太完善，在法律方面缺乏具体规定，特别是违反卫生法规者应负的责任及处理办法等不够明确。1982 年，全国人民代表大会常务委员会通过了《中华人民共和国食品卫生法（试行）》，将食品卫生监督职责授予各级卫生防疫站，该法的颁布实施标志着我国的食品卫生管理进入了法制管理时期。1995 年我国正式制定并颁布了《中华人民共和国食品卫生法》（简称《食品卫生法》），授予各级卫生行政部门为食品卫生监督的执法主体，形成了较完善的食品卫生法律体系和食品卫生监督管理体系。

随着人们生活水平的不断提高，社会公众对于食品安全的关注度大大增强。然而，频繁发生的食品安全事件，折射出食品安全监管工作中存在的矛盾和问题，引发社会公众对食品安全的担忧。在此背景下，2004 年国务院出台了《关于进一步加强食品安全工作的决定》（国发〔2004〕23 号），对我国食品安全监管体制做出重大调整，按照一个监管环节由一个部门监管的原则，采取分段监管为主、品种监管为辅的方式。农业部门负责初级农产品生产环节的监管，质检部门负责食品生产加工环节的监管，工商部门负责食品流通环节的监管，卫生部门负责餐饮业和食堂等消费环节的监管，食品药品监管部门负责对食品安全的综合监督、组织协调和依法组织查处重大食品安全事故。

（二）2009 年 6 月 1 日《食品安全法》施行，食品安全综合协调加分段监管的模式

《食品安全法》在总则、第八章、第九章对我国的食品安全监管体制做了进一步调整。国务院设立食品安全委员会，国务院卫生行政部门承担食品安全综合协调职责，国务院质量监督、工商行政管理和国家食品药品监督管理部门分别对食品生产、食品流通、餐饮服务活动进行监督管理，同时地方政府对本行政区域内食品安全工作实行全程监督管理。总体来说，实行政府负责，食品安全综合协调加分段监管的模式，即"分工负责与统一协调相结合"的体制。

1. 食品安全委员会

在国家层面上，国务院设立食品安全委员会。《食品安全法》规定，国务院设立食品安全委员会，作为高层次的议事协调机构，协调、指导食品安全监管工作。食品安全委员会的成立是为了提升食品安全综合协调工作的能力，加强食品安全综合协调工作。2010 年 2 月 6日，国务院印发了《关于设立国务院食品安全委员会的通知》，确定国务院食品安全委员会的职责主要是：分析食品安全形势，研究部署、统筹指导食品安全工作；提出食品安全监管的重大政策措施；督促落实食品安全监管责任。

同时，设立国务院食品安全委员会办公室，具体承担委员会的日常工作。办公室对食品安全监管的相关政策形成初步意见，并提交给国家食品安全委员会；一旦出现重大食品安全事故，国家食品安全委员会将出面划分责任。此外，国务院食品安全委员会成立了三个专业性质的委员会，为国家食品安全委员会提供技术支持，分别是国家食品安全科学技术委员会、国家食品安全风险评估委员会和国家食品安全标准委员会。这三个委员会包括了各高校和科研机构的有关人士。

2. 国家食品安全监管部门的主要职责

（1）卫生部　卫生部主要负责食品安全的综合监督，并组织协调和依法组织查处重大事故，具体涉及的监管机构主要是卫生部下属的食品安全综合协调与卫生监督局。食品安全综合协调与卫生监督局负责食品安全综合监督，组织建立食品安全综合协调机制，拟订食品安全综合监管的政策规划、年度计划并组织实施；负责综合协调、检查评估各部门的食品安全检测、监测和监督工作，负责对地方政府食品安全工作的综合评价；组织拟订食品安全监管的法律法规、部门规章草案、食品安全国家标准以及食品生产经营企业的卫生条件和卫生规范；拟订食品安全检验机构资质认定的条件和检验规范；组织开展国家食品安全检测、总膳食调查和食源性疾病监测；负责食品安全风险评估和预警工作；负责新资源食品、食品添加剂、食品包装材料、进口无国家标准的食品及食品相关产品的风险评估和管理；制定按照传统既是食品又是中药材的物质目录；负责重大食品安全事故查处，组织开展食品安全专项督查活动，指导地方开展重大活动食品安全保障工作；制定食品安全事故信息报告制度，组织收集和分析食品安全事故信息，负责重大食品安全信息的统一发布。

（2）国家食品药品监督管理局　国家食品药品监督管理局是 2003 年根据《国务院机构改革方案》，在国家药品监督管理局的基础上组建的，除原职能外，负责食品、保健品、化妆品的管理，是国务院的直属机构。2008 年，国务院常务会议审议通过《卫生部主要职责、内设机构和人员编制规定》，并于 2008 年 9 月 1 日正式印发，明确卫生部管理国家食品药品监督管理局。将综合协调食品安全、组织查处食品安全重大事故的职责由国家食品药品监督管理总局划入卫生部；将食品卫生许可，餐饮业、食堂等消费环节食品安全监管，保健食品、化妆品卫生监督管理职责由卫生部划给国家食品药品监督管理局。

（3）国家质量监督检验检疫总局　国家质量监督检验检疫总局是国务院主管全国质量、计量、出入境商品检验、出入境卫生检疫、出入境动植物检疫和认证认可、标准化等工作，并行使行政执法职能的直属机构。负责组织起草有关食品质量监督检验检疫方面的法律、法规草案，研究拟定食品质量监督检验检疫工作的方针政策。制定和发布有关规章、制度，组织实施与食品质量监督检验检疫相关的法律、法规，指导、监督食品质量监督检验检疫的行政执法工作，负责全国与食品质量监督检验检疫有关的技术法规工作。质监部门负责食品生产加工环节的监督管理，并承担食品生产加工环节的监管职责。

（4）国家工商行政管理总局　国家工商行政管理总局是国务院主管市场监督管理和有关行政执法工作的直属机构。研究拟定工商行政管理的方针、政策，组织起草有关法律、法规草案，制定并发布工商行政管理规章。国家工商行政管理总局主要通过食品流通监督管理司对食品进行监管，食品流通监督管理司负责流通环节食品安全监督管理，拟订流通环节食品安全监督管理的具体措施、办法；组织实施流通环节食品安全监督检查、质量监测及相关市场准入制度；承担流通环节食品安全重大突发事件应对处置和重大食品安全案件查处工作。

（5）农业部　农业部负责组织起草种植业、畜牧业、渔业、乡镇企业等农业各产业的法律、法规草案，承办农业部规章的起草和审查工作，对有关部门起草的法律、法规中涉及农业和农村经济的条款提出审核意见。农业部门负责初级农产品生产环节的监督管理；拟订农业各产业技术标准并组织实施，组织实施农业各产业产品及绿色食品的质量监督、认证，组织协调种子、农药、兽药等农业投入品质量的监测、鉴定和执法监督管理；组织国内生产及进口种子、农药、兽药、有关肥料等产品的登记和农机安全监管工作。起草动植物防疫和检疫的法律法规草案，制定有关标准等。

3. 地方食品安全监管部门的职责

在地方层面上，县级以上地方人民政府统一负责、领导、组织、协调本行政区域的食品安全监督管理工作，建立健全食品安全全程监督管理的工作机制；统一领导、指挥食品安全突发事件应对工作；完善、落实食品安全监督管理责任制，对食品安全监督管理部门进行评议、考核。县级以上地方人民政府依照本法和国务院的规定确定本级卫生行政、农业行政、质量监督、工商行政管理、食品药品监督管理部门的食品安全监督管理职责。有关部门在各自职责范围内负责本行政区域的食品安全监督管理工作，同时《中华人民共和国食品安全法实施条例》第二条规定，县级以上地方人民政府应当履行食品安全法规定的职责；加强食品安全监督管理能力建设，为食品安全监督管理工作提供保障；建立健全食品安全监督管理部门的协调配合机制，整合、完善食品安全信息网络，实现食品安全信息共享和食品检验等技术资源的共享。

4. 特定范围和部门的食品安全监管

就特定范围和部门而言，铁路运营中食品安全的管理办法由国务院卫生行政部门会同国务院有关部门依照《食品安全法》制定。军队专用食品和自供食品的食品安全管理办法由中央军事委员会依照《食品安全法》制定。

《食品安全法》实施后，我国正式形成了在中央层面由一个总体机构协调，具体监管由多个部门在各自领域分别管理的分段监管体制。质量技术监督部门管生产、工商行政管理部门管流通、食品药品监督管理部门管消费。同时，《食品安全法》第一百零三条规定：国务院根据实际需要，可以对食品安全监督管理体制作出调整。

（三）2013年组建国家食品药品监督管理总局，我国食品安全监管从分段监管到统一监管体制

2013年，党的十八届二中全会和十二届全国人大常委会第一次会议通过了《国务院机构改革和职能转变方案》，为加强食品药品监督管理，提高食品药品安全质量水平，将国务院食品安全委员会办公室的职责、国家食品药品监督管理局的职责、国家质量监督检验检疫总局的生产环节食品安全监督管理职责、国家工商行政管理总局的流通环节食品安全监督管理职责整合，组建国家食品药品监督管理总局。主要职责：对生产、流通、消费环节的食品安全和药品的安全性、有效性实施统一监督管理等。将工商行政管理、质量技术监督部门相应的食品安全监督管理队伍和检验检测机构划转食品药品监督管理部门。保留国务院食品安全委员会，具体工作由国家食品药品监督管理总局承担。国家食品药品监督管理总局加挂国务院食品安全委员会办公室牌子。新组建的国家卫生和计划生育委员会负责食品安全风险评估和食品安全标准制定。农业部负责农产品质量安全监督管理。将商务部的生猪定点屠宰监督管理职责划入农业部。不再保留国家食品药品监督管理局和单设的国务院食品安全委员会办公室。这样改革，执法模式由多头变为集中，强化和落实了监管责任，有利于实现全程无缝监管，提高食品药品监管整体效能。2013年3月22日，国家食品药品监督管理总局正式挂牌成立。

1. 国家食品药品监督管理总局的主要职责

根据《国务院办公厅关于印发国家食品药品监督管理总局主要职责内设机构和人员编制规定的通知》（国办发〔2013〕24号）精神，国家食品药品监督管理总局主要有以下10项工作职责：

（1）负责起草食品（含食品添加剂、保健食品）安全、药品（含中药、民族药）、医疗器械、化妆品监督管理的法律法规草案，拟定政策规划，制定部门规章，推动建立落实食品安全企业主体责任、地方人民政府负总责的机制，建立食品药品重大信息直报制度，并组织实施和监督检查，着力防范区域性、系统性食品药品安全风险。

（2）负责制定食品行政许可的实施办法并监督实施。建立食品安全隐患排查治理机制，制定全国食品安全检查年度计划、重大整顿治理方案并组织落实。负责建立食品安全信息统一公布制度，公布重大食品安全信息。参与制订食品安全风险监测计划、食品安全标准，根据食品安全风险监测计划开展食品安全风险监测工作。

（3）负责组织制定、公布国家药典等药品和医疗器械标准、分类管理制度并监督实施。负责制定药品和医疗器械研制、生产、经营、适用质量管理规范并监督实施。负责药品、医疗器械注册并监督检查。建立药品不良反应、医疗器械不良事件监测体系，并开展监测和处置工作。拟订并完善执业药师资格准入制度，指导监督执业药师注册工作。参与制定国家基本药物目录，配合实施基本药物制度。指定化妆品监督管理办法并监督实施。

（4）负责制定食品、药品、医疗器械、化妆品监督管理的稽查制度并组织实施，组织查处重大违法行为。建立问题产品召回制度并监督实施。

（5）负责食品药品安全事故应急体系建设，组织和指导食品药品安全事故应急处置和调查处理工作，监督事故查处落实情况。

（6）负责制定食品药品安全科技发展规划并组织实施，推动食品药品检验检测体系、电子监管追溯体系和信息化建设。

（7）负责开展食品药品安全宣传、教育培训、国际交流与合作。推进诚信体系建设。

（8）指导地方食品药品监督管理工作，规范行政执法行为，完善行政执法与刑事司法衔接机制。

（9）承担国务院食品安全委员会日常工作。负责食品安全监督管理综合协调，推动健全协调联动机制。督促检查省级政府履行食品安全监督管理职责并负责考核评价。

（10）承担国务院以及国务院食品安全委员会交办的其他事项。

2. 涉及食品安全的其他部门的有关职责分工

（1）与农业部的有关职责分工 农业部门负责食用农产品从种植养殖环节到进入批发、零售市场或生产加工前的质量安全监督管理，负责兽药、饲料、饲料添加剂和职责范围内的农药、肥料等其他农业投入品质量及使用的监督管理。食用农产品进入批发、零售市场或生产加工企业后，按食品由食品药品监督管理部门监督管理。农业部门负责畜禽屠宰环节和生鲜乳收购环节质量安全监督管理。两部门建立食品安全追溯机制，加强协调配合和工作衔接，形成监管合力。

（2）与国家卫生和计划生育委员会的有关职责分工 国家卫生和计划生育委员会负责食品安全风险评估和食品安全标准制定。国家卫生和计划生育委员会会同国家食品药品监督管理总局等部门制定、实施食品安全风险监测计划。国家食品药品监督管理总局应当及时向国家卫生和计划生育委员会提出食品安全风险评估的建议。国家卫生和计划生育委员会对通过食品安全风险监测或者接到举报发现食品可能存在安全隐患的，应当立即组织进行检验和食品安全风险评估，并及时向国家食品药品监督管理总局通报食品安全风险评估结果。对于得出不安全结论的食品，国家食品药品监督管理总局应当立即采取措施。需要制定、修订相关食品安全标准的，国家卫生和计划生育委员会应当尽快制定、修订。完善国家食品安全风险评估中心法人治理结构，健全理事会制度。同时，国家食品药品监督管理总局会同国家卫生和计划生育委员会组织国家药典委员会，制定国家药典，建立重大药品不良反应事件相互通报机制和联合处置机制。

（3）与国家质量监督检验检疫总局的有关职责分工

①国家质量监督检验检疫总局负责食品包装材料、容器、食品生产经营工具等食品相关产品生产加工的监督管理。国家质量监督部门发现食品相关产品可能影响食品安全的，应及时通报食品药品监督管理部门，食品药品监督管理部门应当立即在食品生产、流通消费环节采取措施加以处理。食品药品监督管理部门发现食品安全问题可能是由食品相关产品造成的，应及时通报质量监督部门，质量监督部门应当立即在食品相关产品生产环节采取措施加以处理。

②国家质量监督检验检疫总局负责进出口食品安全、食品监督检验和监督管理。进口的食品以及食品相关产品应当符合我国食品安全国家标准。国家质量监督检验检疫总局应当收集、汇总进出口食品安全信息，并及时通报国家食品药品监督管理总局。境外发生的食品安全事件可能对我国境内造成影响，或者在进口食品中发现严重食品安全问题的，国家质量监督检验检疫总局应当及时采取风险预警或者控制措施，并向国家食品药品监督管理总局通报，国家食品药品监督管理总局应当及时采取措施。

（4）与国家工商行政管理总局的有关职责分工　食品药品监督管理部门负责药品、医疗器械、保健食品广告内容审查，工商行政管理部门负责药品、医疗器械、保健食品广告活动的监督检查。食品药品监督管理部门应当对其批准的药品、医疗器械、保健食品广告进行检查，对违法广告，应当向工商行政管理部门通报并提出处理建议，工商行政管理部门应当依法作出处理，两部门建立健全协调配合机制。

（5）与商务部的有关职责分工

①商务部负责拟定药品流通发展规划和政策，国家食品药品监督管理总局负责药品流通的监督管理，配合执行药品流通和发展规划和政策。

②商务部负责拟订促进餐饮服务和酒类流通发展规划和政策，国家食品药品监督管理总局负责餐饮服务食品安全和酒类食品安全的监督管理。

③商务部发放药品类易制毒化学品进口许可前，应当征得国家食品药品监督管理总局同意。

（6）与公安部的有关职责分工　公安部负责组织食品药品犯罪案件侦查工作。国家食品药品监督管理总局与公安部建立行政执法和刑事司法工作的衔接机制。食品药品监督管理部门发现食品药品违法行为涉嫌犯罪的，应当按照有关规定及时移送公安机关，公安机关应当迅速进行审查，并依法做出立案或者不予立案的决定。公安部门依法提请食品药品监督管理部门作出检验、鉴定、认定等协助的，食品药品监督管理部门应当予以协助。

现在，食品安全监管形成了由管源头的农业部门，管生产、流通和消费的食药监部门，负责风险评估与标准制定的卫生部门三家组成的新架构，趋向于一体化的监管体制。在构建一体化监管体制的改革过程中，各级政府必须重点做好以下工作：一是保证充足的资源来运行效率高、效果好的食品管理体系；二是在部门之间建立食品管理政策综合协调机制；三是通过立法工作促进中央与地方、部门与部门之间的合作，明确界定法定食品管理机构的职能、权力和活动；四是建立完善食品安全技术检测支撑体系。

3. 改革和完善地方食品药品监督管理体制

2013 年 4 月 10 日，国务院印发《关于地方改革完善食品药品监督管理体制的指导意见》，要求各地区要充分认识改革完善食品药品监管体制的重要性和紧迫性，切实履行对本地区食品药品安全总负责的要求，抓紧抓好本地区食品药品监管体制改革和机构调整工作。省、市、县级政府原则上参照国务院整合食品药品监督管理职能和机构的模式，结合本地实际，将原食品安全办、原食品药品监管部门、工商行政管理部门、质量技术监督部门的食品安全监管和药品管理职能进行整合，组建食品药品监督管理机构，对食品药品实行集中统一监管，同时承担本级政府食品安全委员会的具体工作。参照《国务院机构改革和职能转变方案》中关于"将工商行政管理、质量技术监督部门相应的食品安全监督管理队伍和检验检测机构划转食品药品监督管理部门"的要求，省、市、县级各级工商部门及其基层派出机构要划转相应的监管执法人员、编制和相关经费，省、市、县各级质监部门要划转相应的监管执法人员、编制，涉及食品安全的检验检测机构、人员、装备及相关费用，具体数量由地方政府确定，确保新机构有足够力量和资源有效履行职责。同时，整合县级食品安全检验检测资源，建立区域性的检验检测中心。在整合原食品药品监管、工商、质监部门现有食品药品监管力量的基础上，建立食品药品监管执法机构。要吸纳更多的专业技术人员从事食品药品安全监管工作，根据食品药品监管执法工作需要，加强监管执法人员培训，提高执法人员素质，规范执法行为，提高监管水平。地方各级政府要增加食品药品监管投入，改善监管执法条件，健全风险监测、检验检测和产品追溯等技术支撑体系，提升科学监管水平。食品药品监管所需经费纳入各级财政预算。县级食品药品监督管理机构可在乡镇或区域设立药品监管派出机构，推进食品药品监管工作关口前移、重心下移，加快形成食品药品监管横向到边、纵向到底的工作体系。

（四） 2018 年组建国家市场监督管理总局， 负责食品安全监督管理

中华人民共和国国家市场监督管理总局是根据党的十九届三中全会审议通过的《中共中央关于深化党和国家机构改革的决定》、《深化党和国家机构改革方案》和第十三届全国人民代表大会第一次会议批准的《国务院机构改革方案》设立。2018 年 4 月 10 日，国家市场监督管理总局正式挂牌。

1. 国家市场监督管理总局的主要职责

（1）建立覆盖食品生产、流通、消费全过程的监督检查制度和隐患排查治理机制并组织实施，防范区域性、系统性食品安全风险。

（2）推动建立食品生产经营者落实主体责任的机制，健全食品安全追溯体系。

（3）组织开展食品安全监督抽检、风险监测、检查处置和风险低风险预警、风险交流工作。

（4）组织实施特殊食品注册、备案和监督管理。

2. 涉及食品安全的其他部门的有关职责分工

（1）与公安部有关职责分工　国家市场监督管理总局与公安部建立行政执法和刑事司法工作衔接机制。市场监督管理部门发现违法行为涉嫌犯罪的，应当按照有关规定及时移送公安机关，公安机关应当迅速进行审查，并依法作出立案或者不予立案的决定。公安机关依法提请市场监督管理部门作出检验、鉴定、认定等协助的，市场监督管理部门应当予以协助。

（2）与农业农村部的有关职责分工　①农业农村部负责食用农产品从种植养殖环节到进

入批发、零售市场或者生产加工企业前的质量安全监督管理。食用农产品进入批发、零售市场或者生产加工企业后，由国家市场监督管理总局监督管理。②农业农村部负责动植物疫病防控、畜禽屠宰环节、生鲜乳收购环节质量安全的监督管理。③两部门要建立食品安全产地准出、市场准入和追溯机制，加强协调配合和工作衔接，形成监管合力。

（3）与国家卫生健康委员会的有关职责分工 国家卫生健康委员会负责食品安全风险评估工作，会同国家市场监督管理总局等部门制定、实施食品安全风险监测计划。国家卫生健康委员会对通过食品安全风险监测或者接到举报发现食品可能存在安全隐患的，应当立即组织进行检查和食品安全风险评估，并及时向国家市场监督管理总局通报食品安全风险评估结果，对于得出不安全结论的食品，国家市场监督管理总局应当立即采取措施。国家市场监督管理总局在监督管理工作中发现需要进行食品安全风险评估的，应当及时向国家卫生健康委员会提出建议。

（4）与海关总署的有关职责分工①两部门要建立机制，避免对各类进出口食品进行重复检验、重复收费、重复处罚，减轻企业负担。②海关总署负责进口食品安全监督管理。进口的食品以及食品相关产品应当符合我国食品安全国家标准。境外发生的食品安全事件可能对我国境内造成影响，或者在进口食品中发现严重食品安全问题的，海关总署应当及时采取风险预警或者控制措施，并向国家市场监督管理总局通报，国家市场监督管理总局应当及时采取相应措施。

3. 国家市场监督管理总局下设食品安全相关的机构

（1）食品安全协调司 拟订推进食品安全战略的重大政策措施并组织实施。承担统筹协调食品全过程监管中的重大问题，推动健全食品安全跨地区跨部门协调联动机制工作。承办国务院食品安全委员会日常工作。

（2）食品生产安全监督管理司 分析掌握生产领域食品安全形势，拟定食品生产监督管理和食品生产者落实主体责任的制度措施并组织实施。组织食盐生产质量安全监督管理工作。组织开展食品生产企业监督检查，组织查处相关重大违法行为。制造企业，建立健全食品安全可追溯体系。

（3）食品经营设施安全监督管理司 分析掌握流通和餐饮服务领域食品安全形势，拟订食品流通、餐饮服务、市场销售食用农产品监督管理和食品生产经营者落实主任责任的制度措施，组织实施并指导开展监督检查工作。组织食盐经营质量安全监督管理工作。组织实施餐饮质量安全提升行动。指导重大活动食品安全保障工作。

（4）特殊食品安全监督管理司 分析掌握保健食品、特殊医学用途配方食品和婴幼儿配方奶粉等特殊食品领域安全形势，拟定特殊食品注册、备案和监督管理的制度措施并组织实施。组织查处相关重大违法行为。

（5）食品安全抽检监测司 拟定全国食品安全监督抽检计划并组织实施，定期公布相关信息，督促指导不合格食品核查、处置、召回。组织开展食品安全评价性抽检、风险预警和风险交流，参与制定食品安全标准、食品安全风险监测计划，承担风险监测工作，组织排查风险隐患。

第二节　食品安全监督管理的内容

根据《食品安全法》的规定，食品安全监督管理的内容可归纳为四个方面：对食品生产经营者的监督管理；对食品、食品添加剂及食品用产品的监督管理；对禁止生产经营的食品的监督管理；对违法行为的行政处罚。

一、对食品生产经营者实施的监督管理

（一）食品生产经营许可证的发放

国家对食品生产经营实行许可制度。从事食品生产、食品销售、餐饮服务，应当依法取得许可。但是，销售食用农产品，不需要取得许可。市场监督管理部门应当依照《中华人民共和国行政许可法》的规定，审核申请人提交的相关资料，必要时对申请人的生产经营场所进行现场核查；对符合规定条件的，准予许可；对不符合规定条件的，不予许可并书面说明理由。

（二）采购食品的索票索证

食品生产经营者应当依照《中华人民共和国食品安全法》的规定，建立食品安全追溯体系，保证食品可追溯。国家鼓励食品生产经营者采用信息化手段采集、留存生产经营信息，建立食品安全追溯体系。索票索证是为了建立食品安全责任的追溯制度，通过食品、食品原料、食品相关产品的进出货记录，可以追查相关责任人，确保食品安全的全链条监督。食品生产者应当查验供货者的许可证和食品合格证明文件；食品经营者应当查验供货者的许可证和食品合格证明文件。生产经营者还应当建立并执行进货查验记录制度、出厂检验记录等台账制度。

（三）食品生产经营人员的健康检验

食品生产经营人员每年必须进行健康检查，新参加工作和临时参加工作的食品生产经营人员也必须进行健康检查，取得健康证明后方可参加工作。

（四）食品生产经营企业新建、改建、扩建工程和设计的卫生审查

凡是要进行新建、改建、扩建工程的食品生产经营企业，必须申请当地卫生行政部门参加对选址和设计方案的审查和工程验收，领取施工许可证和验收合格证书。

（五）食品包装标识的监督

食品生产经营者必须按照《食品安全法》第六十七条规定和 GB 7718—2011《食品安全国家标准　预包装食品标签通则》、GB 13432—2013《预包装特殊膳食用食品标签通则》以及 GB/T 191—2008《包装储运图示标志》等的规定，分别在相应食品的销售包装、运输包装以及产品说明书上标明规定的标识。食品包装标识必须清楚，容易辨别，不得有夸大或者虚假的宣传内容。在国内市场销售的进口食品必须有中文标识。

（六）城乡集市贸易的监督

违反《食品安全法》规定，集中交易市场的开办者、柜台出租者、展销会的举办者允许

未依法取得许可的食品经营者进入市场销售食品，或者未履行检查、报告等义务的，由县级以上人民政府食品药品监督管理部门责令改正，没收违法所得，并处五万元以上二十万元以下罚款；造成严重后果的，责令停业，直至由原发证部门吊销许可证；使消费者的合法权益受到损害的，应当与食品经营者承担连带责任。

食用农产品批发市场违反本法第六十四条规定的，依照前款规定承担责任。

（七）　企业食品安全管理

食品安全生产经营企业应当建立健全本单位食品安全管理制度。

（八）　食品召回和停止经营

食品生产经营者未按照规定召回或者停止经营不合格食品安全标准的食品的，有关监管部门可以责令其召回或者停止经营。

二、　对食品、食品添加剂及食品用产品的监督管理

（一）　对食品进行经常性卫生监督、监测

管理部门应定期和不定期地派食品卫生监督员深入食品生产经营场所对食品卫生进行经常性卫生监督、监测，其内容包括八个方面：

（1）食品生产经营许可证的有效性；

（2）从业人员的健康检查和卫生知识培训情况；

（3）食品加工、包装、贮存、运输、销售过程中的卫生状况及产品卫生检查情况；

（4）食品包装标识、说明书及外购食品索证情况；

（5）食品原料包装、半成品、成品等的感官性状及食品添加剂使用情况；

（6）对食品卫生质量进行必要的采样、送检或现场快速检验；

（7）对现场发现的禁止生产经营的食品，可能引起中毒或可能造成污染的食品，及时采取有效的控制措施；

（8）公共餐（饮）具消毒情况。

（二）　新资源食品

新资源食品是指利用在我国新研制、新发现、新引进的无食用习惯或仅在个别地区有食用习惯并符合食品基本要求的资源而制成的食品。《食品安全法》规定，利用新资源生产的食品在投入生产前应当向国务院卫生行政部门提交相关产品的安全评估材料，并按照相应条例进行审批。

新资源食品的初审工作由省级卫生行政部门负责，初审通过后，报送卫生部。新资源食品的试生产和正式生产均由卫生部审批。

（三）　保健食品

保健食品是指表明有特定功能的食品。我国对保健食品实行严格的审批制度。任何保健食品都必须进行功能性试验、安全性评价、卫生学检测、有效成分的稳定性试验及其他试验，产品标识及其说明书均应按照《保健食品管理办法》的规定程序办理申报手续，经卫生部审查批准。

保健食品生产企业应当具有符合卫生要求的生产条件和良好的质量保证体系，并向所在地省级卫生行政部门提出申请。省级卫生行政部门审查同意后，在申请者的卫生许可证上加注"某保健食品"的许可项目。生产企业在取得生产许可证后方可生产。

《食品安全法》明确规定：国家对声称具有特定保健功能的食品实行严格监管。声称具有特定保健功能的食品不得对人体产生急性、亚急性或者慢性危害；其标签、说明书不得涉及疾病预防、治疗功能，内容必须真实，应当载明适宜人群、不适宜人群、功效成分或者标志性成分及其含量等；产品的功能和成分必须与标签、说明书相一致。

（四） 特殊营养食品

特殊营养食品是通过改变食品中天然营养素的成分含量比例或控制热量，以适应某些疾病人群营养需要的食品。根据卫生部的有关规定，生产特殊营养食品须向省级卫生行政部门提出申请，经省级卫生行政部门对申报的资料、现场和产品进行审查同意并发给特殊营养食品证书后才能生产。

（五） 婴幼儿的主辅食品

这是指满足婴幼儿正常生长发育所需的食品。含有婴幼儿生长发育所需主要营养素的食品称为主食品；依据婴幼儿生长发育的不同阶段对各种营养素需求的增加而添加、补充其他营养素的食品，称为辅助食品。专供婴幼儿的主、辅食品必须符合卫生部制定的营养、卫生标准和管理办法的规定。婴幼儿食品的配方、工艺及原辅料等较一般食品有更高的营养、卫生要求，其包装标识及产品说明书必须名副其实，不得夸大宣传。

（六） 食品添加剂

《食品安全法》规定：①国家对食品添加剂的生产实行许可制度。②食品添加剂应当在技术上确有必要且经过风险评估证明安全可靠，方可列入允许使用的范围。③食品生产者应当按照食品安全标准中关于食品添加剂的品种、使用范围、用量的规定使用食品添加剂，不得在食品生产中使用食品添加剂以外的化学物质和其他可能危害人体健康的物质。④申请生产食品添加剂新品种和从境外进口食品添加剂新品种，生产者和进口商应当向国务院卫生行政部门申请进行安全性评估。

（七） 食品容器、包装材料和食品用工具、设备

这是一大类食品用产品，主要有塑料制品、纸制品、陶瓷、搪瓷制品、橡胶制品和铁、铝、不锈钢等金属材料制品以及各种食品容器、食品用设备内壁的涂料、食品包装的印刷油墨、颜料等。《食品安全法》规定，凡生产经营和使用上述产品的单位，必须遵守相应的安全标准和卫生管理办法。

生产此类产品所采用的原材料、助剂必须是国家安全标准规定允许使用的品种，其质量要达到标准要求，不得使用回收材料作为生产加工食品用器具的原材料，接触食品后不得有原材料单体、助剂或有害金属（如铅、铬、镍等）向食物迁移并造成食物污染。

三、 对禁止生产经营食品的监督管理

《食品安全法》第三十四条规定禁止生产经营的食品、食品添加剂、食品相关产品有13项：

（1）用非食品原料生产的食品或者添加食品添加剂以外的化学物质和其他可能危害人体健康物质的食品，或者用回收食品作为原料生产的食品；

（2）致病性微生物，农药残留、兽药残留、生物毒素、重金属等污染物质以及其他危害人体健康的物质含量超过食品安全标准限量的食品、食品添加剂、食品相关产品；

（3）用超过保质期的食品原料、食品添加剂生产的食品、食品添加剂；

（4）超范围、超限量使用食品添加剂的食品；

（5）营养成分不符合食品安全标准的专供婴幼儿和其他特定人群的主辅食品；

（6）腐败变质、油脂酸败、霉变生虫、污秽不洁、混有异物、掺假掺杂或者感官性状异常的食品、食品添加剂；

（7）病死、毒死或者死因不明的禽、畜、兽、水产动物肉类及其制品；

（8）未按规定进行检疫或者检疫不合格的肉类，或者未经检验或者检验不合格的肉类制品；

（9）被包装材料、容器、运输工具等污染的食品、食品添加剂；

（10）标注虚假生产日期、保质期或者超过保质期的食品、食品添加剂；

（11）无标签的预包装食品、食品添加剂；

（12）国家为防病等特殊需要明令禁止生产经营的食品；

（13）其他不符合法律、法规或者食品安全标准的食品、食品添加剂、食品相关产品。

四、对违反《食品安全法》的行为追查责任，依法进行行政处罚

各级行政管理部门对违反《食品安全法》的单位或个人，可根据违法程度依法进行警告、罚款、没收非法所得、收缴许可证、吊销许可证、销毁违法食品、责令停止生产使用、责令停止生产经营、责令改正、取缔等1项或2项以上并举的行政处罚。在进行行政处罚过程中应严格按照《食品安全法》和《行政处罚法》规定的程序办事，因为没有法定依据或不遵守法定程序的监督和行政处罚，在法律上是无效的。

《食品安全法》对企业原辅材料的采购、生产环境、人员卫生、执行标准、食品添加剂使用、标签标识、产品检验都做出了严格规定，对不符合规定条件的企业不予许可。同时，进一步加大对违法的食品生产和经营者的处罚力度，同时还要承担相应的民事赔偿责任、行政处罚，严重的要处以刑事责任。此外，还规定对生产不符合食品安全标准的食品、经营明知是不符合食品安全标准的食品，消费者除可以要求赔偿损失外，还可以向生产者或者销售者要求支付价款10倍以上20倍以下的赔偿金。被吊销食品生产、流通或者餐饮服务许可证的单位，其直接负责的主管人员自处罚决定作出之日起五年内不得从事食品生产经营管理工作。

🔍 复习思考题

1. 我国食品安全监管体制先后经历了哪几个历史发展过程？
2. 食品安全监管的主要内容有哪些？
3. 我国现行的食品安全监管体制有什么特点？
4. 国家市场监督管理总局与公安部、农业农村部、国家卫生健康委员会等怎样进行职责分工？
5. 国家市场监督管理总局下设的食品安全相关机构有哪些？

参考文献

［1］艾启俊.食品质量与安全管理［M］.北京：中国农业出版社，2015.

［2］艾启俊，陈辉.食品原料安全控制［M］.北京：中国轻工业出版社，2006.

［3］白晨，黄玥.食品安全与卫生学［M］.北京：中国轻工业出版社，2014.

［4］曹小红.食品安全与卫生［M］.北京：科学出版社，2018.

［5］车振明.食品安全与检测［M］.北京：中国轻工业出版社，2007.

［6］陈云.食品中有毒有害物质检测［M］.北京：中国质检出版社，中国标准出版社，2013.

［7］程鸿勤.食品安全与监督管理［M］.北京：中国民主法制出版社，2015.

［8］丁晓雯，柳春红.食品安全学（第二版）［M］.北京：中国农业大学出版社，2016.

［9］高永清，吴小南.营养与食品卫生学（案例版第2版）［M］.北京：科学出版社，2017.

［10］顾金兰.食品营养与安全［M］.北京：中国轻工业出版社，2017.

［11］顾立众，吴君艳.食品添加剂应用技术［M］.北京：化学工业出版社，2016.

［12］国际食品微生物标准委员会著.刘秀梅，曹敏，毛雪丹主译.食品加工过程的微生物控制原理与实践［M］.北京：中国轻工业出版，2017.

［13］何计国，甄润英.食品卫生学［M］.北京：中国农业大学出版社，2003.

［14］胡秋红，谢玮.食品营养与卫生（第二版）［M］.北京：北京理工大学出版社，2017.

［15］姜凤丽，曹斌.动物性食品卫生检验技术［M］.北京：中国农业大学出版社，2014.

［16］Jim Smith，Lily Hong-Shum 著.姜竹茂译.食品添加剂实用手册［M］.北京：中国农业出版社，2004.

［17］姜培珍.食源性疾病与健康［M］.北京：化学工业出版社，2006.

［18］李凤林，王英臣.食品营养与卫生学（第二版）［M］.北京：化学工业出版社，2014.

［19］李京东，倪雪朋.食品营养与卫生（第二版）［M］.北京：中国轻工业出版社，2018.

［20］李宁，马良.食品毒理学（第二版）［M］.北京：中国农业大学出版社，2016.

［21］李勇.营养与食品卫生学［M］.北京：北京大学医学出版社，2005.

［22］凌强.食品营养与卫生安全［M］.北京：清华大学出版社，2017.

［23］柳春红.食品营养与卫生学［M］.北京：中国农业出版社，2013.

［24］刘冬梅，邓桂兰.食品营养与卫生［M］.北京：中国轻工业出版社，2015.

［25］柳增善、卢世英、崔树森.人兽共患病学［M］.北京：科学出版社，2018.

［26］（美）马瑞特著.钱和，华小娟译.食品卫生原理（第四版）［M］.北京：中国轻工业出版社，2001.

［27］（美）戴维·麦克斯万，等著.吴永宁，张磊，李志军译.食品安全与卫生基础［M］.北京：化学工业出版社，2006.

［28］莫慧平. 食品卫生与安全管理［M］. 北京：中国轻工业出版社，2007.

［29］钱和，姚卫蓉，张添. 食品卫生学：原理与实践（第二版）［M］. 北京：化学工业出版社，2015.

［30］史永亮，王枫. 食品卫生监督与管理学［M］. 西安：第四军医大学出版社，2004.

［31］孙长灏，刘金峰. 现代食品卫生学（第二版）［M］. 北京：人民卫生出版社，2018.

［32］孙平，张颖，张津凤，等. 新编食品添加剂应用手册［M］. 北京：化学工业出版社，2017.

［33］孙志河. 食品安全与质量控制导论［M］. 北京：高等教育出版社，2017.

［34］王秉栋. 动物性食品卫生理化检验［M］. 北京：中国农业出版社，1994.

［35］王金桃，白华民. 卫生微生物学（案例版，第2版）［M］. 北京：科学出版社，2017.

［36］魏益民，刘为军，潘家荣. 中国食品安全控制研究［M］. 北京：科学出版社，2008.

［37］吴永宁. 现代食品安全科学［M］. 北京：化学工业出版社，2003.

［38］夏延斌，钱和. 食品加工中的安全控制（第二版）［M］. 北京：中国轻工业出版社，2008.

［39］辛志宏，孙秀兰. 食品安全控制［M］. 北京：化学工业出版社，2017.

［40］杨霞，李磊. 食品营养与安全［M］. 北京：中国轻工业出版社，2014.

［41］杨玉红，林海，张永华. 食品营养与卫生［M］. 西安：西北工业大学出版社，2010.

［42］易艳梅. 食品质量管理与安全控制［M］. 北京：中国劳动社会保障出版社，2014.

［43］尤玉如. 食品安全与质量控制（第二版）［M］. 北京：中国轻工业出版社，2015.

［44］袁仲. 食品营养与卫生［M］. 北京：科学出版社，2018.

［45］张妍，姜淑荣. 食品卫生与安全（第二版）［M］. 北京：化学工业出版社，2014.

［46］张彦明，余锐萍. 动物性食品卫生学（第四版）［M］. 北京：中国农业出版社，2015.

［47］张志华，陈倩. 绿色食品食品添加剂实用技术手册［M］. 北京：中国农业出版社，2016.

［48］赵月兰，王雪敏. 动物性食品卫生学［M］. 北京：中国农业科学技术出版社，2012.

［49］周祖木. 食源性病原微生物和天然毒素相关疾病防控手册［M］. 北京：人民卫生出版社，2016.

［50］朱珠，李梦琴. 食品工艺学概论［M］. 郑州：郑州大学出版社，2014.

［51］纵伟. 食品卫生学［M］. 北京：中国轻工业出版社，2011.

［52］纵伟，张露，王茂增. 食品安全学［M］. 北京：化学工业出版社，2016.

［53］陈长宏. 食品的细菌污染及预防［J］. 食品科学，2010，（20）：348-350.

［54］陈锋. 食品腐败变质的常见类型、危害及其控制［J］. 法制与社会，2010（13）：182-183.

［55］崔强，赵治国，李菁雯，等. 微生物检验技术研究进展［J］. 食品研究与开发，2018，39（21）：211-215.

［56］冯翠萍.《食品安全国家标准包装饮用水》解读［J］. 大众标准化，2015（5）：10-13.

［57］励建荣. 海水鱼类腐败机制及其保鲜技术研究进展［J］. 中国食品学报，2018，18（5）：1-12.

［58］李玲，谭力，段丽萍，等. 食品重金属污染来源的研究进展［J］. 食品与发酵工业，2016，42（4）：238-243.

［59］陆姣，王晓莉，吴林海，等. 国内外食源性疾病防控的研究进展［J］. 中国疾病控制杂志，2017，21（2）：196-199.

［60］孙明，刘晓庚. 化学物质的应用对食品安全性的影响［J］. 食品科学，2003，24（8）：176-179.

［61］吴娆，张良晓，李培武，等. 粮食中重金属检测技术研究进展［J］. 食品安全质量检测学报，2014，5（8）：2358-2365.

［62］肖亚玲，朱克永. 食品中外来化学物质对食品安全性的影响［J］. 现代食品，2018（8）：85-86，89.

［63］谢承佳. 酱油中的有害成分及其检测技术研究进展［J］. 中国调味品，2015，40（6）：132-136.

［64］于洪仁. 食品卫生档案化管理在食品监督中的应用分析［J］. 中国医药指南，2016，34（14）：295-296.

［65］张兴敏. 食品营养与食品卫生监管现状与措施［J］. 食品安全导刊，2018（3）：26.

［66］张周建，羌校君，陈晓东，等. 现代信息技术在食品安全监管工作中的应用与实践［J］. 中国卫生监督杂志，2014，21（1）：34-36.

［67］赵琴，李清清，褚佳玥，等. 我国传统糕点产业现状及问题［J］. 食品工业，2018，39（8）：247-251.